The Infectious Diseases Volume

Interpretation
of Clinical Pathway

2022年版

U0218736

临床路径释义
INTERPRETATION OF CLINICAL PATHWAY
感染性疾病分册

主编 马小军 徐英春 钟南山

中国协和医科大学出版社
北 京

图书在版编目（CIP）数据

临床路径释义·感染性疾病分册/马小军，徐英春，钟南山主编. —北京：
中国协和医科大学出版社，2023.2
ISBN 978-7-5679-2131-3

Ⅰ. ①临⋯　Ⅱ. ①马⋯　②徐⋯　③钟⋯　Ⅲ. ①临床医学—技术操作规程
②感染—疾病—诊疗—技术操作规程　Ⅳ. ①R4-65

中国版本图书馆 CIP 数据核字（2022）第 243350 号

临床路径释义·感染性疾病分册

主　　　编：马小军　徐英春　钟南山
责 任 编 辑：许进力　杨小杰
丛书总策划：张晶晶　冯佳佳
本 书 策 划：孙嘉惠　张晶晶

出版发行：**中国协和医科大学出版社**
　　　　　（北京市东城区东单三条 9 号　邮编 100730　电话 010-65260431）
网　　　址：www.pumcp.com
经　　　销：新华书店总店北京发行所
印　　　刷：北京天恒嘉业印刷有限公司

开　　本：787mm×1092mm　1/16
印　　张：24.75
字　　数：660 千字
版　　次：2023 年 2 月第 1 版
印　　次：2023 年 2 月第 1 次印刷
定　　价：148.00 元

ISBN 978-7-5679-2131-3

编委会

李建国　武汉大学中南医院
李俊红　首都医科大学附属北京佑安医院
卓　超　广州呼吸疾病研究所
周志慧　浙江大学医学院附属邵逸夫医院
郑　波　北京大学第一医院
钟南山　广州呼吸健康研究院
秦安京　首都医科大学附属复兴医院
徐英春　中国医学科学院北京协和医院
徐金富　上海肺科医院
黄文祥　重庆医科大学附属第一医院
曾　珍　中国人民解放军总医院第五医学中心
谭守勇　广州市胸科医院

序 言

感染性疾病是临床最常见的疾病之一，严重威胁着人类的健康和生命，是多种器官疾病晚期的主要并发症和致死原因之一。感染性疾病是各科医师经常面临的问题，目前个别地区、医疗机构对感染性疾病的诊治也较普遍地存在着误区，临床中的感染问题也变得愈发复杂和严重。感染性疾病的正确、规范化诊治成为医疗质量的重要组成及保障。规范感染性疾病的临床诊疗、改善患者预后、规范抗菌药物使用行为、遏制细菌耐药刻不容缓。

临床路径在规范医疗行为、保证医疗安全、提高诊疗质量、控制医疗费用等方面起着重要的作用。鉴于此，受国家卫生和计划生育委员会医政医管局委托，中国医学科学院、中国协和医科大学出版社组织专家就2009年以来发布的千余种临床路径中的感染性疾病临床路径做了权威、规范解读，即《临床路径释义·感染性疾病分册》。

本书内容全面，涵盖呼吸系统、消化系统、儿科等28个感染性疾病临床路径释义。"感染性疾病临床路径释义"的编写侧重入院后的临床诊疗，从"适用对象""诊断依据""治疗方案及药物选择""住院日""检查项目""出院标准"等方面进行全面、细致解读，尽可能地为临床医师提供最为规范的诊疗指导。参与编审的专家不仅包含呼吸科、消化科、儿科、皮肤性病科、感染科等专科临床医师，还包括检验科、药剂科等多位医师，通过多学科协同模式，为广大临床医师提供更为权威的感染性疾病临床路径解读。

当然，临床路径作为临床医疗管理的工具之一不是一成不变的，感染性疾病的临床诊疗也具有一定的个性化特点，这就要求不同地域、不同医疗机构感染性疾病临床医师参考《临床路径释义·感染性疾病分册》，根据感染性疾病临床诊疗实践的进展，在现有证据循证评价的基础上，制定适合自身情况的临床路径，使得临床路径的实施能够惠及更多患者。

中国工程院　院士

前　言

开展临床路径工作是我国医药卫生改革的重要举措。临床路径在医疗机构中的实施为医院医疗质量管理提供标准和依据，是医院管理的抓手，是实实在在的医院内涵建设的基础，是一场重要的医院管理革命。

为更好地贯彻国务院深化医药卫生体制改革的有关精神，帮助各级医疗机构开展临床路径管理，保证临床路径工作顺利进行，自 2011 年起，受国家卫生健康管理部门委托，中国医学科学院承担了组织编写《临床路径释义》的工作。

在医院管理实践中，提高医疗质量、降低医疗费用、防止过度医疗是世界各国都在努力解决的问题。其重点在于规范医疗行为，控制成本过快增长与有效利用资源。研究与实践证实，临床路径管理是解决上述问题的有效途径，尤其在优化资源利用、节省成本、避免不必要检查与药物应用、建立较好医疗组合、提高患者满意度、减少文书作业、减少人为疏失等诸多方面优势明显。因此，临床路径管理在医改中扮演着重要角色。2016 年 11 月，中共中央办公厅、国务院办公厅转发《国务院深化医药卫生体制改革领导小组关于进一步推广深化医药卫生体制改革经验的若干意见》，提出加强公立医院精细化管理，将推进临床路径管理作为一项重要的经验和任务予以强调。国家卫生健康管理部门也提出了临床路径管理"四个结合"的要求，即临床路径管理与医疗质量控制和绩效考核相结合、与医疗服务费用调整相结合、与支付方式改革相结合、与医疗机构信息化建设相结合。2021 年 1 月，国家卫健委、医保局、财政部等 8 部委联合下发《关于进一步规范医疗行为促进合理医疗检查的指导意见》，明确要求国家卫健委组织制定国家临床诊疗指南、临床技术操作规范、合理用药指导原则、临床路径等；并要求截至 2022 年底前，三级医院 50% 出院患者、二级医院 70% 出院患者要按照临床路径管理。

临床路径管理工作中遇到的问题，既有临床方面的问题，也有管理方面的问题，最主要是对临床路径的理解一致性问题。这就需要统一思想，在实践中探索解决问题的最佳方案。《临床路径释义》是对临床路径的答疑解惑及补充说明，通过解读每一个具体操作流程，提高医疗机构管理人员和医务人员对临床路径管理工作的认识，帮助相关人员准确地理解、把握和正确运用临床路径，合理配置医疗资源，规范医疗行为，提高医疗质量，保证医疗安全。

本书由钟南山教授、马小军教授、徐英春教授等数位知名专家亲自编写审定。编写前，各位专家认真研讨了临床路径在实施过程中各级医院遇到的普遍性问题，在专业与管理两个层面，从医师、药师、护士、患者多个角度进行了释义和补充，供临床路径管理者和实践者参考。

对于每个病种，我们在临床路径原文基础上补充了"医疗质量控制指标""疾病编码"和"检索方法""国家医疗保障疾病诊断相关分组"四个项目，将临床路径表单细化为"医师表单""护士表单"和"患者表单"，并对临床路径及释义中涉及的"给药方案"进行了详细的解读，即细化为"给药流程图""用药选择""药学提示""注意事项"，同时补充了"护理规范""营养治疗规范""患者健康宣教"等内容。在本书最后，为帮助实现临床路径病案质量的全程监控，我们在附录中增设"病案质量监控表单"，作为医务人员书写病案时的参考，同时作为病案质控人员在监控及评估时评定标准的指导。

"疾病编码"可以看作适用对象的释义，兼具标准化意义，使全国各医疗机构能够有统一标准，明确进入临床路径的范围。对于临床路径公布时个别不准确的编码我们也给予了修正和补充。增加"检索方法"是为了使医院运用信息化工具管理临床路径时，可以全面考虑所有因素，避免漏检、误检数据。这样医院检索获取的数据才能更完整，也有助于卫生行政部门的统计和考核。增加"国家医疗保障疾病诊断相关分组"是将临床路径与DRG有机结合起来，临床路径的实施可为DRG支付方式的实施提供医疗质量与安全保障，弥补其对临床诊疗过程监管的不足。随着更多病例进入临床路径，也有助于DRG支付方式的科学管理，临床路径与DRG支付方式具有协同互促的效应。

依国际惯例，临床路径表单细化为"医师表单""护士表单"和"患者表单"，责权分明，便于使用。这些仅为专家的建议方案，具体施行起来，各医疗机构还需根据实际情况修改。

实施临床路径管理意义重大，但同时也艰巨而复杂。在组织编写这套释义的过程中，我们对此深有体会。本书附录对制定/修订《临床路径释义》的基本方法与程序进行了详细的描述，因时间和条件限制，书中不足之处难免，欢迎同行诸君批评指正。

编　者

2022年2月

目 录

第一章

败血症（成人非粒细胞缺乏患者）临床路径释义

一、败血症（成人非粒细胞缺乏患者）编码

1. 原编码：

疾病名称及编码：败血症（成人非粒细胞缺乏患者）（ICD-10：B20.651）

2. 修改编码：

疾病名称及编码：败血症（成人非粒细胞缺乏患者）（ICD10编码：因病原不同而异；如病原不明，编码为A41.9；单核李斯特菌败血症编码为A32.7，等等）

二、临床路径检索方法

A41.9/A32.7

三、国家医疗保障疾病诊断相关分组（GHS-DRG）

MDC编码：MDC［感染及寄生虫病（全身性或不明确部位的）］

MDC编码：SRI（败血症）

四、败血症（成人非粒细胞缺乏患者）临床路径标准住院流程

（一）适用对象

第一诊断为败血症的患者；（ICD10编码：因病原不同而异；如病原不明，编码为A41.9；单核李斯特菌败血症编码为A32.7，等等）。

> **释义**
>
> ■ 败血症的定义为某种细菌或真菌感染导致的全身感染性疾病，严重感染者出现脓毒症（sepsis），即感染引起宿主反应失调，导致危及生命的器官功能损害的症候群，是一个高病死率的临床综合征。脓毒性休克为在脓毒症的基础上，病情进一步加重，脓毒症患者经积极液体复苏后仍需要升压药物维持平均动脉压≥65mmHg，并且血乳酸＞2mmol/L。因此，败血症通常指一种感染性疾病，如革兰阳性菌败血症、大肠埃希菌败血症、厌氧菌败血症、真菌败血症等。
>
> ■ 血管导管相关感染（vessel catheter associated infection, VCAI）是指留置血管导管期间及拔除血管导管后48小时内发生的原发性、且与其他部位感染无关的感染，包括血管导管相关局部感染和血流感染。导管相关性血流感染（catheter-related blood stream infection, CRBSI）属于败血症的一种特殊类型。其定义为带有血管内导管或拔出导管后48小时内的患者出现菌血症，并伴发热（＞38℃）、寒战或低血压等感染表现。
>
> ■ 败血症也可能是一种细菌或真菌病的一种临床类型，如组织胞浆菌病的血流播散型；念珠菌病的念珠菌败血症。

> ■ 严重烧伤早期，重症急性胰腺炎和严重病毒感染（如甲流 H1N1）可能导致脓毒症，临床上一般不诊断为败血症。在其疾病发展过程中容易继发全身细菌真菌感染，出现败血症表现。

（二）诊断依据

败血症诊断通常是基于患者临床症状做出的经验性诊断或阳性检查结果（如血培养阳性）支持的回顾性诊断；包括一系列不同程度的临床表现，从感染、菌血症到脓毒症、脓毒性休克、甚至诱发多脏器衰竭和死亡。鉴于准确鉴定患者脏器衰竭是否源于感染的困难，对于脓毒症和脓毒性休克的诊断需要结合患者临床表现、实验室检查、影像学资料、生理学参数和细菌学结果。

qSOFA（脓毒症相关器官衰竭评估快速积分）≥2 分是早期识别败血症的有用指标，包括以下三项，每项为 1 分：

1. 呼吸频率≥22 次/分。

2. 神志改变。

3. 收缩压≤100mmHg。

SIRS（全身炎症反应综合征）因其对感染及预后评估的不确定性宜作为败血症的诊断参考，具备以下至少两项者考虑存在 SIRS：

1. 体温> 38℃或< 36℃。

2. 心率> 90 次/分。

3. 呼吸频率> 20 次/分或过度通气（$PaCO_2$< 32mmHg）。

4. WBC > $12×10^9$/L 或< $4×10^9$/L 或幼粒细胞> 10%。

感染：病理证实的正常无菌组织被细菌侵袭。

菌血症：血液中存在细菌；是否需要两次或以上血培养发现同一种细菌取决于发现的细菌，常见皮肤污染菌需要两次或以上培养阳性，如凝固酶阴性葡萄球菌，棒状杆菌；而革兰阴性杆菌、非发酵菌、真菌等一次血培养阳性即可诊断，尤其是对留置中央静脉导管的患者。

释义

> ■ 鉴于败血症病情进展快，病死率高，因此早期识别和诊断很重要。在临床上为了早期发现和诊断败血症，建议采用 SIRS 标准（即 SEPSIS 1.0）
>
> ■ SOFA 评分对预测脓毒症的发生参考意义不大，即容易漏诊败血症。建议如有感染或疑似感染患者的 qSOFA≥2 或 SOFA 等于 1，或 NEWS 评分 4~6 分，可以临床诊断败血症。

（三）标准住院日

因原发病或并发症而异，一般 10~14 天。

> **释义**
>
> ■ 早期和中期败血症，如果及时确诊，应用抗感染治疗和综合治疗合理，大多数病人住院时间能够控制在 10~14 天。如果确诊时病情已发展到严重脓毒症和脓毒性休克，其住院时间可能超过 14 天。
>
> ■ 败血症合并严重基础疾病或者发生并发症，其住院时间也可能超过 14 天。

（四）进入路径标准

1. 拟诊或确诊以下部位感染：对于发生败血症时存在明确局部感染灶（原发灶）的患者诊断应注意，败血症应作为原发感染灶的并发症诊断；但处理原则应视感染严重程度决定。

（1）肺部。

（2）尿路。

（3）中枢神经系统。

（4）腹腔。

（5）皮肤。

（6）关节。

（7）留置中央静脉导管。

（8）部位不明。

2. 且具备至少下列指标中的 2 项：

（1）呼吸频率≥22 次/分。

（2）急性神志改变。

（3）收缩压≤100mmHg。

（4）体温>38℃或<36℃。

（5）心率>90 次/分。

（6）WBC>$12×10^9$/L 或<$4×10^9$/L。

（7）CRP 或 PCT 高于正常。

（8）非糖尿病患者血糖>7.7 mmol/L。

> **释义**
>
> ■ 大多数败血症是在原发感染的基础上进一步发展而来，如重症社区获得性肺炎（CAP），>20%~30%合并败血症。在败血症发生前，应按照 CAP 临床路径执行，如果合并败血症，则出 CAP 路径，进入败血症路径。
>
> ■ 如果临床症状和体征不典型，没有达到上述标准，但血培养出致病菌，也可以纳入。如果血培养出条件致病菌，如凝固酶阴性葡萄球菌、念珠菌，则需要排除污染或一过性菌血症。

（五）住院期间的检查项目

1. 必需的检查项目

（1）体格检查。

（2）血液检查：血常规、肝肾功能、血气分析、乳酸、出凝血时间、CRP、PCT、G 试验、

GM 试验。

（3）尿常规。

（4）血培养及药敏：至少两套（用抗菌药物前）。

（5）影像学：胸片（正位、双侧位）。

（6）心电图。

> **释义**
>
> ■ 腹部 B 超应作为常规检查，了解有无肝脾增大、腹水、胆道系统感染等。
>
> ■ 血培养是确诊败血症的关键指标，为了提高血培养阳性率，建议在使用抗菌药物前做血培养。如病情允许可停用抗菌药物 1~2 天，再做血培养。可以做两次以上血培养。
>
> ■ 如果病情重，如严重脓毒症和脓毒性休克，患者应转入 ICU，每天或隔天监测血常规、电解质、血糖、肝肾功能、CRP、血气分析等。同时做血流动力学监测，直到病情稳定。

2. 根据患者病情进行的检查项目

（1）存在呼吸道症状/体征：痰涂片、具备条件的可行气管镜（包括 BAL 及 PSB，进行标本涂片、培养及药敏）、胸片发现胸腔积液时进行胸腔穿刺（胸腔积液标本：常规、涂片、培养及药敏）、必要时胸部 CT 平扫。

（2）存在尿路症状/体征：清洁中段尿培养及药敏（同时送尿常规）、尿路超声、腹平片。

（3）存在中枢神经系统症状/体征：头 CT 平扫、CT 未见占位效应和显著颅内压升高表现时行腰穿（CSF 查常规、生化、涂片、培养及药敏）。

（4）存在腹腔感染症状/体征：腹部超声、腹平片、有腹水征时腹腔穿刺（腹水标本：常规、生化、涂片、培养及药敏）、腹部 CT（必要时）、腹泻患者还应查大便常规和培养及药敏。

（5）存在皮肤化脓及皮损：脓液（常规、涂片、培养及药敏）、病变组织（病理、培养及药敏）、不除外厌氧菌感染时还应行病变部位 X 线检查。

（6）存在关节症状和体征：关节 X 线检查、关节积液时行关节穿刺（查常规、涂片、培养及药敏）。

（7）存在中心静脉置管：应同时采集导管血、拔除导管者还应送检导管尖端 5cm，进行细菌培养和药敏。

（8）血培养发现细菌者（尤其是金黄色葡萄球菌、念珠菌）：应尽快完成眼科会诊评估，在血培养阳性 1 周后，还应进行心脏超声、实体器官影像学（超声或 CT）检查。

> **释义**
>
> ■ 严重败血症患者抗感染治疗过程中，有条件的医院可以开展血药浓度监测（TDM）。重点监测万古霉素、庆大霉素、替考拉林、伏立康唑等。
>
> ■ 快速 PCR 和 mNGS 对部分感染诊断有参考价值，但血液标本 mNGS 检测的敏感性和特异性有待进一步验证，因此不推荐 mNGS 用于败血症确诊。

（六）治疗方案与药物选择

如存在需要外科干预才可控制病灶指征时，应积极听取外科医生意见，及时实施手术治疗，尽早控制病灶，并退出本路径。

抗感染药物的选择应考虑以下因素：是否重症感染、原发（局部）感染灶、近期感染史及抗生素使用情况（3 个月内）。宜选择广谱抗生素、联合治疗。

以下治疗方案均为经验性抗感染治疗，一旦获得明确细菌培养及药敏结果，应对结果进行评估后依据药敏结果调整为目标性抗感染治疗。

第一剂抗生素应在患者出现临床症状 1 小时内尽早输注；剂量应根据患者的实际情况给予高限剂量、最短的时间间隔。

1. 覆盖革兰阴性杆菌的药物推荐：美罗培南、亚胺培南/西司他丁钠（注意：该药说明书推荐剂量即是亚胺培南的剂量，切勿过量使用）、头孢吡肟、哌拉西林/他唑巴坦。

2. 覆盖革兰阳性球菌的药物推荐：万古霉素、去甲万古霉素、替考拉宁、达托霉素。

3. 可考虑的氨基糖苷类配伍推荐：阿米卡星、庆大霉素。

4. 腹腔感染者：美罗培南、亚胺培南/西司他丁钠、哌拉西林/他唑巴坦 +/- 氨基糖苷类、替加环素。

释义

■ 抗感染经验性治疗选择抗菌药物以覆盖可疑病原体以及在血液中有较高浓度的抗菌药物为宜，同时考虑患者的感染严重程度、患者的基本情况，是否有医院感染风险等因素，综合分析，然后合理选择抗感染药物。

■ 败血症抗感染治疗要及时，严重败血症在诊断 1 小时内开始抗感染治疗，中度败血症或病程初期，可以在诊断后 4 小时内使用抗菌药物，并且建议在使用抗菌药物前采集病原学标本。

（七）出院标准

应结合原发病、并发症、病原学和药敏结果综合考虑。具备以下条件者可考虑出院：

1. 满足原发病治疗最短疗程（脓肿诱发败血症的最短疗程应为病灶消失，可口服药物完成疗程时参考以下标准）；真菌血症以最后一次血培养阴性的采血日作为疗程第一天，至少 14 天。

2. 感染症状和体征消失至少 3 天。

3. 相关的主要异常指标恢复正常：血常规、PCT、CRP、尿常规、脑脊液常规和生化。

4. 生理功能恢复到败血症发生前水平；有严重并发症者，退出路径，另行评估。

5. 出现并发症的视为变异，退出路径，参考相应并发症的出院标准。

（八）变异及原因分析

1. 14 岁以下儿科患者，作为变异因素，不纳入路径。

2. AIDS 或其他已知免疫缺陷/免疫抑制治疗者，作为变异因素，不纳入路径。

3. 妊娠作为变异因素，不纳入路径。

4. 出现并发症或存在严重合并症，需要相关诊治措施，作为变异因素，退出路径。

5. 出现严重治疗相关不良事件，需要相关诊治措施，作为变异因素，退出路径。

6. 需要外科治疗时，作为变异因素，退出路径。

7. 发生非医疗相关事件影响临床诊治时，作为变异因素，退出路径。

五、败血症（成人非粒细胞缺乏患者）临床路径给药方案

（一）用药选择

1. 抗菌药物使用：抗菌药物的选择以覆盖可疑病原体以及在可能感染部位浓度较高的抗菌药物为宜。同时，需要考虑患者的年龄、免疫状态、过敏反应等特殊情况。经验性抗感染治疗既要考虑覆盖病原体，控制感染，又要考虑避免抗菌药物滥用造成耐药菌的增加。快速病原体检测以及基于感染部位和高发致病菌的经验性思维将是选择抗菌药物的重要依据。抗感染治疗要及时，严重感染在诊断 1 小时内开始抗感染治疗，轻症感染在诊断后 4 小时内使用抗菌药物，并且建议在使用抗菌药物前采集病原学标本。

2. 炎症调控药物当检测发现细胞因子明显升高，或炎症失衡的感染患者时，应当尽早进行炎症调控，使体内炎症反应恢复至稳定平衡状态。

（1）糖皮质激素：适应证是脓毒性休克。对于脓毒性休克患者，在经过充分的液体复苏及血管活性药物治疗后如果血流动力学仍不稳定，建议静脉使用氢化可的松，剂量为每天 200mg。有研究建议在早期可适量使用糖皮质激素，抑制炎症细胞因子的分泌和释放。

（2）非激素类抗炎药物：乌司他丁对调节细胞因子有明确的作用。采用大剂量乌司他丁可以明显延缓患者脓毒症相关指标的进展。

3. 抗凝治疗：针对感染患者采取适当的抗凝治疗是防止微血栓形成，预防脓毒症发生的措施之一。临床采用的药物主要是普通肝素和低分子肝素。

（1）普通肝素：处于高凝期的患者，凝血酶增多，微循环有血栓形成时，应用肝素抗凝治疗。

（2）低分子肝素：可抑制异常的凝血功能，降低血小板的异常损耗，阻止氧自由基损伤，对于微循环的改善存在明显作用。在抑制病理性凝血系统激活的同时，低分子肝素还能有效减少严重出血的发生。

4. 血管活性药物：推荐去甲肾上腺素作为首选血管加压药；对于快速性心律失常风险低或心动过缓的患者，可将多巴胺作为替代药物。建议在去甲肾上腺素基础上加用血管加压素（最大剂量 0.3U/min）以达到目标 MAP 或降低去甲肾上腺素的用量。经过充分的液体复苏以及使用血管活性药物后，如果仍持续低灌注，建议使用多巴酚丁胺。

（二）药学提示

1. 抗感染药物 PK/PD：最大限度利用抗菌药物的药效学，提高抗菌药物治疗效果，减少毒副反应。

2. 抗菌药物 TDM：有条件的医院应开展抗感染药物血药浓度监测，提高疗效。

（三）注意事项

1. 注意药物之间相互作用：重症患者治疗药物较多，注意药物之间的相互作用和配比。

2. 应激性溃疡防治：对于脓毒症及脓毒性休克患者，如果存在消化道出血危险因素，推荐进行应激性溃疡的预防。

六、败血症（成人非粒细胞缺乏患者）护理规范

1. 败血症患者规范护理非常重要，有条件的医院应将重症患者，尤其是脓毒性休克、合并 ARDS 或 MODF 患者，应转入 ICU 治疗。

2. 镇静和镇痛：对于需要机械通气的脓毒症患者，推荐应用最小剂量的连续性或者间断性镇静，以达到特定的镇静目标。

3. 血糖管理：对于脓毒症患者，推荐采用程序化血糖管理方案，推荐每 1~2 小时监测 1 次血糖，连续两次测定血糖＞10mmol/L 时启用胰岛素治疗，目标血糖为≤10mmol/L，血糖水平及胰岛素用量稳定后每 4 小时监测 1 次（BSP）。建议对有动脉置管的患者采集动脉血测

定血糖。

七、败血症（成人非粒细胞缺乏患者）营养治疗规范

1. 败血症抗感染和积极对症处理是治疗的关键，但是否能获得合理而有效的营养支持也是影响患者临床预后的重要因素。败血症患者处于应激状态，能量供应必须保证。营养支持需在不增加脏器负担的基础下尽可能满足对能量和蛋白质等营养素的需求。尽管肠道功能常因全身感染的影响而受损，但营养支持方式仍应积极创造条件以首选肠内营养（EN），若 EN 无法满足，可给予补充性肠外营养（PN）。在营养支持过程中，可添加免疫营养素以调整患者免疫功能、减轻炎症反应。

2. 败血症患者营养支持方式需遵循以下原则：若患者肠道功能存在，尽早开始少量 EN，必要时空肠营养，辅助以补充性 PN 支持；若患者同时伴有完全性肠梗阻、肠坏死、肠穿孔、消化道出血、消化道手术后消化功能未恢复前等情况导致肠内无法摄入营养，需完全依赖于 PN 时，PN 中可添加免疫营养素，以改善患者临床预后。

3. 尽早恢复肠内营养，减少肠道菌群紊乱，预防抗菌药物相关性结肠炎。

八、败血症（成人非粒细胞缺乏患者）患者健康宣教

1. 年龄、基础疾病、营养不良及免疫功能低下等也是脓毒症发生的重要因素。

2. 有些患者，特别是老年患者或免疫力低下的患者，可能缺乏感染的全身性反应。对这类患者感染部位的特征性症状和体征能够帮助确定或怀疑感染存在的可能性，如：明确的咳嗽、咳脓痰提示呼吸道感染；急性意识改变或头痛提示中枢神经系统感染；尿频、尿急、尿痛及腰痛提示泌尿系统感染；腹痛、腹泻伴有脓血便提示腹腔或消化道感染等。

3. 糖尿病患者的皮肤黏膜抵抗力随病程时间延长而下降，容易发生败血症，或者皮肤黏膜感染治疗不及时，容易发展成为败血症。需要即使就诊治疗。

九、医师表单

败血症（成人非粒细胞缺乏患者）临床路径医师表单

适用对象：第一诊断为败血症患者（ICD-10：41.9）；行＿＿＿＿术

患者姓名：	性别： 年龄： 门诊号：	住院号：
住院日期： 年 月 日	出院日期： 年 月 日	标准住院日： 天

时间	住院第 1 天	住院第 2 天	住院第 3 天
诊疗工作	□ 询问病史、体格检查 □ 评估疾病严重程度 □ 尽快完成血培养 □ 根据诊断线索，完成其他微生物标本采集 □ 完成重要客观检查及评估：血常规、PCT、CRP、血气、肝肾功能、出凝血时间、尿常规、影像学检查 □ 必要时，向上级医师汇报病情并获得诊疗方案指导 □ 在发病 1 小时内完成抢救，包括：建立中央静脉通路、输注广谱抗菌药物（必要的联合治疗） □ 液体复苏（必要时） □ 与患者/家属交流，必要的知情同意书签字 □ 做好心肺复苏抢救的物品准备 □ 评估入住 ICU 的必要性 □ 完成病历书写	□ 评估生命指征、治疗效果 □ 完整的体格检查 □ 发现原发感染灶时及时评估外科干预的必要性 □ 复查主要异常化验指标 □ 重复 PCT、CRP、血常规 □ 联系微生物科有无初步检查结果 □ 评估保留中央静脉的必要性，及时拔除 □ 上级医师查房，对诊治方案进行讨论和可能的调整 □ 完成病程记录 □ 与患者/家属交流	□ 评估生命指征、治疗效果 □ 完整的体格检查 □ 发现原发感染灶时及时评估外科干预的必要性 □ 注意并发症的可能性 □ 复查主要异常化验指标 □ 联系微生物科有无初步检查结果，如有初级报告，可结合患者感染特点，进行调整 □ 评估保留中央静脉的必要性，及时拔除 □ 上级医师查房，对诊治方案进行讨论和可能的调整 □ 完成病程记录 □ 与患者/家属交流

续　表

时间	住院第 1 天	住院第 2 天	住院第 3 天
重点医嘱	**长期医嘱：** □ 败血症护理常规 □ 特级~三级护理 □ 视患者情况：普食、半流质、流质、禁食等 □ 持续心电、血压、血氧饱和度监测（必要时） □ 有条件的监测中心静脉压力（必要时） □ 记录出入量 □ 抗感染治疗方案 □ 吸氧（必要时） □ 吸痰（必要时） □ 制酸剂（胃黏膜保护剂）（必要时） □ 祛痰或雾化吸入（必要时） □ 利尿剂（必要时） □ 强心剂（必要时） **临时医嘱：** □ 留置中心静脉插管或其他 □ 留置尿管（必要时） □ 三大常规检查 □ 血培养（两套） □ 其他部位微生物标本留取 □ 肝肾功能、血气、PCT、CRP、出凝血时间 □ 心电图、胸片或其他必要的影像学检查如头颅 CT、尿路超声 □ 基础病的评估，如血糖谱 □ 输液泵及血管活性药物输注（必要时） □ 静脉营养成组医嘱（必要时） □ 对症治疗药物（如解热镇痛药） □ 专科会诊（必要时）	**长期医嘱：** □ 败血症护理常规 □ 特级~三级护理 □ 视患者情况：普食、半流质、流质、禁食等 □ 持续心电、血压、血氧饱和度监测（必要时） □ 记录出入量 □ 抗感染治疗方案 □ 吸氧（必要时） □ 吸痰（必要时） □ 制酸剂（胃黏膜保护剂）（必要时） □ 祛痰或雾化吸入（必要时） □ 利尿剂（必要时） □ 强心剂（必要时） **临时医嘱：** □ 主要异常指标复查 □ 中心静脉插管护理常规（必要时） □ 留置尿管护理常规（必要时） □ 血常规、PCT、CRP □ 基础病的评估，如血糖谱 □ 输液泵及血管活性药物输注（必要时） □ 静脉营养（必要时） □ 其他：视患者情况，开具相应辅助检查 □ 专科会诊（必要时）	**长期医嘱：** □ 败血症护理常规 □ 特级~三级护理 □ 视患者情况：普食、半流质、流质、禁食等 □ 持续心电、血压、血氧饱和度监测（必要时） □ 记录出入量 □ 抗感染治疗方案 □ 吸氧（必要时） □ 吸痰（必要时） □ 制酸剂（胃黏膜保护剂）（必要时） □ 祛痰或雾化吸入（必要时） □ 利尿剂（必要时） □ 强心剂（必要时） **临时医嘱：** □ 主要异常指标复查 □ 中央静脉插管护理常规（必要时） □ 留置尿管护理常规（必要时） □ 血常规、PCT、CRP □ 基础病的评估，如血糖谱 □ 输液泵及血管活性药物输注（必要时） □ 静脉营养（必要时） □ 其他：视患者情况，开具相应辅助检查 □ 专科会诊（必要时）
病情变异记录	□ 无　□ 有，原因：	□ 无　□ 有，原因：	□ 无　□ 有，原因：
医师签名			

时间	住院第 4-7 天	住院第 11-14 天
诊疗工作	□ 完成三级查房 □ 评估疗效 □ 疗效不佳，无细菌学结果回报，应重复血培养或其他标本培养 □ 疗效不佳，无细菌学结果回报，应进行多科会诊，对抗感染方案进行必要的调整 □ 疗效不佳，应积极寻找潜在病灶，评估外科干预的必要性 □ 取得预期疗效、无细菌学结果回报，继续原抗感染方案 □ 取得预期疗效，细菌学及药敏结果回报，结合患者病情，进行可能的抗菌药物调整 □ 金葡菌、真菌培养阳性一周后，评估心脏超声、实体器官超声 □ 与患者/家属充分交流	□ 继续抗感染治疗，完成基础疗程，评估停药的可能性 □ 评估基础病治疗 □ 患者出院小结 □ 做好出院随访计划 □ 与患者/家属充分交流
重点医嘱	**长期医嘱：** □ 败血症护理常规 □ 视情况开具护理级别 □ 视患者情况：普食、半流质、流质、禁食等 □ 持续心电、血压、血氧饱和度监测（必要时） □ 记录出入量（必要时） □ 抗感染治疗方案 □ 吸氧（必要时） □ 吸痰（必要时） □ 制酸剂（胃黏膜保护剂）（必要时） □ 祛痰或雾化吸入（必要时） □ 利尿剂（必要时） □ 强心剂（必要时） **临时医嘱：** □ 主要异常指标复查 □ 其他临时治疗	**长期医嘱：** □ 内科护理常规（或其他专科） □ 视情况开具护理级别 □ 视患者情况：普食、半流质、流质、禁食等 □ 抗感染治疗方案 **临时医嘱：** □ 三大常规、CRP、肝肾功能 □ 主要异常指标复查 □ 影像学（必要时） □ 出院医嘱 □ 出院带药
病情变异记录	□ 无　□ 有，原因：	□ 无　□ 有，原因：
医师签名		

附：原表单（2017 年版）

败血症（成人非粒细胞缺乏患者）临床路径执行表单

适用对象：第一诊断为败血症患者（ICD-10：41.9）；行＿＿＿＿＿术

患者姓名：	性别：　　年龄：　　门诊号：		住院号：
住院日期：　　年　月　日	出院日期：　　年　月　日		标准住院日：　　天

时间	住院第 1 天	住院第 2 天	住院第 3 天
诊疗工作	□ 询问病史、体格检查 □ 评估疾病严重程度 □ 尽快完成血培养 □ 根据诊断线索，完成其他微生物标本采集 □ 完成重要客观检查及评估：血常规、PCT、CRP、血气、肝肾功能、出凝血时间、尿常规、影像学检查 □ 必要时，向上级医师汇报病情并获得诊疗方案指导 □ 在发病 1 小时内完成抢救，包括：建立中心静脉通路、输注广谱抗菌药物（必要的联合治疗） □ 液体复苏（必要时） □ 与患者/家属交流，必要的知情同意书签字 □ 做好心肺复苏抢救的物品准备 □ 评估入住 ICU 的必要性 □ 完成病历书写	□ 评估生命指征、治疗效果 □ 完整的体格检查 □ 发现原发感染灶时及时评估外科干预的必要性 □ 复查主要异常化验指标 □ 重复 PCT、CRP、血常规 □ 联系微生物科有无初步检查结果 □ 评估保留中心静脉通路的必要性，及时拔除 □ 上级医师查房，对诊治方案进行讨论和可能的调整 □ 完成病程记录 □ 与患者/家属交流	□ 评估生命指征、治疗效果 □ 完整的体格检查 □ 发现原发感染灶时及时评估外科干预的必要性 □ 注意并发症的可能性 □ 复查主要异常化验指标 □ 联系微生物科有无初步检查结果，如有初级报告，可结合患者感染特点，进行调整 □ 评估保留中心静脉通路的必要性，及时拔除 □ 上级医师查房，对诊治方案进行讨论和可能的调整 □ 完成病程记录 □ 与患者/家属交流

续　表

时间	住院第 1 天	住院第 2 天	住院第 3 天
重点医嘱	**长期医嘱：** □ 败血症护理常规 □ 特级~三级护理 □ 视患者情况：普食、半流质、流质、禁食等 □ 持续心电、血压、血氧饱和度监测（必要时） □ 有条件的监测中心静脉压力（必要时） □ 记录出入量 □ 抗感染治疗方案 □ 吸氧（必要时） □ 吸痰（必要时） □ 制酸剂（胃黏膜保护剂）（必要时） □ 祛痰或雾化吸入（必要时） □ 利尿剂（必要时） □ 强心剂（必要时） **临时医嘱：** □ 留置中心静脉插管 □ 留置尿管（必要时） □ 三大常规检查 □ 血培养（两套） □ 其他部位微生物标本留取 □ 肝肾功能、血气、PCT、CRP、出凝血时间 □ 心电图、胸片或其他必要的影像学检查如头颅 CT、尿路超声 □ 基础病的评估，如血糖谱 □ 输液泵及血管活性药物输注（必要时） □ 静脉营养（必要时） □ 对症治疗药物（如解热药） □ 专科会诊（必要时）	**长期医嘱：** □ 败血症护理常规 □ 特级~三级护理 □ 视患者情况：普食、半流质、流质、禁食等 □ 持续心电、血压、血氧饱和度监测（必要时） □ 记录出入量 □ 抗感染治疗方案 □ 吸氧（必要时） □ 吸痰（必要时） □ 制酸剂（胃黏膜保护剂）（必要时） □ 祛痰或雾化吸入（必要时） □ 利尿剂（必要时） □ 强心剂（必要时） **临时医嘱：** □ 主要异常指标复查 □ 中心静脉插管护理常规（必要时） □ 留置尿管护理常规（必要时） □ 血常规、PCT、CRP □ 基础病的评估，如血糖谱 □ 输液泵及血管活性药物输注（必要时） □ 静脉营养（必要时） □ 其他：视患者情况，开具相应辅助检查 □ 专科会诊（必要时）	**长期医嘱：** □ 败血症护理常规 □ 特级~三级护理 □ 视患者情况：普食、半流质、流质、禁食等 □ 持续心电、血压、血氧饱和度监测（必要时） □ 记录出入量 □ 抗感染治疗方案 □ 吸氧（必要时） □ 吸痰（必要时） □ 制酸剂（胃黏膜保护剂）（必要时） □ 祛痰或雾化吸入（必要时） □ 利尿剂（必要时） □ 强心剂（必要时） **临时医嘱：** □ 主要异常指标复查 □ 中心静脉插管护理常规（必要时） □ 留置尿管护理常规（必要时） □ 血常规、PCT、CRP □ 基础病的评估，如血糖谱 □ 输液泵及血管活性药物输注（必要时） □ 静脉营养（必要时） □ 其他：视患者情况，开具相应辅助检查 □ 专科会诊（必要时）

续　表

时间	住院第 1 天	住院第 2 天	住院第 3 天
护理工作	□ 协助医生完成患者评估 □ 协助医生建立中心静脉通路（必要时） □ 协助医生留置尿管（必要时） □ 规范留取微生物标本 □ 完成血液等标本留取 □ 成组液体配制 □ 执行各项医嘱 □ 观察患者病情变化 □ 检查指标的及时报告 □ 必要的生活护理（必要时） □ 出入量评估与记录 □ 病房及医疗组介绍 □ 患者宣教 □ 家属沟通 □ 初级心里护理 □ 护理记录（重症记录） □ 其他：吸氧、雾化等治疗 □ 压疮预防	□ 观察患者病情变化 □ 评估中心静脉置管保留的必要性（必要时），及时拔除 □ 中心静脉置管护理（必要时） □ 留置尿管必要性评估（必要时），及时拔除 □ 留置尿管护理（必要时） □ 成组液体配制 □ 遵医嘱留取标本 □ 执行各项治疗医嘱 □ 检查指标的及时报告 □ 必要的生活护理（必要时） □ 出入量评估与记录 □ 初级心里护理 □ 护理记录（重症记录） □ 其他：吸氧、雾化等治疗 □ 压疮预防	□ 观察患者病情变化 □ 评估中心静脉置管保留的必要性（必要时），及时拔除 □ 中央静脉置管护理（必要时） □ 留置尿管必要性评估（必要时），及时拔除 □ 留置尿管护理（必要时） □ 成组液体配制 □ 遵医嘱留取标本 □ 执行各项治疗医嘱 □ 检查指标的及时报告 □ 必要的生活护理（必要时） □ 出入量评估与记录 □ 初级心里护理 □ 护理记录（重症记录） □ 其他：吸氧、雾化等治疗 □ 压疮预防
变异	□ 无　□ 有，原因：	□ 无　□ 有，原因：	□ 无　□ 有，原因：
护士签名			
医师签名			

时间	住院第 4~7 天	住院第 11~14 天
诊疗工作	□ 完成三级查房 □ 评估疗效 □ 疗效不佳，无细菌学结果回报，应重复血培养或其他标本培养 □ 疗效不佳，无细菌学结果回报，应进行多科会诊，对抗感染方案进行必要的调整 □ 疗效不佳，应积极寻找潜在病灶，评估外科干预的必要性 □ 取得预期疗效、无细菌学结果回报，继续原抗感染方案 □ 取得预期疗效，细菌学及药敏结果回报，结合患者病情，进行可能的抗菌药物调整 □ 金葡菌、真菌培养阳性一周后，评估心脏超声、实体器官超声 □ 与患者/家属充分交流	□ 继续抗感染治疗，完成基础疗程，评估停药的可能性 □ 评估基础病治疗 □ 患者出院小结 □ 做好出院随访计划 □ 与患者/家属充分交流
重点医嘱	长期医嘱： □ 败血症护理常规 □ 视情况开具护理级别 □ 视患者情况：普食、半流质、流质、禁食等 □ 持续心电、血压、血氧饱和度监测（必要时） □ 记录出入量（必要时） □ 抗感染治疗方案 □ 吸氧（必要时） □ 吸痰（必要时） □ 制酸剂（胃黏膜保护剂）（必要时） □ 祛痰或雾化吸入（必要时） □ 利尿剂（必要时） □ 强心剂（必要时） 临时医嘱： □ 主要异常指标复查 □ 其他临时治疗	长期医嘱： □ 内科护理常规（或其他专科） □ 视情况开具护理级别 □ 视患者情况：普食、半流质、流质、禁食等 □ 抗感染治疗方案 临时医嘱： □ 三大常规、CRP、肝肾功能 □ 主要异常指标复查 □ 影像学（必要时） □ 出院医嘱 □ 出院带药
护理工作	□ 遵医嘱执行各项治疗 □ 观察患者治疗反应（包括可能的不良反应） □ 各种侵入性管路的评估和护理，及时拔除 □ 压疮预防	□ 出院前准备 □ 出院后日常生活护理告知 □ 随访计划告知
变异	□ 无 □ 有，原因：	□ 无 □ 有，原因：
护士签名		
医师签名		

第二章
布鲁菌病临床路径释义

一、布鲁菌病编码

疾病名称及编码：布鲁菌病（ICD-10：A23.901）

二、临床路径检索方法

A23.901

三、国家医疗保障疾病诊断相关分组（GHS-DRG）

MDC 编码：MDCS〔感染及寄生虫病（全身性或不明确部位的）〕

ADRG 编码：SV1（细菌性疾患）

四、布鲁菌病临床路径标准住院流程

（一）适用对象

第一诊断布鲁菌病（简称布病）（ICD-10：A23.901）

> **释义**
>
> ■ 布鲁菌病发热特点为"波状热"，是布鲁菌感染引起的一种人畜共患传染病，属自然疫源性疾病，感染人以及牛、羊、猪、犬等动物。临床上主要表现为病情轻重不一的发热、多汗、关节痛和肝、脾、淋巴结肿大等。该病是我国《传染病防治法》规定的乙类传染病。

（二）诊断依据

根据中华人民共和国卫生部在 2012 年发布的"布鲁菌病诊疗指南（试行）"

1. 流行病学史：发病前与家畜或畜产品、布鲁菌培养物等有密切接触史，或生活在布病流行区的居民等。

2. 临床表现：发热，乏力，多汗，肌肉和关节疼痛，或伴有肝、脾、淋巴结和睾丸肿大等表现。

3. 临床诊断病例：上述 2 项加上平板凝集试验（初筛试验）阳性者。

4. 确诊病例：上述 1 和 2 两项加上免疫学检查三项（试管凝集试验、补体结合试验、布病抗-人免疫球蛋白试验）中的一项及以上阳性和/或分离到布鲁菌者。

释义

■ **流行病学**：布病主要在西北和北部地区牧区流行。自20世纪90年代中期起报告病例持续快速上升，成为报告发病率上升速度最快的传染病之一；报告病例的地区逐渐增多，由牧区向半牧半农区甚至农区转化，由聚集暴发向散在发病转化，报告病例最多的省份仍集中在北方省区，但处于南方非牧区的广东、广西近年也出现布鲁菌病暴发；发病高峰发生于春夏之间，与动物产仔季节有关。

■ **传染源和传播途径**：传染源主要是感染布鲁菌的动物，农牧民、屠夫、兽医、实验室人员等与家畜或布鲁菌接触频繁的人员是感染的高危人群。主要是接触布鲁菌感染病畜的肉、血、体液及胎盘等组织，经皮肤黏膜破损处感染；城市居民多由进食未煮熟的肉、乳及未消毒处理的乳制品经消化道感染。此外，还可经呼吸道黏膜及眼结膜感染。人群对布鲁菌普遍易感，青壮年男性多见。

■ **临床症状**：2018年中国专家共识将病程6个月以内的感染定义为急性期，病程超过6个月仍未痊愈的感染定义为慢性感染。人布鲁菌病临床表现多样。羊型和猪型布鲁菌病大多症状较重，牛型较轻。急性期患者起病相对急，表现为发热，多汗，厌食，乏力，头痛，肌痛，肝、脾、淋巴结增大等，热型以弛张热最多，最具特征性的波浪热仅占5%~20%，多汗常见于深夜或凌晨。两侧大腿和臀部肌肉痉挛性疼痛。约30%布鲁菌病患者出现局部感染病灶，以骨关节炎、脊椎炎、骨髓炎等为主，骶髂关节炎最常见。也可累及泌尿生殖系统。神经系统受累和心内膜炎不常见，但病死率高。

■ **实验室检查**：白细胞计数多正常或偏低，少数出现红细胞、血小板计数减少。红细胞沉降率、C反应蛋白升高。血液、骨髓、脓性分泌物、关节液、脑脊液等均可作细菌培养。由于培养的低阳性率，阴性结果不能排除布鲁菌感染。血清学检测在布鲁菌病临床诊断中具有重要作用，包括初筛试验和确诊试验。可作为诊断依据，但不作为疗效评价的依据。在治疗有效的患者中，抗体水平逐渐下降，然后可长时间维持在一定的水平。复发时，布鲁菌特异性IgG和IgA可升高。为了排除假阳性和假阴性，建议同时采用两种以上血清学检测方法。如有可能应尽量进行间隔2周以上的双份血清抗体检测，以提高诊断的可靠性。临床强烈提示布鲁菌感染者，即使血清学阴性，需排除犬型布鲁菌病的可能，可以通过培养或者PCR确诊。

■ **诊断标准**：布鲁菌病的发生、发展和转归比较复杂，其临床表现多种多样，很难以某一种症状来确定诊断。布鲁菌病的诊断，应结合患者流行病学接触史、临床表现和实验室检查等情况综合判断。

1. 疑似诊断：符合临床表现，且有流行病学史。

2. 临床诊断：疑似病例基础上有筛查试验阳性。

3. 确诊病例：疑似或临床诊断病例基础上有确诊试验阳性。

4. 隐性感染：有流行病学史，符合确诊病例免疫学和病原学检查标准，但无临床表现。

5. 血清学阴性病例：临床强烈提示布鲁菌感染者，即使血清学阴性，应通过培养或者PCR确诊。

■ **鉴别诊断**：布鲁菌病临床表现多样，依患者的不同表现需要与伤寒、副伤寒、风湿热、风湿性关节炎、结核、败血症、细菌性脑膜炎以及神经官能症等鉴别。

（三）标准住院日

标准住院日 7~14 天。

> **释义**
>
> ■ 轻症布病可以在门诊治疗，住院的目的主要是确诊，特别是在非流行区，大多数医生缺乏相关诊治经验，可能延误诊断。因此，标准住院时间应该是指确诊后，住院治疗时间。
>
> ■ 有合并症的布病（合并脊柱炎、骶髂关节炎、脑膜炎、心内膜炎等），治疗时间通常会超过 14 天，有时还需要外科手术干预，其住院时间也可能超过 14 天。

（四）进入路径标准

1. 第一诊断必须符合 ICD-10：A23.901，布病。

2. 当患者同时具有其他疾病诊断时，但在住院期间不需要特殊处理也不影响第一诊断的临床路径流程实施时，可以进入路径。

> **释义**
>
> ■ 非复杂性布病应入选临床路径。合并脊柱炎、骶髂关节炎、脑膜炎、心内膜炎等情况的治疗变异较大，不建议入选。
>
> ■ 复发病例、耐药菌感染病例以及阴性感染的治疗疗程和药物选择有特殊要求，也不建议纳入本临床路径。

（五）住院期间的检查项目

1. 必需的检查项目

（1）血常规、尿常规、便常规。

（2）肝肾功能、电解质、血糖。

（3）血培养。

（4）心电图。

（5）胸部 X 线片。

（6）腹部超声。

> **释义**
>
> ■ 血液、骨髓、分泌物、关节液、脑膜炎患者的脑脊液等均可作细菌培养，阳性是确诊本病的依据。
>
> ■ 血清学检测在布鲁菌病临床诊断中具有重要作用，可作为诊断依据，但不作为疗效评价的依据。疾病预防控制中心通常对住院患者标本实行免费检测。

2. 根据患者病情进行的检查项目

（1）骨关节 X 片、CT、MRI、骨扫描：出现骨关节受累如大关节炎、脊柱炎、椎旁脓肿等表现时。

（2）生殖系统超声或 CT：出现生殖系统受累如睾丸炎和/或附睾炎、卵巢炎、脓肿等表现时。

（3）胸部平扫和/或增强 CT、胸腔积液穿刺化验：出现肺部受累如肺炎、脓胸、胸腔积液等表现时。

（4）腹部平扫和/或增强 CT：出现消化系统受累如肝脾脓肿、胆囊炎、胰腺炎、自发性腹膜炎等。

（5）超声心动图、心肌酶：出现心脏受累如心内膜炎、心肌炎、心包炎、感染性室壁瘤等表现时。

（6）血管超声或造影或 CT 血管造影：出现血管受累如感染性动脉瘤等表现时。

（7）腰椎穿刺和脑脊液检查、头颅 CT 或 MRI、肌电图：出现神经系统受累如脑膜炎、脑炎、神经根炎、神经炎等表现时。

（8）骨髓穿刺涂片：血液系统受累如白细胞减少、血小板减少、全血细胞减少等。

（9）弥散性血管内凝血相关化验：临床疑诊弥散性血管内凝血时。

（10）骨髓培养：诊断困难进一步寻找病原学依据时。

（11）泌尿系 B 超或 CT、肾穿刺活检、尿沉渣、尿蛋白定量、尿圆盘电泳：出现肾脓肿、间质性肾炎、肾小球肾炎等表现时。

（六）治疗方案与药物选择

1. 一般治疗：注意休息，补充营养，高热量、多维生素、易消化饮食，维持水及电解质平衡。高热者可用物理方法降温，持续不退者可用退热剂等对症治疗。

2. 抗菌治疗：治疗原则为早期、联合、足量、足疗程用药，必要时延长疗程，以防止复发及慢性化。常用四环素类、利福霉素类药物，亦可使用喹诺酮类、磺胺类、氨基糖苷类及三代头孢类药物。治疗过程中注意监测血常规、肝肾功能等。

（1）急性期治疗

1）一线药物：多西环素合用利福平或链霉素。

a. 多西环素 100 毫克/次，2 次/天，6 周+利福平 600~900 毫克/次，1 次/天，6 周；或者

b. 多西环素 100 毫克/次，2 次/天，6 周+链霉素肌注 15mg/kg，1 次/天，2~3 周。

2）二线药物：不能使用一线药物或效果不佳的病例可酌情选用以下方案：多西环素合用复方磺胺甲噁唑或妥布霉素；利福平合用氟喹诺酮类。

a. 多西环素 100 毫克/次，2 次/天，6 周+复方磺胺甲噁唑，2 片/次，2 次/天，6 周；或者

b. 多西环素 100 毫克/次，2 次/天，6 周+妥布霉素肌注 1~1.5mg/kg，8 小时 1 次，1~2 周；或者

c. 利福平 600~900 毫克/次，1 次/天，6 周+左氧氟沙星 200 毫克/次，2 次/天，6 周；或者

d. 利福平 600~900 毫克/次，1 次/天，6 周+环丙沙星 750 毫克/次，2 次/天，6 周。

3）难治性病例可加用氟喹诺酮类或三代头孢菌素。

（2）慢性期急性发作的治疗

多采用四环素类、利福霉素类药物，用法同急性期，部分病例需要 2~3 个疗程的治疗。

> **释义**
>
> ■ 病原治疗原则为早期、联合、足量、足疗程用药，必要时延长疗程，以防止复发及慢性化。治疗过程中注意监测血常规、肝肾功能等。

　　■ 最新共识推荐一线药物为多西环素合用庆大霉素、利福平或链霉素。无合并症的非复杂性感染（成人以及 8 岁以上儿童）者首选多西环素（6 周）+庆大霉素（1 周）、多西环素（6 周）+链霉素（2~3 周）或多西环素（6 周）+利福平（6 周）。若不能耐受，亦可采取二线方案。慢性期感染可治疗 2~3 个疗程。

　　■ 合并脊柱炎或骶髂关节炎者，抗菌治疗建议三联治疗，可以采用多西环素（3 个月）+庆大霉素（1 周）+利福平（至少 3 个月），或者采取环丙沙星（至少 3 个月）+利福平（至少 3 个月）。必要时需手术治疗。

　　■ 合并脑膜炎、脑膜脑炎的治疗推荐：建议多西环素（5~6 个月）+利福平（5~6 个月）+复方磺胺甲噁唑（5~6 个月）三联治疗，或者采用多西环素（4~5 个月）+利福平（4~5 个月）+头孢曲松（1 个月）三联治疗。

　　■ 合并心内膜炎：建议采用多西环素（6 周~6 个月）+利福平（6 周~6 个月）+复方磺胺甲噁唑（6 周~6 个月）+庆大霉素（2~4 周）四联治疗。必要时手术治疗。

（七）出院标准

1. 体温正常，一般状况好转，无局部感染征象。
2. 血常规、肝肾功能、电解质无明显异常。

> **释义**
>
> 　　■ 如果治疗效果明显，没有明显不良反应患者，可以提前出院。采用口服药物继续治疗，门诊随访。

（八）变异及原因分析

1. 治疗无效或病情进展，须重复病原学检查，调整治疗药物，导致住院时间延长。
2. 患者合并的基础疾病发生病情变化，需给予治疗，导致住院时间延长。
3. 出现上述局部感染表现即累及各器官系统时，进入相关路径。

> **释义**
>
> 　　■ 如果出现治疗反应不佳，需要做体外敏感实验确定是否耐药，或者因个体差异需调整治疗方案，则可退出本路径。
>
> 　　■ 治疗中发现严重并发症者，或者判定为慢性感染者，应退出本路径。

五、布鲁氏菌病临床路径给药方案

1. 孕妇患者：可使用利福平，10mg/kg，最高 900mg，每天 1 次，口服，疗程 4 周；或者利福平（4 周）联合复方磺胺甲噁唑治疗，160/800mg，每天两次，口服，疗程 4 周。
2. 儿童患者：儿童可使用利福平联合复方磺胺甲噁唑治疗，复方新诺明儿科悬液（8~40 mg/kg，每天两次，口服 6 周）+利福平（10~20 mg/kg，每天 1 次，口服 6 周）。8 岁以上儿童治疗药物选择同成年人。

3. 合并心内膜炎、血管炎、脊椎炎、其他器官或组织脓肿病例，在上述抗菌药物应用的同时加用三代头孢菌素类药物；必要时给予外科治疗。

4. 高热者可用物理方法降温，持续不退者可用退 热剂等对症治疗。

5. 合并睾丸炎者，可短期加用小剂量糖皮质激素。

6. 合并脑膜炎者需给予脱水降颅压治疗。

六、布鲁菌病护理规范

1. 急性期患者应隔离至症状消失，且血、尿培养均应阴性。加强粪、水管理，防止患者的排泄物污染水源。

2. 实验室技术人员需在生物安全 2 级以上的实验室进行布鲁菌病血清学操作，必须在生物安全 3 级以上的实验室培养布鲁菌。

七、布鲁菌病营养治疗规范

1. 布病是一种病程较长的一种传染病，患者大多数呈现消耗状态，常伴有消瘦、低蛋白血症和贫血，因此在治疗过程中需要积极改善营养状态，有利于治疗。

2. 注意水 、电解质及补充营养，给予高热量、足量 B 族维生素以及易于消化的饮食。

八、布鲁菌病患者健康宣教

1. 预防接种和病畜管理是控制布鲁菌病的主要措施。流行区提倡对牲畜提供减毒活疫苗接种。牧民、兽医、实验室工作者应接受预防接种，由于不良反应较大，仅推荐疫区人群在产羔季节前个月接种。

2. 病畜管理包括病畜隔离，外地输入的牲畜必须经血清学及细菌学检查，证实无病后方可放牧。

3. 加强粪、水管理，防止病畜、患者的排泄物污染水源。隔离患者，人畜分居，不生食动物食品。

九、医师表单

布鲁菌病临床路径医师表单

适用对象：第一诊断为布鲁菌病患者（ICD-10：A23.901）

患者姓名：	性别：　　年龄：　　门诊号：	住院号：
住院日期：　　年　月　日	出院日期：　　年　月　日	标准住院日：7~14 天

时间	住院第 1 天	住院第 2~13 天	出院日
诊疗工作	□ 询问病史及体格检查 □ 进行病情初步评估 □ 上级医师查房 □ 评估基础疾病等危险因素，进行对症支持治疗 □ 开具化验单，完成病历书写	□ 进行病情评估 □ 上级医师查房 □ 完成病历书写	□ 完成出院小结 □ 向患者交代出院后注意事项 □ 预约复诊日期
重点医嘱	长期医嘱： □ 内科护理常规 □ 护级别理（根据病情） □ 对症支持治疗 临时医嘱： □ 血常规、尿常规、便常规 □ 肝功能、肾功能、电解质、血糖 □ 血培养 □ 心电图 □ 胸部 X 线、B 超 □ 根据有无局部感染开具相应的化验检查 □ 对症处理 □ 给予抗菌药物	长期医嘱： □ 内科护理常规 □ 级别护理（根据病情） □ 对症支持治疗 临时医嘱： □ 对症处理 □ 给予抗菌药物 □ 根据需要开具化验检查	出院医嘱： □ 出院带药 □ 门诊随诊
病情变异记录	□ 无　□ 有，原因：	□ 无　□ 有，原因：	□ 无　□ 有，原因：
医师签名			

附：原表单（2017 年版）

布鲁菌病临床路径表单

适用对象：第一诊断为布鲁菌病患者（ICD-10：A23.901）

患者姓名：	性别：　年龄：　门诊号：	住院号：
住院日期：　年　月　日	出院日期：　年　月　日	标准住院日：7~14 天

时间	住院第 1 天	住院第 2~13 天	出院日
诊疗工作	□ 询问病史及体格检查 □ 进行病情初步评估 □ 上级医师查房 □ 评估基础疾病等危险因素，进行对症支持治疗 □ 开具化验单，完成病历书写	□ 进行病情评估 □ 上级医师查房 □ 完成病历书写	□ 完成出院小结 □ 向患者交代出院后注意事项 □ 预约复诊日期
重点医嘱	长期医嘱： □ 内科护理常规 □ 护级别理（根据病情） □ 对症支持治疗 临时医嘱： □ 血常规、尿常规、便常规 □ 肝功能、肾功能、电解质、血糖 □ 血培养 □ 心电图 □ 胸部 X 线、B 超 □ 根据有无局部感染开具相应的化验检查 □ 对症处理 □ 给予抗菌药物	长期医嘱： □ 内科护理常规 □ 级别护理（根据病情） □ 对症支持治疗 临时医嘱： □ 对症处理 □ 给予抗菌药物 □ 根据需要开具化验检查	出院医嘱： □ 出院带药 □ 门诊随诊
护理工作	□ 介绍病房环境、设施和设备 □ 入院护理评估，护理计划 □ 随时观察患者情况 □ 静脉取血，用药指导 □ 协助患者完成实验室检查及辅助检查	□ 观察患者一般情况及病情变化 □ 观察治疗效果及药物反应 □ 疾病相关健康教育	□ 帮助患者办理出院手续 □ 出院指导
变异	□ 无　□ 有，原因：	□ 无　□ 有，原因：	□ 无　□ 有，原因：
护士签名			
医师签名			

第三章

感染性心内膜炎临床路径释义

一、感染性心内膜炎编码

疾病名称及编码：感染性心内膜炎（ICD-10：I33.004）

二、临床路径检索方法

I33.004

三、国家医疗保障疾病诊断相关分组（GHS-DRG）

MDC 编码：MDCS［感染及寄生虫病（全身性或不明确部位的）］

ADRG 编码：SVI（细菌性疾患）

四、感染性心内膜炎临床路径标准住院流程

（一）适用对象

第一诊断感染性心内膜炎（ICD-10：I33.004）。

> **释义**
>
> ■ 感染性心内膜炎（Infective Endocarditis，IE）指病原微生物导致心脏心内膜表面的感染。虽然心脏瓣膜最常受累，但该病也可能发生在间隔缺损或壁心内膜上。动静脉分流和动动脉分流（动脉导管未闭）感染以及与主动脉缩窄相关的感染。
>
> ■ 过去 IE 被分为急性心内膜或亚急性细菌性心内膜炎。这种区别是基于未经治疗的 IE 发展过程，现在临床实践中不常见了。急性 IE 起病急，通常伴有高热、全身感染毒症状和白细胞增多；死亡发生在几天到不到 6 周的时间内。通常由金黄色葡萄球菌、化脓性链球菌、肺炎链球菌或淋病奈瑟菌引起。亚急性 IE（6 周至 3 个月内死亡）和慢性型（3 个月后死亡）IE 通常归为一类。他们通常发生在有瓣膜疾病的背景下，以缓慢、无痛的过程为特征，伴有低热、盗汗、体重减轻和乏力的全身症状。这两种类型的 IE 通常由病毒性链球菌引起。
>
> 虽然这一分类在概念上很有用，但它忽略了 IE 的非细菌形式（如真菌）以及特定生物体（如肠球菌）感染表现的频繁重叠。因此，不再区分急性或亚急性，通称感染性心内膜炎。
>
> ■ 心电植入相关感染可能会发生 IE，不属于本路径。

（二）诊断依据

改良 DUCK 标准：

感染性心内膜炎的主要标准：

1. 病原学诊断标准：

（1）2 次血培养分离到典型的感染性心内膜炎典型微生物：

1）草绿色链球菌、牛链球菌、HACKE 组、金黄属葡萄球菌。

2）社区获得性肠球菌，且无原发病灶。

（2）符合感染性心内膜炎的持续菌血症定义如下：

1）至少两次间隔 12 小时以上的血标本培养阳性。

2）3 次血培养均阳性，或≥4 次血培养时大多数阳性（第一次和最后一次标本采取时间至少间隔 1 小时）。

3）贝纳特立克次体（Q 热）血培养阳性或 I 相 IgG 抗体滴度>1：800。

2. 心内膜受累证据：

（1）超声心动图表现如下：

1）摆动的心内团块，位于反流血流喷射路径上的瓣膜或支撑结构上，或位于植入材料上，且没有其他解剖结构可以解释。

2）脓肿。

3）人工瓣膜新发生的部分裂开。

（2）新发瓣膜反流（原"杂音的加重或改变"不是充分标准）。

3. 次要诊断标准：

（1）易患感染性心内膜炎的心脏病或静脉吸毒。

（2）体温>38℃。

（3）血管现象，大动脉栓塞，化脓性肺栓塞，真菌性动脉瘤，颅内出血，结膜出血，和 Janeway 损害。

（4）免疫现象：肾小球肾炎，Osler's 结，Roth's 斑，和类风湿因子阳性。

（5）微生物学证据：血培养阳性，但不符合上述主要标准或活动性感染病原体血清学证据。

4. 感染性心内膜炎的诊断标准：

（1）病理学诊断标准

1）赘生物、栓塞的赘生物或心内脓肿标本培养或组织学检查确认微生物。

2）组织学检查确定的赘生物或心内脓肿，表明活动性心内膜炎。

（2）临床诊断标准

1）2 条主要标准。

2）1 条主要标准+3 条次要标准。

3）5 条次要标准。

（3）疑似感染性心内膜炎临床诊断标准

1）1 条主要标准+1 条次要标准。

2）3 条次要标准。

（4）除外感染性心内膜炎的标准

1）确诊其他疾病。

2）临床症状在抗生素治疗后 4 天内缓解。

3）在抗生素治疗 4 天内，手术或尸检没有发现感染性心内膜炎的病理学证据。

4）没有达到疑似感染性心内膜炎的标准。

> **释义**
>
> ■ 由于本路径不适用于人工瓣膜 IE 及心电植入装置相关 IE，因此心瓣膜受损证据不包括超声心动图表现中：摆动的心内团块位于植入材料上以及人工瓣膜新发生的部分裂开。
>
> ■ ESC 2015 年指南将①心脏 CT 发现心瓣膜周围病变，应视作一个主要诊断标准；②人工瓣膜疑似发生心内膜炎，经 18F-FDG PET/CT（仅当假体植入超过 3 个月时）或放射性标记白细胞 SPECT/CT 发现植入部位附近存在异常活动，应视作一个主要诊断标准。
>
> ■ 右心 IE 主要见于静脉药物滥用者。临床表现为持续发热、菌血症及多发性肺菌栓。多继发于肺动脉高压、严重瓣膜反流或狭窄。TTE 较易发现三尖瓣病变，TEE 则对肺动脉瓣病变敏感。

（三）标准住院日

1. 病原学诊断明确，抗感染治疗有效的患者住院 4~6 周。病原学诊断不明，抗感染治疗有效的患者住院 4~6 周。抗感染治疗不佳的患者适当延长住院时间至 8 周。有条件开展门诊抗生素治疗的医疗机构可以缩短住院时间，进行门诊抗生素治疗。

2. 需要紧急手术的感染性心内膜炎病例进入感染性心内膜炎急诊手术路径，不在本路径的应用范围。

3. 感染性心内膜炎患者在抗感染治疗过程出现下列情况，应行紧急手术治疗，出本路径：

（1）主动脉瓣或二尖瓣的赘生物造成瓣膜严重反流或狭窄，导致难治性肺水肿或心源性休克。

（2）抗感染治疗后，感染未能有效控制，扩散至瓣膜周围，造成瓣周脓肿、瓣周瘘或传导阻滞。

（3）难治性病原微生物，例如真菌、金黄色葡萄球菌、铜绿假单胞菌、布鲁菌或贝纳特立克次体等。

（4）反复发生栓塞事件。

（5）抗感染治疗 7 天后，血培养持续阳性或临床症状不缓解。

> **释义**
>
> ■ 心衰是大多数 IE 紧急手术的主要适应证。主动脉瓣或二尖瓣的自体或人工心脏瓣膜心内膜炎伴随严重急性反流、阻塞或动脉瘘导致难治性肺水肿或心源性休克。主动脉瓣或二尖瓣的自体或人工心脏瓣膜心内膜炎伴随严重急性反流、阻塞或动脉瘘导致心力衰竭症状或超声证实的血流动力学紊乱。
>
> ■ 预防栓塞：主动脉瓣或二尖瓣的自体或人工瓣膜心内膜炎伴积极抗感染治疗后仍存在永久赘生物 >10 mm，有至少 1 次栓塞史。主动脉瓣或二尖瓣的自体瓣膜心内膜炎伴赘生物>10 mm，同时存在瓣膜狭窄或反流。主动脉瓣或二尖瓣的自体心内膜炎伴巨大孤立性赘生物（>30 mm）。主动脉瓣或二尖瓣的自体或人工瓣膜心内膜炎伴赘生物>15 mm，没有其他手术指征。

（四）进入路径标准

1. 第一诊断必须符合 ICD10：I33.004，感染性心内膜炎，且为天然瓣膜心内膜炎。

2. 当患者同时具有其他疾病诊断时，但在住院期间不需要特殊处理，也不影响第一诊断的临床路径流程实施时，可以进入路径。

3. 人工瓣膜心内膜炎、心脏手术围手术期心内膜炎和心脏内辅助装置感染因其病原学复杂，常需要外科手术治疗，不进入本路径。

> **释义**
>
> ■ 真菌、布鲁菌、巴尔通体、贝纳柯克斯体、支原体、惠普尔氧障体等病原体所致 IE 治疗疗程通常超过 6 周，因此不建议纳入。
>
> ■ 难治的 IE 还包括耐药菌感染，其中部分细菌体外药敏显示 MDR，另外有些细菌如吡毗邻颗粒链菌，体外药敏检测的折点还没有建立，无法判断药敏试验结果。这些患者通常表现为积极抗感染治疗及控制脓毒性转移病灶后仍存在持续性的血培养阳性。其住院时间通常超过标准住院日。

（五）住院期间的检查项目

1. 必需的检查项目：

（1）血常规、尿常规、便常规。

（2）血培养：应该在使用抗生素之前进行，如果患者病情允许，应该考虑停用经验性抗生素治疗后进行。至少应采集 3 套血培养标本如果病情进展速度为亚急性，且病情并不危重，在等待血培养及其他诊断性实验结果时，推迟开始抗生素治疗是合理的。在急性起病的情况下，应在开始经验性抗生素治疗前 1 小时内采集 3 套血培养标本。

（3）肝肾功能、电解质、血糖、类风湿因子、血沉、C 反应蛋白。

（4）超声心动图：对于疑似 IE 的患者，经胸超声心动图是首选的诊断性检查方法。经胸超声心动图的敏感性相对较低，但其特异性接近 100%。因此，没有发现赘生物并不能排除感染性心内膜炎的诊断，但是发现瓣膜形态和功能均正常可大幅降低感染性心内膜炎的可能性。当临床高度怀疑感染性心内膜炎时，例如持续性菌血症、具有多个感染性心内膜炎的次要标准，或者菌血症是由感染性心内膜炎常见致病菌所致，以及经胸超声心动图存在技术局限的时候，应该行经食管超声心动图。部分经胸超声心动图已经发现异常的患者需要行经食管超声心动图检查，以判断是否需要手术治疗，如严重的瓣膜反流、主动脉瓣心内膜炎、经适当抗生素治疗血培养持续阳性或发热的患者。如果超声心动图检查阴性，再次临床评估仍高度怀疑感染性心内膜炎的患者，应重复超声心动图检查。

（5）心电图。

（6）胸部 X 线检查。

（7）牙科医生评估牙齿健康。

> **释义**
>
> ■ 血培养是确诊 IE 的重要依据，苛养微生物等非典型病原体阳性率低，血培养阴性时应按照指南调整检测方法。

2. 根据患者病情进行的检查项目：

（1）其他影像检查应根据病史和体格检查的阳性发现来制订，例如腰背痛的患者，行脊柱的 MRI 或 CT 扫描，判断有无脊柱炎或椎间盘炎；有腹痛或肋脊角压痛的患者，应行腹部 CT 扫描，判断是否存在脾梗死、肾梗死、腰肌脓肿或其他腹腔内感染。

（2）抗核抗体、双链 DNA 抗体、ENA 抗体、补体等，以鉴别是否为系统性红斑狼疮引起的无菌性心内膜炎。

> **释义**
>
> ■ 必要时可以做 18F-氟脱氧葡萄糖（FDG）正电子发射断层扫描（PET）/计算机断层扫描（CT）或其他成像检查辅助诊断。

（六）治疗方案与药物选择

对于疑似感染性心内膜炎但不存在急性症状的患者，并不一定总是需进行经验性治疗，可等到获得血培养结果后进行治疗。对于症状和体征强烈提示急性感染性心内膜炎的患者，可能需进行经验性治疗。在选择经验性治疗的药物时，应考虑到最可能的致病菌。通常经验性治疗应覆盖链球菌、肠球菌和金黄色葡萄球菌（静脉吸毒者，包括甲氧西林耐药株）。

1. 经验性首选治疗方案（非静脉吸毒者）：

（1）青霉素 G 2000 万~2400 万单位，持续静脉注射或分次注射（q4h），或，

（2）氨苄西林 12g 持续静脉注射或分次注射（q4h），或，

联合

（3）萘夫西林或苯唑西林 2g iv q4h，或，

（4）阿米卡星 5 mg/kg iv q8h，或 7.5 mg/kg iv q12h。

青霉素过敏者，选用备选方案：

万古霉素 30~60 mg/（kg·d），分 2~3 次静脉注射，保证谷浓度在 15~20μg/ml；或者达托霉素 6~10 mg/kg iv qd。

2. 经验性治疗方案（静脉吸毒者或右心心内膜炎）：

首选：万古霉素 30~60 mg/（kg·d），分 2~3 次静脉注射，保证谷浓度在 15~20μg/ml；

备选：达托霉素 6~10 mg/kg IV qd。

3. 有条件能开展细菌 MIC 测定的医疗机构，应测病原菌的 MIC 值，根据 MIC 值选择抗感染方案。具体方案如下：

（1）草绿色链球菌/牛链球菌（青霉素 G 的 MIC≤0.12μg/ml）：

首选：

1）青霉素 G 1200 万~1800 万单位，分次注射（q4h）+阿米卡星 5 mg/kg iv q8h，或 7.5 mg/kg iv q12h，疗程 2 周。

2）青霉素 G 1200 万~1800 万单位，分次注射（q4h），疗程 4 周。

3）头孢曲松 2g iv qd，疗程 4 周。

备选：

1）头孢曲松 2g iv qd +阿米卡星 5 mg/kg iv q8h，或 7.5 mg/kg iv q12h，疗程 2 周。

2）万古霉素 15 mg/（kg·d）iv q12h，疗程 4 周（青霉素过敏者）。

（2）草绿色链球菌/牛链球菌（青霉素 G 的 MIC 0.12~0.5μg/ml）

首选：

青霉素 G 1800 万单位，分次注射（q4h），4 周+阿米卡星 5 mg/kg iv q8h，或 7.5 mg/kg iv q12h，2 周。

备选：

万古霉素 15 mg/（kg·d）iv q12h，疗程 4 周。

（3）草绿色链球菌/牛链球菌（青霉素 G 的 MIC ≥0.5μg/ml）

首选：

1）青霉素 G 1800 万~3000 万单位，分次注射（q4h）+阿米卡星 5 mg/kg iv q8h，或 7.5 mg/kg iv q12h，疗程 4~6 周。

2）氨苄西林 12g，分次注射（q4h）+阿米卡星 5 mg/kg iv q8h，或 7.5 mg/kg iv q12h，疗程 4~6 周。

备选：

1）万古霉素 15 mg/（kg·d）iv q12h+阿米卡星 5 mg/kg iv q8h，或 7.5 mg/kg iv q12h，疗程 4~6 周（严密监测肾功能，有慢性肾病患者慎用）。

2）头孢曲松 2g iv qd +阿米卡星 5 mg/kg iv q8h，或 7.5 mg/kg iv q12h，疗程 4~6 周。

（4）肠球菌（庆大霉素 MIC > 500~2000μg/ml，青霉素敏感）

首选：

1）青霉素 G 1800 万~3000 万单位，分次注射（q4h），疗程 8~12 周。

2）氨苄西林 12g，分次注射（q4h），疗程 8~12 周。

长程治疗失败过疗效欠佳，应考虑手术。

（5）肠球菌（青霉素 G MIC > 16μg/ml，庆大霉素敏感）

万古霉素 15 mg/（kg·d）iv q12h + 阿米卡星 5 mg/kg iv q8h，或 7.5 mg/kg iv q12h，疗程 4~6 周（严密监测肾功能，有慢性肾病患者慎用），或者，达托霉素 6~10 mg/kg iv qd。

（6）耐万古霉素肠球菌（VRE）：建议请专科医生会诊，并请心脏外科医生会诊，商讨手术时机。可以试用替考拉宁或者达托霉素。

（7）甲氧西林敏感金黄色葡萄球菌：萘夫西林 2g IV q4h，头孢唑林 2g IV q8h，或万古霉素 15mg/kg IV q12h，疗程 4~6 周。

（8）甲氧西林耐药金黄色葡萄球菌：万古霉素 30~60 mg/（kg·d），分 2~3 次静脉注射，保证谷浓度在 15~20μg/ml。或者达托霉素 6~10 mg/kg iv qd。

（9）HACKE 组：头孢曲松 2g iv qd，疗程 4 周。

（10）巴尔通体属：头孢曲松 2g iv qd（6 周）+阿米卡星 5 mg/kg iv q8h，或 7.5 mg/kg iv q12h（2 周）+多西环素 100mg 每日 2 次（6 周）。

（11）贝纳特立克次（Q 热）：多西环素 100 mg bid + 羟氯喹 600mg/d，疗程至少 18 月。

在开始抗生素治疗后 48 小时，应复查血培养，评价初始治疗的微生物学疗效，每 24~48 小时至少抽取 2 套血培养标本，直至血培养阴性。对于血培养最初为阳性的患者，疗程应从血培养转阴的第 1 日算起，疗程 4~6 周（根据病原体和治疗反应而决定）。

抗菌治疗期间应严密监测患者感染性心内膜炎的并发症，如心力衰竭、栓塞事件，以判断是否需要手术。在抗菌治疗期间，还应监测患者是否出现抗菌药物的毒性反应。应每周对患者进行实验室监测，包括全血细胞计数、尿常规、肝功能检测、血沉和 C 反应蛋白。对于长期接受氨基糖苷类药物治疗的患者，应系列监测听力图。

> **释义**
>
> ■ 对 MSSA，由于青霉素耐药葡萄球菌已达 90% 以上，故在获知细菌药敏前经验治疗宜首选耐酶青霉素类，如氯唑西林（cloxacillin）、苯唑西林（oxacillin）、氟氯西林（Flucloxacillin）或替萘夫西林（Nafcillin），也可以选择头孢唑林。如果青霉素过敏，可以选择万古霉素，由于万古霉素个体差异较大，需要监测谷浓度。严重感染或 MIC 值偏高时可以联合利福平和/或氨基糖苷类（如庆大霉素）。
>
> ■ 国际上对于葡萄球菌感染性 IE 的最佳治疗方案以及经验性治疗方案仍存争议。本路径抗感染药物选择主要参考 2015 年中国专家共识。
>
> ■ HACKE 组指一组革兰阴性菌：嗜血杆菌（H）、放线菌属（A）、人心杆菌属（C）、啮蚀艾肯菌属（K）、金氏杆菌属（E）。
>
> ■ 右心 IE 的病原菌主要是金黄色葡萄球菌（占 60%~90%），其他包括铜绿假单胞菌、革兰阴性杆菌、真菌及肠球菌等。经验性选择抗菌药物取决于拟诊的微生物种类、成瘾者使用的药物和溶剂，以及心脏受累部位。符合下列条件时抗菌治疗可缩短至 2 周：甲氧西林敏感的金黄色葡萄球菌、对治疗反应好、无迁移感染或脓肿、无心内及心外并发症、无人工或左心系统瓣膜累及、赘生物 < 20 mm、无严重免疫抑制（$CD_4^+ > 200$ 个/毫升）。右心 IE 一般避免手术。

（七）出院标准

1. 体温正常，心功能正常。
2. 血常规、肝肾功能正常，血沉、C 反应蛋白较治疗前明显下降或降至正常。
3. 血培养阴性。
4. 已经完成 4~6 周的抗生素治疗，或者虽未完成全程治疗，但病情明显好转，已经达到上述 3 条标准，所在医疗机构已经开展门诊抗生素治疗，患者可以出院，在门诊完成全程治疗。
5. 贝纳特立克次体所致感染性心内膜炎（Q 热）待病情稳定后可以出院，在门诊定期随访治疗，完成全程治疗。

> **释义**
>
> ■ Q 热 IE 需使用抗生素长期巩固治疗：多西环素 100 mg、1 次/12 小时联合氯喹 200 mg、1 次/8 小时口服，至少 18 个月。或多西环素 100 mg、1 次/12 小时和环丙沙星 200 mg、1 次/12 小时口服至少 3 年。贝纳柯克斯体抗体滴度监测：治疗期间应该每 6 个月 1 次，治疗停止后每 3 个月 1 次，至少 2 年。治愈标准：贝纳柯克斯体的 Ⅰ 相 IgG 抗体滴度 < 1∶800 和 Ⅰ 相 IgM 和 IgA 抗体滴度 < 1∶50，提示治愈。

（八）变异及原因分析

1. 治疗无效或病情进展，须重复病原学检查，重复超声心动图，调整治疗药物，导致住院时间延长。
2. 多耐药病原菌引起的心内膜炎可能需要手术治疗，会导致住院时间延长。
3. 治疗过程中出现病情进展，导致血流动力学不稳定，需要紧急手术，会导致住院时间延长，退出临床路径。

4. 并发严重的肾小球肾炎或肾衰竭，可能需要肾脏活检，甚至大剂量糖皮质激素治疗，会导致住院时间延长。

5. 出现药物热或药疹等药物不良反应会导致住院时间延长。

> **释义**
>
> ■ 出现并发症可能导致住院时间延长，甚至死亡；严重并发症包括神经系统、急性肾衰竭、风湿病、脾脓肿、心包炎、心肌炎等。
>
> ■ IE 复发与再感染：再发的概率为 2.7%~22.5%，分为复发和再感染。"复发"是指导致 IE 的病原体和上次 IE 相同，而"再感染"是指 IE 的病原体和上次感染的病原体不同。再发患者在检测到病原体和上次 IE 相同时，常难确定是上次 IE 的复发还是病原体的再感染，菌株分型技术有助于区分。当两次感染病原体无法确定或分子技术不可行时，可以根据第 2 次发病时间来做区分，一般而言，复发间隔时间要短于再感染，初次感染后 6 个月内再发的多为复发，6 个月后再发的多为再感染，建议 IE 菌株保存至少 1 年。

五、感染性心内膜炎临床路径给药方案

用药选择

1. 抗感染药物使用是治疗关键，尽量根据培养结果和体外药敏试验结果，选择合适抗菌药物。

2. 念珠菌 IE：首选棘白菌素类，疗程 6~10 周。其次可以根据药敏结果选择合适抗真菌药物，如氟康唑。

2. 曲霉菌 IE：首选伏立康唑 200mg，静脉输注，每天 2 次，疗程至少 4 周。

3. 出现相应并发症，则对症支持治疗。

4. 积极预防栓子脱落引起的严重并发症。

六、感染性心内膜炎护理规范

1. IE 患者病死率较高，应加强护理。

2. 密切观察，防止并发症。发生严重并发症后，则需转入 ICU 治疗。

七、感染性心内膜炎营养治疗规范

1. IE 患者的营养支持治疗与败血症相似，需要加强营养支持，早日清除感染病原体。

2. 严重 IE 需要手术治疗者，应做好术前营养支持，避免并发症发生。

八、感染性心内膜炎患者健康宣教

1. 应教育患者，了解 IE 的相关症状和体征。如出现发热、寒战及其他感染征象时，要考虑到 IE 复发可能，需及时就诊。抗感染前行血培养。对高危患者需采取预防措施。为了监测心力衰竭的发生，需要在抗感染完成后进行临床心功能评估和经胸超声心动图检查，并定期随访，尤其在第 1 年随访期内。一般建议抗感染结束后第 1、3、6、12 个月进行临床评估、血液检查（白细胞计数、C 反应蛋白）及经胸超声心动图检查。

2. 口腔操作过程中预防性应用抗菌药物主要针对口腔内的链球菌属。推荐术前 30~60 分钟应用阿莫西林或氨苄西林，成人 2g/d 儿童 50mg/kg 口服或静脉滴注，（亦可选用头孢唑啉或头孢曲松，成人 1g/d 儿童 50mg/kg 静脉滴注或头孢氨苄，成人 2g/d 儿童 50 mg/kg i. v.）。

过敏者选用克林霉素，成人 600mg/d，儿童 20 mg/kg 口服或静脉滴注。

3. 提高对高危先天性心脏病患者筛查意识，不建议高危患者及天然瓣膜疾病患者，文身或穿刺。

4. 对高危住院患者应加强医院感染预防，减少 IE 发生。

5. 保持良好的口腔和皮肤清洁。

九、医师表单

感染性心内膜炎临床路径医师表单

适用对象：第一诊断为感染性心内膜炎患者（ICD-10：I33.004）

患者姓名：	性别： 年龄： 门诊号：	住院号：
住院日期： 年 月 日	出院日期： 年 月 日	标准住院日：4~6 周

时间	住院第 1 天	住院第 2~3 天	住院第 7 日
诊疗工作	□ 询问病史及体格检查 □ 进行病情初步评估 □ 上级医师查房 □ 评估基础疾病等危险因素，进行对症支持治疗 □ 开具化验单，完成病历书写	□ 进行病情初步评估 □ 上级医师查房 □ 完成病历书写	□ 进行病情初步评估 □ 完成三级查房
重点医嘱	**长期医嘱：** □ 内科护理常规 □ 护级别理（根据病情） □ 对症支持治疗 **临时医嘱：** □ 血常规，尿常规，便常规 □ 肝功能、肾功能、电解质、血糖、心肌酶谱，类风湿因子，C 反应蛋白，血沉 □ 血培养（1~2 套） □ 心电图 □ 胸部 X 线、B 超、超声心动图、腹部 CT（必要时） □ 对症处理	**长期医嘱：** □ 内科护理常规 □ 级别护理（根据病情） □ 对症支持治疗 **临时医嘱：** □ 对症处理 □ 抽血培养（1~2 套） □ 完成血培养后开始经验性抗生素治疗 □ 根据需要开具化验检查	**长期医嘱：** □ 内科护理常规 □ 级别护理（根据病情） □ 根据病原学结果调整抗生素治疗方案 □ 病原学阳性者，根据临床疗效调整抗感染方案 **临时医嘱：** □ 申请心脏外科会诊，评估手术适应证和时机 □ 复查血培养
病情变异记录	□ 无 □ 有，原因：	□ 无 □ 有，原因：	□ 无 □ 有，原因：
医师签名			

时间	住院第 2 周	住院第 3 周	住院第 4 周
诊疗工作	□ 进行病情初步评估 □ 上级医师查房 □ 完成病程记录	□ 进行病情初步评估 □ 上级医师查房 □ 完成病程记录	□ 进行病情初步评估 □ 上级医师查房 □ 完成病程记录
重点医嘱	**长期医嘱：** □ 内科护理常规 □ 护级别理（根据病情） □ 抗感染治疗 □ 对症支持治疗 **临时医嘱：** □ 血常规，尿常规 □ 肝功能、肾功能、电解质、血沉、C 反应蛋白 □ 复查血培养（必要时） □ 申请口腔科会诊，评估牙齿健康状况	**长期医嘱：** □ 内科护理常规 □ 级别护理（根据病情） □ 抗感染治疗 □ 对症支持治疗 **临时医嘱：** □ 血常规，尿常规 □ 肝功能、肾功能、电解质、血沉、C 反应蛋白	**长期医嘱：** □ 内科护理常规 □ 级别护理（根据病情） □ 抗感染治疗 □ 对症支持治疗 **临时医嘱：** □ 血常规，尿常规 □ 肝功能、肾功能、电解质、血沉、C 反应蛋白
病情变异记录	□ 无　□ 有，原因：	□ 无　□ 有，原因：	□ 无　□ 有，原因：
医师签名			

时间	住院第5周	住院第6周	出院日
诊疗工作	□ 进行病情初步评估 □ 上级医师查房 □ 完成病程记录	□ 进行病情初步评估 □ 上级医师查房 □ 完成病程记录 □ 完成预防感染性心内膜炎复发的患者教育	□ 完成出院小结 □ 开具出院证明 □ 向患者交代出院后注意事项 □ 预约复诊日期
重点医嘱	长期医嘱： □ 内科护理常规 □ 护级别理（根据病情） □ 抗感染治疗 □ 对症支持治疗 临时医嘱： □ 血常规，尿常规 □ 肝功能、肾功能、电解质、血沉、C反应蛋白	长期医嘱： □ 内科护理常规 □ 护级别理（根据病情） □ 抗感染治疗 □ 对症支持治疗 临时医嘱： □ 血常规，尿常规 □ 肝功能、肾功能、电解质、血沉、C反应蛋白 □ 复查超声心动图	出院医嘱： □ 出院带药 □ 预约随诊时间
病情变异记录	□ 无　□ 有，原因：	□ 无　□ 有，原因：	□ 无　□ 有，原因：
医师签名			

附：原表单（2017 年版）

感染性心内膜炎临床路径表单

适用对象：第一诊断为感染性心内膜炎患者（ICD-10：I33.004）

| 患者姓名： | 性别： | 年龄： | 门诊号： | 住院号： |

| 住院日期：　　年　月　日 | 出院日期：　　年　月　日 | 标准住院日：4-6 周 |

时间	住院第 1 天	住院第 2-3 天	住院第 7 日
诊疗工作	□ 询问病史及体格检查 □ 进行病情初步评估 □ 上级医师查房 □ 评估基础疾病等危险因素，进行对症支持治疗 □ 开具化验单，完成病历书写	□ 进行病情初步评估 □ 上级医师查房 □ 完成病历书写	□ 进行病情初步评估 □ 完成三级查房
重点医嘱	**长期医嘱：** □ 内科护理常规 □ 护级别理（根据病情） □ 对症支持治疗 **临时医嘱：** □ 血常规，尿常规，便常规 □ 肝功能、肾功能、电解质、血糖、心肌酶谱，类风湿因子，C 反应蛋白，血沉 □ 血培养（1~2 套） □ 心电图 □ 胸部 X 线、B 超、超声心动图、腹部 CT（必要时） □ 对症处理	**长期医嘱：** □ 内科护理常规 □ 级别护理（根据病情） □ 对症支持治疗 **临时医嘱：** □ 对症处理 □ 抽血培养（1~2 套） □ 完成血培养后开始经验性抗生素治疗 □ 根据需要开具化验检查	**长期医嘱：** □ 内科护理常规 □ 级别护理（根据病情） □ 根据病原学结果调整抗生素治疗方案 □ 病原学阴性者，根据临床疗效调整抗感染方案 **临时医嘱：** □ 申请心脏外科会诊，评估手术适应证和时机 □ 复查血培养
护理工作	□ 介绍病房环境、设施和设备 □ 入院护理评估，护理计划 □ 随时观察患者情况 □ 静脉取血，用药指导 □ 协助患者完成实验室检查及辅助检查	□ 观察患者一般情况及病情变化 □ 观察治疗效果及药物反应 □ 疾病相关健康教育	□ 观察患者一般情况及病情变化 □ 观察治疗效果及药物反应
变异	□ 无　□ 有，原因： 1. 2.	□ 无　□ 有，原因：	□ 无　□ 有，原因：
护士签名			
医师签名			

时间	住院第2周	住院第3周	住院第4周
诊疗工作	□ 进行病情初步评估 □ 上级医师查房 □ 完成病程记录	□ 进行病情初步评估 □ 上级医师查房 □ 完成病程记录	□ 进行病情初步评估 □ 上级医师查房 □ 完成病程记录
重点医嘱	长期医嘱： □ 内科护理常规 □ 护级别理（根据病情） □ 抗感染治疗 □ 对症支持治疗 临时医嘱： □ 血常规，尿常规 □ 肝功能、肾功能、电解质、血沉、C反应蛋白 □ 复查血培养（必要时） □ 申请口腔科会诊，评估牙齿健康状况	长期医嘱： □ 内科护理常规 □ 级别护理（根据病情） □ 抗感染治疗 □ 对症支持治疗 临时医嘱： □ 血常规，尿常规 □ 肝功能、肾功能、电解质、血沉、C反应蛋白	长期医嘱： □ 内科护理常规 □ 级别护理（根据病情） □ 抗感染治疗 □ 对症支持治疗 临时医嘱： □ 血常规，尿常规 □ 肝功能、肾功能、电解质、血沉、C反应蛋白
护理工作	□ 观察患者一般情况及病情变化 □ 观察治疗效果及药物反应	□ 观察患者一般情况及病情变化 □ 观察治疗效果及药物反应	□ 观察患者一般情况及病情变化 □ 观察治疗效果及药物反应
变异	□ 无　□ 有，原因：	□ 无　□ 有，原因：	□ 无　□ 有，原因：
护士签名			
医师签名			

时间	住院第 5 周	住院第 6 周	出院日
诊疗工作	□ 进行病情初步评估 □ 上级医师查房 □ 完成病程记录	□ 进行病情初步评估 □ 上级医师查房 □ 完成病程记录 □ 完成预防感染性心内膜炎复发的患者教育	□ 完成出院小结 □ 开具出院证明 □ 向患者交代出院后注意事项 □ 预约复诊日期
重点医嘱	长期医嘱： □ 内科护理常规 □ 护级别理（根据病情） □ 抗感染治疗 □ 对症支持治疗 临时医嘱： □ 血常规，尿常规 □ 肝功能、肾功能、电解质、血沉、C 反应蛋白	长期医嘱： □ 内科护理常规 □ 护级别理（根据病情） □ 抗感染治疗 □ 对症支持治疗 临时医嘱： □ 血常规，尿常规 □ 肝功能、肾功能、电解质、血沉、C 反应蛋白 □ 复查超声心动图	出院医嘱： □ 出院带药 □ 预约随诊时间
护理工作	□ 观察患者一般情况及病情变化 □ 观察治疗效果及药物反应	□ 观察患者一般情况及病情变化 □ 观察治疗效果及药物反应	□ 帮助患者办理出院手续出院指导
变异	□ 无　□ 有，原因：	□ 无　□ 有，原因：	□ 无　□ 有，原因：
护士签名			
医师签名			

第四章

伤寒临床路径释义

【医疗质量控制指标】（专家建议）

指标一、诊断需结合流行病学史、临床表现和病原学检查。

指标二、对临床诊断病例和确诊病例尽早按照肠道传染病要求隔离。

指标三、重症患者尽早给予经验性抗菌药物治疗

一、伤寒编码

疾病名称及编码：伤寒（ICD-10：A01.001）

二、临床路径检索方法

AO1.001

三、国家医疗保障疾病诊断相关分组（GHS-DRG）

MDC 编码：MDCS［感染及寄生虫病（全身性或不明确部位的）］

ADRG 编码：SV1（细菌性疾患）

四、伤寒临床路径标准住院流程

（一）适用对象

第一诊断伤寒（ICD-10：A01.001）。

> **释义**
>
> ■ 目前伤寒大多数呈散发，多数在确诊前使用抗菌药物，临床疑似伤寒病例增多。

（二）诊断依据

1. 临床诊断标准：在伤寒流行季节（夏秋季）和地区有持续性高热（40~41℃），为时 1~2 周以上，并出现特殊中毒面容、相对缓脉、皮肤玫瑰疹、肝脾增大、周围血象白细胞计数总数低下、嗜酸性粒细胞消失，骨髓象中有伤寒细胞（戒指细胞），可临床诊断为伤寒。

2. 确诊标准：疑似病例如有以下项目之一者即可确诊。

（1）从血、骨髓、尿、粪便玫瑰疹刮取物中，任一种标本培养分离到伤寒杆菌。

（2）血清特异性抗体阳性肥达氏反应"O"抗体凝集效价≥1：80，"H"抗体凝集效价≥1：160，恢复期效价增高 4 倍以上者。

> **释义**
>
> ■ 根据《传染病学》（李兰娟、任红主编，人民卫生出版社 2018 年第 9 版）。

■流行病学史很重要：伤寒在我国发病率明显下降，在南方和西部地区的中小城市和农村地区发病率相对较高。除了少数暴发流行外，大多数病例为散发。

■临床表现：由于在病情第一周大多数患者已经经验性使用抗菌药物，因此典型"稽留热"不容易出现，但大多数患者，具有明显的革兰阴性菌败血症的内毒素血症特征，通常感染中毒症状明显，即使体温接近正常，同样还具有感染中毒症状。玫瑰疹数量较少，出现时间较短，不容易发现。

■诊断：主要依靠血培养。使用抗菌药物后血培养阳性率下降，因此必要时需做骨髓培养。

■中毒性肝炎发生率较高，但通常为轻度，肝衰竭罕见。

（三）标准住院日

14~21 天。

> **释义**
>
> ■按照肠道传染病隔离要求，伤寒患者体温正常以后的 15 天才解除隔离。因此确诊病例住院时间通常超过两周。如果没有并发症，隔离期满即可出院。

（四）进入路径标准

1. 第一诊断必须符合 ICD10：A01.001，伤寒。
2. 当患者同时具有其他疾病诊断时，但在住院期间确诊第一诊断的临床路径流程实施时，可以进入路径。
3. 并发肠穿孔肠出血等需要外科干预治疗时，出此路径。

> **释义**
>
> ■由于伤寒属于传染性较强，应该收入感染病房隔离治疗。因此，当患者同时具有其他疾病诊断时，但在住院期间确诊伤寒第一诊断的临床路径流程实施时，可以进入路径。

（五）住院期间的检查项目

1. 必需的检查项目：
（1）血常规。
（2）肝肾功能、电解质、血糖。
（3）血培养、骨髓培养。
（4）尿培养、便培养。
（5）肥达氏反应。

> **释义**
>
> - 嗜酸性细胞减少或消失提示病情较重，应常规检查和随访。
> - 伤寒患者降钙素原通常不升高，故不推荐。可以查 CRP。
> - 肝脾增大是伤寒重要表现体征，建议常规做腹部 B 超。
> - 尿培养阳性率不高，不推荐常规检查；粪便培养通常用于携带者筛查。
> - 为了早期发现肠出血，在病程的第 2~3 周可做大便隐血检查。

2. 根据患者病情进行的检查项目：

（1）胸部 X 线片：出现呼吸困难、咳嗽、咳痰等症状者。

（2）腹部超声或 CT：出现肝肾功能异常或者便血腹痛等疑似肠出血肠穿孔者。

（3）心电图和心肌酶：若患者出现心悸、心律失常等需检查。

（4）超声心动图：心电图或心肌酶有异常者。

（5）头颅 CT：出现高热惊厥或其他意识障碍者。

> **释义**
>
> - 伤寒可能合并支气管炎或肺炎，为了确诊应该行胸部 X 线检查和痰培养。

（六）治疗方案与药物选择

1. 一般治疗：

（1）患者应按消化道传染病隔离，临床症状消失后每隔 5~7 天送检粪便培养，连续 2 次阴性可解除隔离发热期患者必须卧床休息，退热后 2~3 天可在床上稍坐，退热后 2 周可轻度活动。

（2）应给予高热量高营养，易消化的饮食，包括足量碳水化合物蛋白质及各种维生素。退热后食欲增加后，可逐渐进稀饭，软饭忌吃坚硬多渣食物，以免诱发肠出血和肠穿孔，一般退热后 2 周才恢复正常饮食。

（3）有严重毒血症者可在足量有效抗菌治疗配合下使用激素。

2. 抗菌药物治疗：

（1）喹诺酮类药物治疗：环丙沙星，剂量：500mg 每日 2 次或每 8 小时 1 次口服或静脉滴注，疗程：14 天。左氧氟沙星：500mg 每日 2 次或每 8 小时 1 次口服或静滴，疗程：14 天。

（2）头孢菌素类：适用于孕妇儿童、哺乳期妇女以及氯霉素耐药菌所致伤寒。可用头孢三嗪剂量：成人 2g，每 24 小时 1 次，儿童每天 100mg/kg 疗程：14 天。头孢噻肟，剂量：成人 1~2g，每 8~12 小时 1 次，儿童每天 100~150mg/kg，疗程：14 天。

（3）氯霉素：剂量：为每天 25mg/kg 分 2~4 次口服或静脉滴注，体温正常后，剂量减半疗程：2 周。注意事项：①新生儿，孕妇肝功能明显损害者忌用；②注意毒副作用，经常复查血象，白细胞低于 2500/mm^3 时停药。目前应用较少。

（4）氨苄（阿莫西林）：剂量：成人 2~6g/d，儿童每天 100~150mg/kg，分 3~4 次口服或静脉滴注。阿莫西林成人 2~4g/d 分 3~4 次口服，疗程：14 天。

（5）复方新诺明：剂量：成人 2 片每日 2 次，儿童每天 SMZ40~50mg/kg，TMP10mg/kg 一日 2 次，疗程：14 天。

> **释义**
>
> ■ 成人推荐氟喹诺酮类治疗。该类药物属于典型的浓度依赖型，除环丙沙星外，推荐每日 1 次给药。左氧氟沙星，剂量：400mg 静脉滴注或 400mg～600mg 口服每日 1 次；环丙沙星，剂量：200mg 每日两次口服或静滴，疗程：7～14 天。轻症患者疗程可以适当缩短。
>
> ■ 儿童推荐第三代头孢菌素，头孢曲松，12 岁以上儿童用量 1～2g，静脉滴注，每天 1 次；12 岁以下儿童和幼儿 20～80mg/kg，每天 1 次，疗程：7～14 天。其他第三代头孢也可参照使用，但不推荐酶抑制剂和碳青霉烯类。
>
> ■ 氯霉素治疗伤寒仍然有效，但是由于部分伤寒杆菌耐药，以及不良反应和药品可及性差，因此，目前已经被替他药物替代。不再作为一线治疗药物。
>
> ■ 氨苄西林和复方新诺明可用于轻症和其他一线药物有禁忌证时使用。
>
> ■ 在患者出现谵妄、昏迷、顽固性休克和中毒性心肌炎时可以使用糖皮质激素。
>
> ■ 中医治疗。

3. 中医治疗伤寒的循证医学证据不够充分，且抗菌药物的疗效较好，故暂无推荐用药。

（七）出院标准

治疗至临床症状完全消失后 2 周或临床症状消失、停药 1 周后，粪检 2 次阴性（2 次之间隔 2～3 天）方可出院。

> **释义**
>
> ■ 伤寒属于肠道传染病，患者排泄物或呕吐物污染食物和水源后可以引起暴发流行，因此需要彻底治愈患者，严格掌握严格隔离时间，同时还要做标准粪便筛查，排除恢复期带菌者和慢性带菌者。因此。住院时间相对较长。

（八）变异及原因分析

1. 治疗无效或病情进展，须重复病原学检查，调整治疗药物，导致住院时间延长。
2. 患者具有肠出血肠穿孔或心肌炎肝炎等合并症时，需给予相应治疗，导致住院时间延长。

> **释义**
>
> ■ 部分伤寒杆菌，尤其是在东南亚地区感染，回国后发病患者，可能感染喹诺酮耐药伤寒杆菌，因此可能导致治疗失败或疗效不佳。这类患者需根据药敏结果和临床治疗反应，予以调整抗感染治疗方案，其住院时间可能延长。
>
> ■ 只有严重肠出血或肠穿孔等严重并发症，才可能导致住院时间延长。中毒性肝炎和心肌炎通常不严重，一般无须延长住院时间。

五、伤寒临床路径给药方案

用药选择

1. 病原治疗：喹诺酮类药物对伤寒杆菌都比较敏感，其中左氧氟沙星和环丙沙星可作为经验性用药首选。其他同类品种也可以选择，如氧氟沙星、培氟沙星、洛美沙星、氟罗沙星、司帕沙星、莫西沙星、加替沙星、吉米沙星、普卢利沙星。这类药物生物利用度高，口服吸收也很好。第三代头孢菌可以作为儿童和使用喹诺酮有禁忌患者，可以选头孢曲松、头孢噻肟、头孢吡肟等。如果选择头孢曲松治疗重度患者，考虑头孢曲松血白蛋白结合率高，应首剂加倍。

2. 解热镇痛药物：伤寒患者大多数有高热症状，物理降温不佳，可用解热镇痛药物。

3. 肠出血和肠穿孔治疗：维生素 K_1，10mg/次，静脉滴注，每天 2 次；肾上腺色腙片（安络血）10mg/次，肌内注射，每天 2 次。

4 肾上腺皮质激素：地塞米松，每日 1 次，10~20mg，静脉注射；氢化可的松 100~200mg，每天 1 次，疗程一般 3 天。

六、伤寒护理规范

1. 按照乙类肠道传染病消毒隔离，严格预防医院感染。

2. 观察体温、脉搏、血压和粪便性状等。

3. 注意口腔清洁和皮肤清洁、定期更换体位，预防压疮和肺部感染。

七、伤寒营养治疗规范

1. 伤寒病属于特殊类型败血症，发病极期机体处于高代谢状态，需要保持足够热卡供应，因此发热期应给予流质或无渣半流质饮食，少食多餐。热退后饮食仍应从稀饭、软食逐渐过渡，退热 2 周后才能恢复正常饮食。

2. 饮食的质量应包括足够量的碳水化合物、蛋白质和各种维生素，以补充发热期消耗，促进机体恢复。

3. 为了预防肠出血和肠穿孔，避免早进食多渣、坚硬或容易产气的食物。

八、伤寒患者健康宣教

1. 去卫生条件差的地区，做好预防肠道传染病准备。避免饮用生水，避免进食未煮熟的食物，进食水果前应洗净或削皮。

2. 养成勤洗手，饭前便后洗手的良好习惯。

3. 夏季应避免饮用过多水和饮料，注意粪便管理，消灭苍蝇。

4. 加强体育锻炼，提高机体免疫力。

九、医师表单

伤寒临床路径医师表单

适用对象：第一诊断为伤寒患者（ICD-10：A01.001）

患者姓名：	性别：　　年龄：　　门诊号：	住院号：
住院日期：　　年　月　日	出院日期：　　年　月　日	标准住院日：14~21 天

时间	住院第 1 天	住院第 2~6 天	住院第 7 日
诊疗工作	□ 询问病史及体格检查 □ 进行病情初步评估 □ 上级医师查房 □ 评估基础疾病等危险因素，进行对症支持治疗 □ 开具化验单，完成病历书写	□ 进行病情初步评估 □ 上级医师查房 □ 完成病历书写	□ 进行病情初步评估 □ 完成三级查房
重点医嘱	长期医嘱： □ 内科护理常规 □ 护级别理（根据病情） □ 对症支持治疗 临时医嘱： □ 血常规，尿常规，便常规 □ 肝功能、肾功能、电解质、血糖、C 反应蛋白、红细胞沉降率 □ 血培养（骨髓培养） □ 心电图 □ 胸部 X 线、B 超、超声心动图、腹部 CT（必要时） □ 对症处理	长期医嘱： □ 内科护理常规 □ 级别护理（根据病情） □ 对症支持治疗 临时医嘱： □ 对症处理 □ 根据需要开具化验检查	长期医嘱： □ 内科护理常规 □ 级别护理（根据病情） □ 对症支持治疗 临时医嘱： □ 对症处理 □ 根据需要开具化验检查
病情变异记录	□ 无　□ 有，原因：	□ 无　□ 有，原因：	□ 无　□ 有，原因：
医师签名			

时间	住院第 2 周	住院第 3 周	出院日
诊疗工作	□ 进行病情初步评估 □ 上级医师查房 □ 完成病程记录	□ 进行病情初步评估 □ 上级医师查房 □ 完成病程记录	□ 完成出院小结 □ 开具出院证明 □ 向患者交代出院后注意事项 □ 预约复诊日期
重点医嘱	长期医嘱： □ 内科护理常规 □ 护级别理（根据病情） □ 抗感染治疗 □ 对症支持治疗 临时医嘱： □ 血常规，尿常规 □ 粪便培养 □ 肝功能、肾功能、电解质、红细胞沉降率、C反应蛋白 □ 嘱少渣饮食	长期医嘱： □ 内科护理常规 □ 护级别理（根据病情） □ 抗感染治疗 □ 对症支持治疗 临时医嘱： □ 血常规，尿常规 □ 粪便培养 □ 肝功能、肾功能、电解质、红细胞沉降率、C反应蛋白 □ 嘱少渣饮食	出院医嘱： □ 出院带药 □ 预约随诊时间
病情变异记录	□ 无　□ 有，原因：	□ 无　□ 有，原因：	□ 无　□ 有，原因：
医师签名			

附：原表单（2017 年版）

伤寒临床路径表单

适用对象：第一诊断为伤寒患者（ICD-10：A01.001）

患者姓名：	性别： 年龄： 门诊号：	住院号：
住院日期： 年 月 日	出院日期： 年 月 日	标准住院日：14~21 天

时间	住院第 1 天	住院第 2~6 天	住院第 7 日
诊疗工作	□ 询问病史及体格检查 □ 进行病情初步评估 □ 上级医师查房 □ 评估基础疾病等危险因素，进行对症支持治疗 □ 开具化验单，完成病历书写	□ 进行病情初步评估 □ 上级医师查房 □ 完成病历书写	□ 进行病情初步评估 □ 完成三级查房
重点医嘱	长期医嘱： □ 内科护理常规 □ 护级别理（根据病情） □ 对症支持治疗 临时医嘱： □ 血常规，尿常规，便常规 □ 肝功能、肾功能、电解质、血糖、C 反应蛋白，红细胞沉降率 □ 血培养（骨髓培养） □ 心电图 □ 胸部 X 线、B 超、超声心动图、腹部 CT（必要时） □ 对症处理	长期医嘱： □ 内科护理常规 □ 级别护理（根据病情） □ 对症支持治疗 临时医嘱： □ 对症处理 □ 根据需要开具化验检查	长期医嘱： □ 内科护理常规 □ 级别护理（根据病情） □ 对症支持治疗 临时医嘱： □ 对症处理 □ 根据需要开具化验检查
护理工作	□ 介绍病房环境、设施和设备 □ 入院护理评估，护理计划 □ 随时观察患者情况 □ 静脉取血，用药指导 □ 协助患者完成实验室检查及辅助检查	□ 观察患者一般情况及病情变化 □ 观察治疗效果及药物反应 □ 疾病相关健康教育	□ 观察患者一般情况及病情变化 □ 观察治疗效果及药物反应
变异	□ 无 □ 有，原因：	□ 无 □ 有，原因：	□ 无 □ 有，原因：
护士签名			
医师签名			

时间	住院第 2 周	住院第 3 周	出院日
诊疗工作	□ 进行病情初步评估 □ 上级医师查房 □ 完成病程记录	□ 进行病情初步评估 □ 上级医师查房 □ 完成病程记录	□ 完成出院小结 □ 开具出院证明 □ 向患者交代出院后注意事项 □ 预约复诊日期
重点医嘱	长期医嘱： □ 内科护理常规 □ 护级别理（根据病情） □ 抗感染治疗 □ 对症支持治疗 临时医嘱： □ 血常规，尿常规 □ 粪便培养 □ 肝功能、肾功能、电解质、红细胞沉降率、C 反应蛋白 □ 嘱少渣饮食	长期医嘱： □ 内科护理常规 □ 护级别理（根据病情） □ 抗感染治疗 □ 对症支持治疗 临时医嘱： □ 血常规，尿常规 □ 粪便培养 □ 肝功能、肾功能、电解质、红细胞沉降率、C 反应蛋白 □ 嘱少渣饮食	出院医嘱： □ 出院带药 □ 预约随诊时间
护理工作	□ 观察患者一般情况及病情变化 □ 观察治疗效果及药物反应	□ 观察患者一般情况及病情变化 □ 观察治疗效果及药物反应	□ 帮助患者办理出院手续 □ 出院指导
变异	□ 无　□ 有，原因：	□ 无　□ 有，原因：	□ 无　□ 有，原因：
护士签名			
医师签名			

第五章

神经梅毒临床路径释义

【医疗质量控制指标】（专家建议）

指标一、诊断需结合流行病学史、临床表现和实验室检查。

指标二、强调早诊断、早治疗，疗程规则，剂量足够，定期随诊。

指标三、对所有梅毒患者均应做艾滋病咨询和检测。

指标四、患者所有性伴侣应同时进行检查和相应治疗。

一、神经梅毒（ICD-10：A52.301）编码

疾病名称及编码：神经梅毒（ICD-10：A52.301）

二、临床路径检索方法

A52.301

三、国家医疗保障疾病诊断相关分组（GHS-DRG）

MDC 编码：MDCB（神经系统疾病及功能障碍）

ADRG 编码：BT2（神经系统的其他感染）

四、神经梅毒临床路径标准住院流程

（一）适用对象

第一诊断神经梅毒（ICD-10：A52.301）

> **释义**
>
> - 适用对象编码参见第一部分。
> - 本路径适用对象为临床诊断为神经梅毒的患者。

（二）诊断依据

根据梅毒、淋病、生殖器疱疹、生殖道沙眼衣原体感染诊疗指南（2014）：

1. 流行病学史：有不安全性行为，多性伴或性伴感染史，或有输血史。

2. 临床表现：①无症状神经梅毒：无明显症状和体征；②脑膜神经梅毒：发热、头痛、恶心、呕吐、颈项强直、视神经乳头水肿等；③脑膜血管梅毒：偏瘫、截瘫、失语、癫痫样发作等；④脑实质梅毒：出现精神、神经症状、脊髓痨、感觉异常等。

3. 实验室检查：①非梅毒螺旋体特异血清学试验（VDRL、RPR、TRUST、SPEA）阳性，极少数可阴性；②梅毒螺旋体血清学试验（TPPA、FTA-ABS、TPHA）阳性。③脑脊液检查：白细胞计数≥$5×10^6$/L，蛋白量＞500 mg/L，且无引起异常的其他原因。脑脊液荧光螺旋体抗体吸收试验（FTA-ABS）和/或性病研究实验室（VDRL）试验阳性。

4. 疑似病例：临床表现+实验室检查①、②、③中的脑脊液常规检查异常（排除引起异常的其他原因），可有或无流行病学史。

5. 确诊病例：疑似病例+实验室检查③中的脑脊液梅毒血清学试验阳性。

释义

■ 本路径的制订主要参考《梅毒、淋病和生殖道沙眼衣原体感染诊疗指南》（2020 年）《中医外科学》《传染病学》《皮肤性病学》。

■ 临床表现：

1. 潜伏期：获得性梅毒一般为 9~90 天，此期血清反应呈阳性，但无明显症状。婴儿大多数会在出生 5 天后出现症状。

2. 梅毒临床分型与分期：根据传播途径不同分为胎传（先天性）梅毒与获得性（后天）梅毒。后天获得性梅毒又分为早期和晚期梅毒。早期梅毒指感染梅毒螺旋体 2 年内的梅毒，神经梅毒在梅毒早晚期均可发生。胎传梅毒又分为早期（出生后 2 年内发现）和晚期（出生 2 年后发现）胎传梅毒。

3. 神经梅毒可表现为：①无症状神经梅毒：无神经系统症状和体征；②脑脊膜神经梅毒：主要发生于早期梅毒，可出现发热、头痛、恶心、呕吐、视乳头水肿、颈项强直、脑膜刺激征阳性等脑膜炎症状和视力下降、复视、上睑下垂、面瘫、听力下降等颅神经受损症状及偏瘫、失语、癫痫发作、下肢无力、感觉异常、轻瘫、截瘫、大小便失禁等脊膜受损症状，亦可出现背痛、感觉丧失、大小便失禁、下肢无力或肌萎缩等多发性神经根病的症状；③脑膜血管梅毒：可发生于早期或晚期梅毒，但多见于晚期梅毒。表现为闭塞性脑血管综合征，若侵犯脑可出现偏瘫、失语、癫痫样发作等；若侵犯脊髓可出现脊髓梗死，表现为受累神经支配部位弥漫性疼痛、迟缓性瘫痪、痉挛性瘫、截瘫、尿便障碍、病变水平以下深感觉缺失和感觉性共济失调，相应节段下运动神经元瘫痪、肌张力减低、肌萎缩等；④脑实质梅毒：常见于晚期，是由螺旋体感染引起的慢性脑膜脑炎导致的脑萎缩等脑实质器质性病变，可出现进行性恶化的精神和神经系统损害。①麻痹性痴呆：表现为精神和行为异常，可出现注意力不集中、健忘、判断力与记忆力减退、认知障碍、痴呆、情绪变化、抑郁、人格改变、妄想、躁狂或精神错乱等，亦可出现瞳孔异常、构音障碍、面部及四肢张力减退和面部、舌及双手不自主运动、癫痫发作、卒中症状、营养障碍等；②脊髓痨：病变累及脊髓后索和脊神经后根，常见症状为感觉性共济失调和刺痛，可出现阿-罗瞳孔、下肢闪电样疼痛、感觉异常或减退、腱反射减退甚至消失、下肢肌张力低、尿潴留、夏科（Charcot）关节病等，并可出现视神经萎缩、内脏危象等；③树胶肿性神经梅毒：脑树胶肿表现为颅内肿瘤样症状，可出现头痛、恶心、呕吐、视乳头水肿、颈项强直等高颅压症状及癫痫发作；脊髓树胶肿可出现截瘫、大小便失禁、受损平面以下感觉消失等。神经梅毒也可因梅毒螺旋体同时侵犯神经系统不同部位而使临床表现复杂多样，症状体征可以重叠或复合。

4. 早期神经梅毒的脑顶部脑膜炎、脑底部脑膜炎、横断性脊髓炎、脑动脉炎如不严重，经治疗后可望全部或部分恢复功能，严重者治疗则无裨益。

■ 诊断：主要结合流行病学史、临床表现和实验室检查进行综合诊断。

1. 疑似病例：应同时符合流行病学史（有不安全性行为，多性伴或性伴感染史，或有输血史）、临床表现、实验室检查（①非梅毒螺旋体特异血清学试验（VDRL、RPR、TRUST、SPEA）阳性，极少数可阴性；②梅毒螺旋体血清学试验（TPPA、FTA-ABS、TPHA）阳性；③脑脊液检查：白细胞计数≥5×10^6/L，蛋白量＞500 mg/L，且无引起异常的其他原因；④脑脊液荧光螺旋体抗体吸收试验（FTA-

ABS）和/或性病研究实验室（VDRL）试验阳性）。

2. 确诊病例：应同时符合疑似病例的要求和脑脊液梅毒血清学试验阳性。

（三）标准住院日

标准住院日 14~21 天。

> **释义**
>
> ■ 入院第 1~2 天，完善检查，明确诊断，排除鉴别诊断并开始治疗；第 3~13 天，评价疗效，调整治疗方案，监测治疗的不良反应；第 14~21 天，观测疗效，疗效稳定，完成每日静脉输液治疗疗程可准予出院，一般情况符合出院条件可准予出院。
>
> ■ 总住院时间不超过 21 天均符合路径要求。若病情恶化或出现并发症，可适当延长住院时间。

（四）进入路径标准

1. 第一诊断必须符合 ICD10：A52.301，神经梅毒。

2. 当患者同时具有其他疾病诊断时，但在住院期间不需要特殊处理也不影响第一诊断的临床路径流程实施时，可以进入路径。

> **释义**
>
> ■ 进入本临床路径的患者必须符合神经梅毒的诊断。
>
> ■ 患者同时具有其他诊断，如糖尿病、高血压等，如病情稳定，在住院期间不需要特殊处理，不影响第一诊断的临床路径流程实施时，可以进入路径。

（五）住院期间的检查项目

1. 必需的检查项目：

（1）血常规。

（2）肝肾功能、电解质。

（3）凝血功能。

（4）非梅毒螺旋体特异血清学试验（VDRL、RPR、TRUST、SPEA）+梅毒螺旋体血清学试验（TPPA、FTA-ABS、TPHA），根据所在医院情况选择。

（5）乙肝五项、HCV 抗体、HIV 抗体。

（6）腰穿：脑脊液常规、生化、FTA-ABS、VDRL 试验，头颅磁共振成像。

> **释义**
>
> ■ 血常规是最基本的常规检查，进入路径的患者均需完成。

■ 肝肾功能、电解质、凝血功能评估患者基础疾病，指导治疗方案并有助于评估住院时间、费用及其治疗预后。

■ 非梅毒螺旋体特异血清学试验（VDRL、RPR、TRUST、SPEA）+梅毒螺旋体血清学试验（TPPA、FTA-ABS、TPHA），有助于梅毒的诊断。

■ 乙肝五项、HCV 抗体、HIV 抗体，有助于排除梅毒患者合并其他病毒感染的情况。

■ 腰穿：脑脊液常规、生化、FTA-ABS、VDRL 试验，有助于梅毒的诊断。

■ 头颅磁共振成像有助于神经梅毒的辅助诊断。

2. 根据患者病情进行的检查项目：

考虑合并心血管梅毒：胸部 X 线片、心电图、超声心动图、心肌酶。

释义

■ 胸部 X 线片、心电图、超声心动图、心肌酶有助于心血管梅毒的诊断。

（六）治疗方案与药物选择

治疗方案：（选择其一）

1. 水剂青霉素 G 1800 万~2400 万单位静脉滴注（300 万~400 万单位，每 4 小时 1 次），连续 10~14 天。继以苄星青霉素 G 240 万单位，每周 1 次肌内注射，共 3 次。

2. 头孢曲松 2 g，每日 1 次静脉给药，连续 10~14 天。

3. 对青霉素过敏者：多西环素 100 mg，每日 2 次，连服 30 天。

释义

■ 本病应及早、足量、规则治疗，性伴侣同时接受治疗，治疗期间禁止性生活，避免再次感染及引起他人感染。

■ 神经梅毒治疗后每 3~6 个月做 1 次检查，包括血清学及脑脊液检查。脑脊液中细胞计数是判断疗效的敏感指标。如果最初的脑脊液检查细胞计数升高，则应每隔 3 个月复查 1 次脑脊液细胞计数，直到细胞计数正常。也可复查治疗后脑脊液中蛋白定量和 VDRL 试验的变化，但是这 2 项指标的变化都较缓慢，即使持续异常，其意义也不大。如果治疗后 3 个月脑脊液细胞计数不下降，或者 2 年后脑脊液仍未完全恢复正常，则应考虑复治。但复治在许多患者并不能使脑脊液的蛋白定量和 VDRL 试验恢复正常。梅毒性主动脉瓣闭锁不全、冠状动脉口狭窄、梅毒性主动脉瘤及部分有症状的神经梅毒等，虽经充分治疗，其症状和体征也难以完全改善。

■ 为减轻赫氏反应，可在治疗前 1 天口服泼尼松，每日 20~30 mg，分 2 次给药，2~3 天后停用。但应用泼尼松是否能阻止赫氏反应的发生尚不明确。

■ 神经梅毒为系统性损害，累及重要脏器，多数患者临床表现复杂且较为严重，因此需要综合性诊疗，建议开展多学科协作治疗，即联合皮肤性病科、神经科、精神科、眼科、重症医学科、感染科、医学检验科、影像科等多学科专家为患者制订科学、合理、规范、个性化的诊疗方案。

■ 中医治疗

辨证论治

1. 肝经湿热证

证候：多见于一期梅毒。外生殖器疳疮质地硬而润，或伴有横痃，杨梅疮多在下肢、腹部、会阴部；另外还有口苦口干，小便黄赤，大便秘结；舌质红，苔黄腻，脉弦滑。

治法：清热利湿，解毒驱梅。

方药：龙胆泻肝汤加减。常用龙胆草、栀子、干地黄、车前子、泽泻、柴胡、黄芩、土茯苓、牡丹皮、赤芍等。

2. 血热蕴毒证

证候：多见于二期梅毒。全身起杨梅疮，颜色如玫瑰，无疼痛及瘙痒，或见丘疹、脓疱、鳞屑；兼见口干咽燥，口舌生疮，大便秘结；舌质红绛，苔薄黄或少苔，脉细滑或细数。

治法：凉血解毒，泻热散瘀。

方药：清营汤合桃红四物汤加减。生地黄、牡丹皮、赤芍、水牛角、当归、川芎、桃仁、红花、金银花、连翘、黄连、土茯苓等。

3. 毒结筋骨证

证候：见于杨梅结毒。患病时间久，在四肢、头面、鼻咽部出现树胶肿，伴有关节、骨骼作痛，行走不便，肌肉消瘦，疼痛夜甚，舌质暗，苔薄白或灰或黄，脉沉细涩。

治法：活血解毒，通络止痛。

方药：五虎汤加减。常用僵蚕、蜈蚣、全虫、生大黄、土茯苓、牛膝等。

4. 肝肾亏损证

证候：见于三期梅毒脊髓痨者。病程可达数十年之久，逐渐两足瘫痪或痿弱不行，肌肤麻木或如虫行作痒，筋骨窜痛；腰膝酸软，小便困难；舌质淡，苔薄白，脉沉细弱。

治法：滋补肝肾，填髓息风。

方药：地黄饮子加减。常用熟地黄、山茱萸、肉苁蓉、附子、肉桂、巴戟天、麦冬、石斛、五味子、远志、威灵仙等。

5. 心肾亏虚证

证候：见于心血管梅毒患者。症见心慌气短，神疲乏力，下肢浮肿，唇甲青紫，腰膝酸软，动则气喘；舌质淡有齿痕，苔薄白而润，脉沉弱或结代。治法：养心补肾，祛瘀通阳。

方药：苓桂术甘汤加减。常用白术、茯苓、桂枝、炙甘草、黄芪、丹参、川芎、当归、茯神、杜仲等。

外治疗法

1. 疳疮：可选用鹅黄散或珍珠散敷于患处，每日 3 次。

2. 横痃、杨梅：结毒未溃时选用冲和膏，醋、酒各半调成糊状外敷；溃破时先用五五丹掺在疮面上，外盖玉红膏，每日 1 次；待其腐脓除尽，再用生肌散掺在疮面上，盖玉红膏，每日 1 次。

3. 杨梅疮：可用苦参 30g、土茯苓 30g、蛇床子 30g、蒲公英 15g、莱菔子 30g、黄柏 30g 煎汤外洗，每日 1 次。

（七）出院标准

1. 完成每日静脉输液治疗疗程。
2. 一般情况符合出院条件。

> **释义**
>
> ■ 患者出院前完成每日静脉输液治疗疗程且一般情况符合出院条件。

（八）变异及原因分析

1. 治疗无效或病情进展，须核查患者治疗的依从性，以及性伴是否同时治疗。必要时重新开始治疗。
2. 患者合并的基础疾病发生病情变化，需给予治疗。

> **释义**
>
> ■ 若患者治疗无效或病情进展，须核查患者治疗的依从性，以及性伴侣是否同时治疗。必要时重新开始治疗。
>
> ■ 患者合并的基础疾病如高血压、糖尿病等发生病情变化，需给予治疗，不需改变本临床路径。

五、神经梅毒临床路径给药方案

（一）用药选择

1. 病原学治疗：首选青霉素 1800 万~2400 万 U/d 静脉滴注（300 万~400 万 U，每 4 小时 1 次），连续 10~14 天；必要时，继以苄星青霉素每周 240 万 U 肌内注射，共 3 次。或普鲁卡因青霉素 240 万 U/d 单次肌内注射，同时口服丙磺舒，每次 0.5 g，每日 4 次，共 10~14 天；必要时，继以苄星青霉素每周 240 万 U 肌内注射，共 3 次。
替代方案：头孢曲松 2 g 每日 1 次，静脉给药，连续 10~14 天。对青霉素过敏者用多西环素 100 mg 每日 2 次，连服 30 天。
2. 预防赫氏反应：可在治疗前 1 天口服泼尼松，每日 20~30 mg，分 2 次给药，2~3 天后停用。
3. 中医中药：辨证论治。根据疾病和症候诊断给予相应的中医治疗，在动态观察患者的基础上，动态选用方药。轻症可辩证选择中成药治疗：云香十五味丸，大败毒胶囊，仁青常觉。

（二）药学提示

1. 青霉素过敏反应较常见，如荨麻疹等各类皮疹、白细胞计数减少、间质性肾炎、哮喘发作等，严重的可以发生过敏性休克。

2. 首剂抗梅毒药物治疗后数小时后，可能出现全身反应似流感样，包括发热、畏寒、全身不适、头痛、肌肉及骨骼疼痛、恶心、心悸等，并在24小时内消退，称为赫氏反应。

3. 丙磺舒能促进肾结石的形成，应保证尿 pH≥6.5。大量饮水并同服碱化尿液的药物，以防肾结石。

4. 珍珠散应该在肿疡破溃之后使用。

（三）注意事项

1. 在使用青霉素前应该详细询问药物过敏史并进行青霉素皮肤试验，皮试阳性反应者禁用。必须使用者脱敏后使用，应随时作好过敏反应的急救准备。

2. 泼尼松可用于预防赫氏反应。

3. 老年人、肾功能不全、活动性消化性溃疡、肾结石的患者不宜使用丙磺舒。

4. 运动员慎用云香十五味丸。

六、神经梅毒护理规范

1. 保持病房环境整洁，对患者使用的马桶、坐垫应及时消毒。

2. 对患者进行心理疏导。

3. 对发热的患者，必要时给予退热药物。

七、神经梅毒营养治疗规范

1. 清淡、易消化饮食，忌食油腻、辛辣刺激、生冷的食物。

2. 适当补充液体和能量。

八、神经梅毒患者健康宣教

1. 如有可疑症状：生殖器溃疡、皮疹应及时到正规医院诊治，避免误诊、误治。

2. 治疗期间避免性生活。

3. 治疗期间遇到问题（药物反应、发热等）应及时到正规医院检查咨询。

4. 考虑结婚、怀孕问题，最好等治愈并随访2~3年后较为理想。

5. 患者内裤要单独清洗，分开使用浴盆，马桶圈。

6. 治愈后改变不良行为，保持健康的生活方式。

九、推荐表单

（一）医师表单

神经梅毒临床路径医师表单

适用对象：第一诊断为神经梅毒患者（ICD-10：A52.301）

患者姓名：		性别： 年龄： 门诊号：	住院号：
住院日期： 年 月 日		出院日期： 年 月 日	标准住院日：14~21 天

时间	住院第 1 天	住院第 2~20 天	出院日
诊疗工作	□ 询问病史及体格检查 □ 进行病情初步评估 □ 上级医师查房 □ 评估基础疾病等危险因素，进行对症支持治疗 □ 开具化验单，完成病历书写	□ 进行病情初步评估 □ 上级医师查房 □ 完成病历书写	□ 完成出院小结 □ 向患者交代出院后注意事项 □ 预约复诊日期
重点医嘱	**长期医嘱：** □ 内科护理常规 □ 护级别理（根据病情） □ 对症支持治疗 **临时医嘱：** □ 血常规 □ 肝肾功能、电解质、凝血 □ 梅毒相关血清学检查 □ 头颅磁共振 □ 腰穿 □ 心电图、胸部 X 线、超声心动图（怀疑心血管梅毒） □ 对症处理	**长期医嘱：** □ 内科护理常规 □ 级别护理（根据病情） □ 对症支持治疗 **临时医嘱：** □ 对症处理 □ 按需给予抗生素 □ 根据需要开具化验检查	**出院医嘱：** □ 出院带药 □ 门诊随诊
病情变异记录	□ 无 □ 有，原因： 1. 2.	□ 无 □ 有，原因： 1. 2.	□ 无 □ 有，原因： 1. 2.
医师签名			

（二）护士表单

神经梅毒临床路径护士表单

适用对象：第一诊断为神经梅毒患者（ICD-10：A52.301）

患者姓名：	性别： 年龄： 门诊号：	住院号：
住院日期： 年 月 日	出院日期： 年 月 日	标准住院日：14~21 天

时间	住院第 1 天	住院第 2~20 天	出院日
健康宣教	□ 入院宣教 □ 介绍主管医生、护士 □ 介绍环境、设施 □ 介绍住院注意事项 □ 介绍探视和陪伴制度 □ 介绍贵重物品制度 □ 介绍消毒隔离制度	□ 药物宣教 □ 饮食宣教	□ 出院宣教 □ 饮食宣教 □ 药物宣教 □ 指导患者办理出院手续
护理处置	□ 核对患者，佩戴腕带 □ 建立入院护理病历 □ 协助患者留取各种标本 □ 测量体重	□ 根据医嘱的相关采血 □ 根据医嘱发放相关药物	□ 办理出院手续 □ 协助出院带药 □ 书写出院小结
基础护理	□ 级别护理 □ 晨晚间护理 □ 患者安全管理	□ 级别护理 □ 晨晚间护理 □ 患者安全管理	□ 级别护理 □ 晨晚间护理 □ 患者安全管理
专科护理	□ 护理查体 □ 病情观察 □ 必要时，填写跌倒及压疮防范表 □ 需要时，请家属陪伴 □ 确定饮食种类 □ 心理护理	□ 病情观察 □ 遵医嘱完成相关检查 □ 心理护理	□ 出院指导
重点医嘱	□ 详见医嘱执行单	□ 详见医嘱执行单	□ 详见医嘱执行单
病情变异记录	□ 无 □ 有，原因： 1. 2.	□ 无 □ 有，原因： 1. 2.	□ 无 □ 有，原因： 1. 2.
护士签名			

（三）患者表单

神经梅毒临床路径患者表单

适用对象：第一诊断为神经梅毒患者（ICD-10：A52.301）

患者姓名：		性别： 年龄： 门诊号：	住院号：
住院日期： 年 月 日		出院日期： 年 月 日	标准住院日：14~21 天

时间	住院第 1 天	住院第 2~20 天	出院日
医患配合	□ 配合询问病史，收集资料，请务必详细告知既往史、用药史、过敏史 □ 配合进行体格检查 □ 有任何不适请告知医生	□ 配合完善相关检查，化验，如采血、留尿、腹部 B 超 □ 医生向患者及家属介绍病情	□ 接受出院前指导 □ 知道复查程序 □ 获取出院诊断书
护患配合	□ 配合测量体温、脉搏、呼吸 3 次、血压、体重 1 次 □ 配合完成入院护理评估（简单询问病史、过敏史、用药史） □ 接受入院宣教（环境介绍、科室规定、订餐制度、贵重物品保管等） □ 配合执行探视和陪伴制度 □ 有任何不适请告知护士	□ 配合测量体温、脉搏、呼吸 3 次、询问大便 1 次 □ 接受饮食宣教 □ 接受药物宣教 □ 配合留取鼻咽拭子	□ 接受出院宣教 □ 办理出院手续 □ 获取出院带药 □ 知道服药方法、作用、注意事项 □ 知道复印病历程序
饮食	□ 遵医嘱饮食	□ 遵医嘱饮食	□ 遵医嘱饮食
排泄	□ 正常排尿便	□ 正常排尿便	□ 正常排尿便
活动	□ 正常活动	□ 正常活动	□ 正常活动

附：原表单（2017 年版）

神经梅毒临床路径表单

适用对象：第一诊断为神经梅毒患者（ICD-10：A52.301）

患者姓名：	性别：　年龄：　门诊号：	住院号：
住院日期：　　年　月　日	出院日期：　　年　月　日	标准住院日：14~21 天

时间	住院第 1 天	住院第 2~20 天	出院日
诊疗工作	□ 询问病史及体格检查 □ 进行病情初步评估 □ 上级医师查房 □ 评估基础疾病等危险因素，进行对症支持治疗 □ 开具化验单，完成病历书写	□ 进行病情初步评估 □ 上级医师查房 □ 完成病历书写	□ 完成出院小结 □ 向患者交代出院后注意事项 □ 预约复诊日期
重点医嘱	**长期医嘱：** □ 内科护理常规 □ 护级别理（根据病情） □ 对症支持治疗 **临时医嘱：** □ 血常规 □ 肝肾功能、电解质、凝血 □ 梅毒相关血清学检查 □ 头颅磁共振 □ 腰穿 □ 心电图、胸部 X 线、超声心动图（怀疑心血管梅毒） □ 对症处理	**长期医嘱：** □ 内科护理常规 □ 级别护理（根据病情） □ 对症支持治疗 **临时医嘱：** □ 对症处理 □ 按需给予抗生素 □ 根据需要开具化验检查	**出院医嘱：** □ 出院带药 □ 门诊随诊
护理工作	□ 介绍病房环境、设施和设备 □ 入院护理评估，护理计划 □ 随时观察患者情况 □ 静脉取血，用药指导 □ 协助患者完成实验室检查及辅助检查	□ 观察患者一般情况及病情变化 □ 观察治疗效果及药物反应 □ 疾病相关健康教育	□ 帮助患者办理出院手续 □ 出院指导
变异	□ 无　□ 有，原因：	□ 无　□ 有，原因：	□ 无　□ 有，原因：
护士签名			
医师签名			

第六章
戊型病毒性肝炎临床路径释义

【医疗质量控制指标】（专家建议）

指标一、诊断需结合流行病学史、临床表现和实验室检查。

指标二、对临床诊断病例和确诊病例应尽早消化道隔离。

指标三、以休息、保肝等对症治疗为主。

指标四、肝衰竭患者应采取综合治疗措施，并积极防治并发症。

一、戊型病毒性肝炎编码

疾病名称及编码：戊型病毒性肝炎（ICD-10：B17.201）

二、临床路径检索方法

B17.201

三、国家医疗保障疾病诊断相关分组（GHS-DRG）

MDC 编码：MDCS［感染及寄生虫病（全身性或不明确部位的）］

ADRG 编码：SU1（病毒性疾患）

四、戊型病毒性肝炎临床路径标准住院流程

（一）适用对象

第一诊断为戊型病毒性肝炎（ICD-10：B17.201）。

> **释义**
>
> ■ 适用对象编码参见第一部分。
> ■ 本路径适用对象为临床诊断为戊型病毒性肝炎的患者。

（二）诊断依据

根据中华医学会《临床诊疗指南·传染病学分册》（2006.12，人民卫生出版社）

1. 急性起病。

2. 流行病学：病前在戊型病毒性肝炎流行区，进食未煮熟的海产品等，或饮用污染的水。

3. 主要症状：乏力、食欲减退，恶心、呕吐、厌油、腹胀、肝区痛，尿色加深，黄疸，少数可伴发热。

4. 主要体征：可有皮肤巩膜黄染，肝大，质地软，边缘锐，伴触痛及叩痛。

5. 病原学：戊型肝炎病毒（HEV）相关检查（抗 HEV-IgM、抗 HEV-IgG 和 HEV-RNA）阳性，其中血或粪便 HEV-RNA（+）具有确诊意义，抗 HEV-IgM 和/或抗 HEV-IgG 阳性有参考价值。

6. 排除其他原因甲型病毒性肝炎、其他嗜肝病毒如巨细胞病毒、药物等导致的急性肝损伤。

根据上述 1~4，6 条标准加上抗 HEV-IgM（+）可以临床诊断；血或粪便 HEV-RNA（+）

可以确定诊断。

> **释义**
>
> ■ 本路径的制订主要参考《实用内科学》《临床诊疗指南·传染病学分册》《中医内科学》《传染病学》《戊型病毒性肝炎诊断标准》（WS 301-2008）、肝衰竭诊治指南（2018 年版）。
>
> ■ 临床表现：潜伏期为 2~10 周，平均 40 天。
>
> 主要以发热、畏寒、咳嗽、鼻塞、头痛、全身乏力起病，继而出现消化道症状如食欲缺乏、厌油、恶心、呕吐、上腹不适、肝区疼、腹胀、腹泻等，随后出现尿色进行性加深，大便变浅，皮肤、巩膜黄染，肝脏增大，有压痛、叩击痛，部分患者有脾大。部分患者无上述典型表现，呈亚临床感染。
>
> 戊型肝炎为自限性疾病，一般预后良好，多数患者发病 6 周内康复，但黄疸常在 2~6 个月后消退。重型戊型肝炎主要见于孕妇、HBsAg 携带者和老年患者，病死率较高。
>
> ■ 诊断：主要结合流行病学史、临床表现和实验室检查进行综合诊断。因为戊型病毒性肝炎的临床表现和其他急性肝炎极其相似，确诊依赖于特异性血清学和病原学检查。
>
> 1. 临床诊断：急性戊型病毒性肝炎，无黄疸型：有流行病学史（发病前 15~75 天内有不洁饮食/水史、或有接触戊型病毒性肝炎患者史，或到戊型病毒性肝炎高发区或流行区出差、旅游史）；无其他原因可解释的持续乏力、食欲减退或其他消化道症状和/或肝大伴有压痛或叩击痛；血清丙谷转氨酶（GPT）明显升高；血清学排除急性甲、乙、丙型肝炎。
>
> 急性戊型病毒性肝炎，黄疸型：符合无黄疸性的诊断并出现尿黄、皮肤巩膜黄疸，并排除其他疾病所致的黄疸；血清总胆红素（TBil）$> 17.1\mu mol/L$ 和/或尿胆红素阳性。
>
> 戊型病毒性肝炎，急性肝衰竭：符合黄疸型诊断并在 14 日内出现肝衰竭临床表现（乏力、消化道症状、黄疸等临床表现进行性加重，并可出现腹水和/或神经精神症状）；凝血酶原活动度进行性降低至 40% 以下。
>
> 戊型病毒性肝炎，亚急性肝衰竭：符合黄疸型诊断并在 14 日~6 个月出现肝衰竭临床表现（乏力、消化道症状、黄疸等临床表现进行性加重，并可出现腹水和/或神经精神症状）；凝血酶原活动度进行性降低至 40% 以下。
>
> 2. 确定诊断：在临床诊断的基础上，具有以下一种或以上实验室检查结果阳性：
>
> （1）血清抗 HEV-IgM 阳性。
>
> （2）血清或粪便 HEV-RNA 阳性。

（三）标准住院日

标准住院日 2~3 周。

释义

■ 入院第1~2天，完善检查，明确诊断，排除鉴别诊断并开始治疗；第3~13天，评价疗效，调整治疗方案，监测治疗的不良反应；第14~21天，观测疗效，检测粪便HEV-RNA，疗效稳定，自发病起病程>3周或粪便HEV-RNA阴性可准予出院。

■ 总住院时间不超过21天均符合路径要求。若肝功能恶化或出现并发症，可适当延长住院时间。

（四）进入路径标准

1. 第一诊断必须符合ICD10：B17.201，戊型病毒性肝炎。

2. 病情严重程度属轻-中度，未达到急性肝衰竭（ICD10：K72.002）或亚急性肝衰竭（ICD10：K72.051）诊断标准。

3. 无慢性肝病/肝硬化基础，无恶性肿瘤、风湿免疫病、器官移植等需要应用免疫抑制治疗/化疗等情况。

4. 当患者同时具有其他疾病诊断时，但在住院期间不需要特殊处理也不影响第一诊断的临床路径流程实施时，可以进入路径。

释义

■ 进入本临床路径的患者需符合戊型病毒性肝炎的诊断标准。

■ 需排除出现肝衰竭临床表现（乏力、消化道症状、黄疸等临床表现进行性加重，腹水和/或肝性脑病）或凝血酶原活动度低至40%以下的患者。

■ 除外有半年以上肝病史/肝硬化的患者及需要应用免疫抑制剂的患者。

■ 患者同时具有其他诊断，如糖尿病、高血压等，如病情稳定，在住院期间不需要特殊处理，不影响第一诊断的临床路径流程实施时，可以进入路径。

（五）住院期间的检查项目

1. 必需的检查项目：

（1）血常规。

（2）尿常规。

（3）粪便常规和隐血。

（4）肝肾功能、电解质、血糖、血脂。

（5）凝血功能。

（6）甲胎蛋白（AFP）。

（7）腹部超声。

（8）血清抗HEV-IgM，抗HEV-IgG和/或血清或粪便HEV-RNA。

（9）其他病毒标志物：抗HAV、HBsAg、抗HCV、HDAg、CMV-DNA、EBV-DNA。

（10）自身免疫性肝炎系列抗体：免疫球蛋白、抗核抗体、抗平滑肌抗体、抗可溶性肝抗原/肝胰抗原抗体、肝肾微粒体抗体、抗线粒体抗体、抗中性粒细胞胞质抗体、抗平滑肌抗体。

> **释义**
>
> ■ 血常规、尿常规、粪便常规+隐血是最基本的三大常规检查，进入路径的患者均需完成。
>
> ■ 大便隐血试验和血红蛋白检测可以了解患者有无急性或慢性失血。
>
> ■ 肝肾功能、电解质、血糖、血脂、凝血功能评估肝功能受损程度及基础疾病，指导治疗方案并有助于评估住院时间、费用及其治疗预后。
>
> ■ 腹部超声和甲胎蛋白有助于评价肝脏的损伤情况，同时能够进一步明确有无肝硬化及可疑占位性病变，排除原发性肝癌的可能。
>
> ■ 抗 HAV、HBsAg、抗 HCV、HDAg、CMV-DNA、EBV-DNA、免疫球蛋白、抗核抗体、抗平滑肌抗体、抗可溶性肝抗原/肝胰抗原抗体、肝肾微粒体抗体、抗线粒体抗体、抗中性粒细胞胞质抗体、抗平滑肌抗体可以排除其他原因引起的肝损伤。
>
> ■ 血清抗 HEV-IgM、抗 HEV-IgG 和/或血清或粪便 HEV-RNA 有助于疾病的确诊。

2. 根据患者病情进行的检查项目

（1）血氨：伴明显胆红素升高、凝血酶原活动度下降或精神/意识状态改变者。

（2）补体：病情较重者。

（3）胃镜：大便隐血阳性者。

> **释义**
>
> ■ 血氨、胆红素、凝血酶原活动度及意识状态的检查有助于评估患者病情，及时发现肝衰竭的患者，补体有助于评价肝细胞的损伤程度。
>
> ■ 胃镜检查有助于查找出血原因，是食管胃底静脉曲张出血还是其他原因出血，食管胃底静脉曲张出血根据具体情况行相应的内镜下治疗。

（六）治疗方案与药物选择

1. 一般治疗：注意消化道隔离，避免交叉感染。充足休息，清淡饮食。厌食、恶心、呕吐短期予静脉输液支持。

2. 保肝治疗：

（1）非特异性护肝药物：维生素类、葡萄糖醛酸内酯、还原型谷胱甘肽、多烯磷脂酰胆碱等。

（2）降酶药物：五味子类（双环醇）、甘草甜素衍生物等，停药后可能出现 GPT 反跳，应逐渐减量。

（3）降黄疸药物：茵栀黄、腺苷蛋氨酸、前列腺素 E_1 等。

3. 密切观察病情变化，警惕发展为肝衰竭风险。

> **释义**
>
> ■ 戊型病毒性肝炎经粪-口途径传播，消化道隔离可以阻止病毒的传播。
> ■ 戊型病毒性肝炎无特效治疗药物，以休息和对症治疗为主。对于较重的急性黄疸型肝炎（严重恶心、呕吐，黄疸上升较快者），可静脉应用复方甘草酸苷，同时补充足量维生素。对于暴发性肝衰竭患者，可行人工肝治疗及肝脏移植手术，在出现不可逆的脑部损害之前进行肝脏移植手术，成功率可达75%。对于戊型肝炎孕妇，因其易发生重型肝炎，应严密观察病情变化，以便及时发现和处理并发症。通常不需要终止妊娠。由于重型戊型肝炎常有出血倾向，可输注新鲜冰冻血浆。

（七）出院标准

1. 乏力食欲缺乏好转，黄疸明显减退。
2. 肝功能：GPT、TBil 均较峰值下降 > 50%，且 GPT ≤ 5 倍正常上限（ULN），TBil ≤ 3 倍 ULN，凝血酶原活动度（PTA）≥60%；血常规、肾功能、血糖等无明显异常。
3. 自发病起病程 > 3 周或粪便 HEV-RNA 阴性。

> **释义**
>
> ■ 患者症状好转，肝功能、凝血功能明显改善，血常规、肾功能、血糖等无明显异常。
> ■ 自发病起病程 > 3 周或粪便 HEV-RNA 阴性。

（八）变异及原因分析。

1. 临床诊断病例治疗无效或病情进展，须考虑其他原因导致肝损伤可能，进一步行病原学检查，调整治疗药物，导致住院时间延长。
2. 患者合并的基础疾病发生病情变化，需给予治疗，导致住院时间延长。
3. 疾病进展，出现严重黄疸、出凝血异常或肝性脑病，发展为肝衰竭，转而进入相应路径。

> **释义**
>
> ■ 患者考虑有其他原因导致的肝损伤，合并疾病发生病情变化、出现肝衰竭，应中止本路径，转入相应流程。

五、戊型病毒性肝炎临床路径给药方案

（一）用药选择

1. 无须抗病毒治疗。
2. 非特异性护肝药物，包括以下几种：
（1）维生 C 注射液：成人每次 100~250mg，每日 1~3 次；小儿每日 100~300mg，分次注射，孕早期用药非常安全，孕晚期可能有害。
（2）维生素 B_6 注射液：每次 50~100mg，每日 1 次，孕早期用药非常安全，但是接受大量维

生素 B$_6$，可致新生儿产生维生素 B$_6$ 依赖综合征。

（3）葡萄糖醛酸内酯：成人每次 2~4 片，每日 3 次；5 岁以下小儿每次 1 片；5 岁以上每次 2 片，每日 3 次。

（4）注射用还原型谷胱甘肽：每次 1.2g，每日 1 次；重型肝炎每次 1.2~2.4g，每日 1 次，疗程一般为 30 天。老年患者适当减量，儿童慎用，孕妇用药的安全性尚不明确。

（5）多烯磷脂酰胆碱：每次 232.5~465mg，每日 1 次；严重病例可增加至每次 232.5~465mg，每日 2 次。不建议孕妇使用，禁用于新生儿和早产儿，12 岁以下儿童慎用。

3. 降酶药物，包括以下几种：

（1）双环醇：成人常用剂量每次 25mg，必要时可增至 50mg，每日 3 次，最少服用 6 个月或根据病情决定疗程，应逐渐减量。12 岁以下儿童应适当减量，孕妇用药的安全性尚不明确。

（2）复方甘草酸苷注射液：每次 40~60ml，每日 1 次，可依年龄、症状适当增减，增量时用药剂量限度为每日 100ml，儿童用药研究不足，孕妇及哺乳期妇女应在权衡治疗利弊后慎重给药。

（3）甘草酸二铵注射液：每次 150mg，以 10% 葡萄糖注射液 250ml 稀释后缓慢滴注，每日 1 次。孕妇不宜使用。新生儿、婴幼儿的剂量和不良反应尚未确定，暂不用。

（4）垂盆草冲剂：每次 1 包，每日 3 次。

4. 退黄药物，包括以下几种：

（1）茵栀黄：茵栀黄颗粒，每次 1~2 包，每日 3 次；茵栀黄注射液：静脉滴注，每次 10~20ml，用 10% 葡萄糖注射液 250~500ml 稀释后滴注；症状缓解后可改用肌内注射，每天 2~4ml。孕妇用药的安全性尚不明确。

（2）丁二磺酸腺苷蛋氨酸：初始治疗：使用注射用丁二磺酸腺苷蛋氨酸，每日 500~1000mg，肌内或静脉注射，共 2 周。静脉注射必须非常缓慢。维持治疗：使用丁二磺酸腺苷蛋氨酸肠溶片，每日 1000~2000mg，口服。在妊娠前 3 个月内，不应使用本品，在妊娠最后几个月内使用治疗剂量尚未引起不良反应。

（3）前列腺素 E$_1$：每次 5~10μg，加入 10ml 生理盐水（或 5% 葡萄糖）缓慢静注，或直接入小壶缓慢静脉滴注。

（4）门冬氨酸钾镁：门冬氨酸钾镁片：每次 1~2 片，每日 3 次；根据具体情况剂量可增加至每次 3 片，每日 3 次。门冬氨酸钾镁注射液：每次 10~20ml，加入 5% 葡萄糖注射液 250ml 或 500ml 中缓慢滴注。孕妇及哺乳期妇女建议慎用。

（5）丹参注射液：静脉注射，每次 10~20ml（用 5% 葡萄糖注射液 100~500ml 稀释后使用），每日 1 次。

（6）慎重使用糖皮质激素，症状较轻、肝内淤胆严重者，其他退黄药物无效，无激素使用禁忌症时可适当应用。

（二）人工肝支持系统

人工肝是治疗肝衰竭的有效方法之一，其治疗机制是基于肝细胞的强大再生能力，通过一个体外的机械、理化和生物装置，清除各种有害物质，补充必需物质，改善内环境，暂时替代衰竭肝脏的部分功能，为肝细胞再生及肝功能恢复创造条件或等待机会进行肝移植。

1. 适应证包括以下几种：

（1）肝衰竭前、早、中期，凝血酶原活动度介于 20%~40% 的患者为宜；晚期肝衰竭患者也可进行治疗，但并发症多见，治疗风险大，应该权衡利弊，慎重进行治疗，同时积极寻求肝移植机会。

（2）终末期肝病肝移植术前等待肝源、肝移植术后排异反应、移植肝无功能期的患者。

（3）严重胆汁淤积性肝病，经内科治疗效果欠佳者；各种原因引起的严重高胆红素血症者。

2. 禁忌证包括以下几种：

（1）严重活动性出血或弥散性血管内凝血者。

（2）对治疗过程中所用血制品或药品如血浆、肝素和鱼精蛋白等高度过敏者。

（3）循环系统衰竭者。

（4）心脑梗死非稳定期者。

（5）妊娠晚期。

（三）肝脏移植手术

对于暴发性肝衰竭患者，在出现不可逆的脑部损害之前进行肝脏移植手术，成功率可达75%。

1. 适应证包括以下几种：对于戊肝引起的急性/亚急性肝衰竭、慢性肝衰竭患者，MELD评分是评估肝移植的主要参考指标，MELD评分在15~40分是肝移植的最佳适应证。

2. 禁忌证包括以下几种：

（1）4个及以上器官衰竭（肝、肾、肺、循环、脑）。

（2）脑水肿并发脑疝。

（3）循环系统衰竭，需要2种及以上血管活性物质维持，且对血管活性物质剂量增加无明显反应。

（4）肺动脉高压，平均肺动脉压力＞50mmHg。

（5）严重的呼吸衰竭，需要最大限度的通气支持。

（6）持续严重的感染，细菌或真菌引起的败血症，感染性休克，严重的细菌或真菌性腹膜炎，组织侵袭性真菌感染，活动性肺结核。

（7）持续的重症胰腺炎或坏死性胰腺炎。

（8）营养不良及肌肉萎缩引起的严重虚弱状态需谨慎评估肝移植。

（四）药学提示

1. 有肝功能失代偿者如胆红素明显升高、低蛋白血症、肝硬化腹水、食管静脉曲张、肝性脑病及肝肾综合征应慎用双环醇。

2. 降酶类药物停用后，部分患者可能出现GPT反跳，显效后应逐渐见降至停药为宜。

3. 多烯磷脂酰胆碱与注射用还原型谷胱甘肽、复方氨基酸注射液、维生素K_1注射剂、左氧氟沙星注射剂、注射用丁二磺酸腺苷蛋氨酸等药品存在配伍禁忌，联合用药时应该分别滴注，且需冲管或换管。

4. 还原型谷胱甘肽可能引起皮肤、呼吸系统、胃肠道、神经系统等损害。

（五）注意事项

1. 门冬氨酸钾镁在应用时应该注意患者的尿量，并监测患者血钾、血镁水平，避免出现高钾、高镁血症。

2. 复方甘草酸苷注射液禁用于对本品过敏者、醛固酮症患者、肌病患者、低钾血症患者。

3. 对还原型谷胱甘肽过敏者禁用该药。

六、戊型病毒性肝炎护理规范

1. 注意卧床休息，清淡饮食，宜食用易消化食物。

2. 对于恶心、呕吐症状明显的患者给予镇吐对症处理。

3. 对于孕妇、HBsAg携带者和老年患者应该严密监测生命体征，注意患者是否有烦躁不安，定向力障碍，行为异常，睡眠倒错，嗜睡、皮肤黏膜出血点等症状。

4. 对戊型病毒性肝炎患者消化道隔离至病后3周，室内加强通风，对患者的粪便和排泄物应该予以严格消毒。

七、戊型病毒性肝炎营养治疗规范

1. 清淡、易消化饮食，忌食油腻、辛辣刺激、生冷的食物。
2. 进食少者，适当补充液体和热量。
3. 避免饮酒和食用损害肝脏功能的药物或食物。

八、戊型病毒性肝炎患者健康宣教

1. 保持良好的个人卫生习惯。
2. 注意灭蝇、蟑螂，保持生活环境整洁。
3. 吃熟食，饮开水，勤洗手，多吃清淡食物。
4. 保持良好的如厕习惯，不随地大小便，便后洗手。
5. 加强户外体育锻炼，提高自身抵抗力。
6. 出现急性肝炎症状后注意自我隔离，并及时就医。

九、推荐表单

（一）医师表单

戊型病毒性肝炎临床路径医师表单

适用对象：第一诊断为戊型病毒性肝炎患者（ICD-10：B17.201）

患者姓名：	性别：	年龄：	门诊号：	住院号：
住院日期：　　年　月　日	出院日期：　　年　月　日			标准住院日：14~21 天

时间	住院第 1 天	住院第 2~21 天	出院日
诊疗工作	□ 询问病史及体格检查 □ 进行病情初步评估 □ 上级医师查房 □ 评估基础疾病等危险因素，进行对症支持治疗 □ 开具化验单，完成病历书写 □ 对家属进行有关的宣教及时填报疫情卡并上报院感科	□ 进行病情初步评估 □ 上级医师查房 □ 完成病历书写	□ 完成出院小结 □ 向患者交代出院后注意事项 □ 预约复诊日期
重点医嘱	**长期医嘱：** □ 内科护理常规 □ 护级别理（根据病情） □ 保肝和对症支持治疗 **临时医嘱：** □ 血常规、尿常规、粪便常规及潜血 □ 肝功能、肾功能、电解质、血糖、血脂、甲胎蛋白 □ 抗 HAV、HBsAg、抗 HCV、HDAg、CMV-DNA、EBV-DNA □ 免疫球蛋白、抗核抗体、抗平滑肌抗体、抗可溶性肝抗原/肝胰抗原抗体、肝肾微粒体抗体、抗线粒体抗体、抗中性粒细胞胞质抗体、抗平滑肌抗体 □ 病原学检查 □ 凝血功能 □ 腹部 B 超 □ 血氨（必要时） □ 对症处理	**长期医嘱：** □ 内科护理常规 □ 级别护理（根据病情） □ 保肝和对症支持治疗 **临时医嘱：** □ 对症处理 □ 根据需要开具化验检查（如出院前粪便 HEV-RNA）	**出院医嘱：** □ 出院带药 □ 门诊随诊
病情变异记录	□ 无　□ 有，原因： 1. 2.	□ 无　□ 有，原因： 1. 2.	□ 无　□ 有，原因： 1. 2.
医师签名			

（二）护士表单

戊型病毒性肝炎临床路径护士表单

适用对象：第一诊断为戊型病毒性肝炎患者（ICD-10：B17.201）

患者姓名：	性别： 年龄： 门诊号：	住院号：
住院日期： 年 月 日	出院日期： 年 月 日	标准住院日：14~21 天

时间	住院第1天	住院第2~21天	出院日
健康宣教	□ 入院宣教 □ 介绍主管医生、护士 □ 介绍环境、设施 □ 介绍住院注意事项 □ 介绍探视和陪伴制度 □ 介绍贵重物品制度 □ 介绍消毒隔离制度	□ 药物宣教 □ 饮食宣教	□ 出院宣教 □ 饮食宣教 □ 药物宣教 □ 指导患者办理出院手续
护理处置	□ 核对患者，佩戴腕带 □ 建立入院护理病历 □ 协助患者留取各种标本 □ 测量体重	□ 根据医嘱的相关采血 □ 根据医嘱发放相关药物	□ 办理出院手续 □ 协助出院带药 □ 书写出院小结
基础护理	□ 级别护理 □ 晨晚间护理 □ 患者安全管理	□ 级别护理 □ 晨晚间护理 □ 患者安全管理	□ 级别护理 □ 晨晚间护理 □ 患者安全管理
专科护理	□ 护理查体 □ 病情观察 □ 必要时，填写跌倒及压疮防范表 □ 需要时，请家属陪伴 □ 确定饮食种类 □ 心理护理	□ 病情观察 □ 遵医嘱完成相关检查 □ 心理护理	□ 出院指导
重点医嘱	□ 详见医嘱执行单	□ 详见医嘱执行单	□ 详见医嘱执行单
病情变异记录	□ 无 □ 有，原因： 1. 2.	□ 无 □ 有，原因： 1. 2.	□ 无 □ 有，原因： 1. 2.
护士签名			

（三）患者表单

戊型病毒性肝炎临床路径患者表单

适用对象：第一诊断为戊型病毒性肝炎患者（ICD-10：B17.201）

患者姓名：		性别：　　年龄：　　门诊号：		住院号：
住院日期：　　年　月　日		出院日期：　　年　月　日		标准住院日：14~21 天

时间	住院第 1 天	住院第 2~21 天	出院日
医患配合	□ 配合询问病史，收集资料，请务必详细告知既往史、用药史、过敏史 □ 配合进行体格检查 □ 有任何不适请告知医生	□ 配合完善相关检查，化验，如采血、留尿、腹部 B 超 □ 医生与患者及家属介绍病情	□ 接受出院前指导 □ 知道复查程序 □ 获取出院诊断书
护患配合	□ 配合测量体温、脉搏、呼吸 3 次、血压、体重 1 次 □ 配合完成入院护理评估（简单询问病史、过敏史、用药史） □ 接受入院宣教（环境介绍、科室规定、订餐制度、贵重物品保管等） □ 配合执行探视和陪伴制度 □ 有任何不适请告知护士	□ 配合测量体温、脉搏、呼吸 3 次、询问大便 1 次 □ 接受饮食宣教 □ 接受药物宣教 □ 配合留取鼻咽拭子	□ 接受出院宣教 □ 办理出院手续 □ 获取出院带药 □ 知道服药方法、作用、注意事项 □ 知道复印病历程序
饮食	□ 遵医嘱饮食	□ 遵医嘱饮食	□ 遵医嘱饮食
排泄	□ 正常排尿便	□ 正常排尿便	□ 正常排尿便
活动	□ 卧床休息	□ 逐渐恢复正常活动	□ 正常活动

附：原表单（2017 年版）

戊型病毒性肝炎临床路径表单

适用对象：第一诊断为戊型病毒性肝炎患者（ICD-10：B17.201）

患者姓名：	性别：	年龄：	门诊号：	住院号：
住院日期：　　年　月　日	出院日期：　　年　月　日			标准住院日：14~21 天

时间	住院第 1 天	住院第 2~21 天	出院日
诊疗工作	□ 询问病史及体格检查 □ 进行病情初步评估 □ 上级医师查房 □ 评估基础疾病等危险因素，进行对症支持治疗 □ 开具化验单，完成病历书写	□ 进行病情初步评估 □ 上级医师查房 □ 完成病历书写	□ 完成出院小结 □ 向患者交代出院后注意事项 □ 预约复诊日期
重点医嘱	长期医嘱： □ 内科护理常规 □ 护级别理（根据病情） □ 保肝和对症支持治疗 临时医嘱： □ 血常规、尿常规、粪便常规及潜血 □ 肝功能、肾功能、电解质、血糖、甲胎蛋白 □ 病原学检查 □ 凝血功能 □ 腹部 B 超 □ 血氨（必要时） □ 对症处理	长期医嘱： □ 内科护理常规 □ 级别护理（根据病情） □ 保肝和对症支持治疗 临时医嘱： □ 对症处理 □ 根据需要开具化验检查（如出院前粪便 HEV-RNA）	出院医嘱： □ 出院带药 □ 门诊随诊
护理工作	□ 介绍病房环境、设施和设备 □ 入院护理评估，护理计划 □ 随时观察患者情况 □ 静脉取血，用药指导 □ 协助患者完成实验室检查及辅助检查	□ 观察患者一般情况及病情变化 □ 观察治疗效果及药物反应 □ 疾病相关健康教育	□ 帮助患者办理出院手续 □ 出院指导
变异	□ 无　□ 有，原因：	□ 无　□ 有，原因：	□ 无　□ 有，原因：
护士签名			
医师签名			

第七章

成人急性细菌性痢疾临床路径释义

【医疗质量控制指标】（专家建议）

指标一、诊断需结合流行病学史、临床表现和实验室检查。

指标二、对疑似病例、临床诊断病例、确诊病例应尽早消化道隔离。

指标三、根据当时、当地的流行菌株及药敏情况经验用药。

指标四、粪便培养阳性后作药敏试验，选用敏感的抗菌药物。

一、细菌性痢疾编码

疾病名称及编码：细菌性痢疾（ICD-10：A03.900）

二、临床路径检索方法

A03.900

三、国家医疗保障疾病诊断相关分组（GHS-DRG）

MDC 编码：MDCS［感染及寄生虫病（全身性或无明确部分的）］

ADDG 编码：SV1（细菌生疾患）

四、成人急性细菌性痢疾临床路径标准住院流程

（一）适用对象

第一诊断细菌性痢疾（ICD-10：A03.900）。

> **释义**
>
> ■ 适用对象编码参见第一部分。
>
> ■ 本路径适用对象为临床诊断为细菌性痢疾的患者，如明确病程超过 2 个月，或急性中毒型菌痢（有感染性休克的表现，如面色苍白、皮肤花斑、四肢厥冷、发绀、脉细速、血压下降等或脑水肿甚至脑疝的表现，如烦躁不安、惊厥、嗜睡或昏迷、瞳孔改变，呼吸衰竭，可伴有急性呼吸窘迫综合征）或年龄<18 岁患者应该进入其他相应临床路径。

（二）诊断依据

1. 流行病学资料：夏秋季发病，患者有不洁饮食或者与菌痢患者接触史。

2. 主要症状：发热、腹痛、腹泻、里急后重、黏液脓血便。

3. 主要体征：左下腹压痛。

4. 辅助检查：

（1）粪便常规检查到白细胞或者脓细胞大于或者等于每高倍镜视野 15 个，可见红细胞。

（2）粪便培养找到志贺菌属阳性为确诊依据。

　　■本路径的制订主要参考《实用内科学》《临床诊疗指南·传染病学分册》《中医内科学》《传染病学》《细菌性和阿米巴性痢疾诊断标准》（WS 287-2008）。

　　■临床表现：潜伏期数小时~7天，多数为1~2天。

　　表现为急性起病，全身中毒症状、腹痛、腹泻、里急后重和脓血便。机体可对细菌毒素产生异常强烈反应，致急性微循环障碍，则表现为中毒型菌痢。

　　大部分急性菌痢患者于1~2周内痊愈，只有少数患者转为慢性或带菌者。中毒性菌痢预后差，病死率高。

　　■诊断：主要结合流行病学史、临床表现和实验室检查进行综合诊断。

　　1. 疑似病例：腹泻，有脓血便或黏液便或水样便或稀便，伴有里急后重，尚未确定其他原因引起的腹泻者。

　　2. 临床诊断病例：患者有不洁饮食和/或与菌痢患者接触史和上述临床表现和粪便常规检查，白细胞或脓细胞≥15/HPF（400倍），可见红细胞、吞噬细胞，并排除其他原因引起的腹泻。

　　3. 确诊病例：临床诊断的基础上粪便培养志贺菌阳性。

（三）标准住院日

1. 普通病例无须住院，门诊对症治疗，居家隔离。
2. 吐泻明显患者收入院治疗，标准住院日5~7天。

　　■普通病例通常无须住院，居家隔离治疗即可。

　　■吐泻等全身症状明显的患者需要住院治疗，入院第1天，完善检查，评估病情，对症支持治疗；入院第2~6天，对症治疗的基础上给予抗菌药物治疗，并及时观察疗效，根据药敏结果及时调整抗菌药物。发热、腹痛腹泻、里急后重等症状消失，大便培养阴性且镜检见不到红细胞或者脓细胞，可准予出院。

（四）进入路径标准

1. 第一诊断必须符合ICD-10：A03.900，细菌性痢疾。
2. 当患者同时具有其他疾病诊断时，但在住院期间不需要特殊处理也不影响第一诊断的临床路径流程实施时，可以进入路径。

　　■进入本临床路径的患者必须符合细菌性痢疾的诊断。

　　■需排除明确病程超过2个月，或急性中毒型菌痢（有感染性休克的表现，如面色苍白、皮肤花斑、四肢厥冷、发绀、脉细速、血压下降或脑水肿甚至脑疝的表现，如烦躁不安、惊厥、嗜睡或昏迷、瞳孔改变，呼吸衰竭，可伴有急性呼吸窘迫综合征）或年龄<18岁的患者。

■ 患者同时具有其他诊断，如糖尿病、高血压等，如病情稳定，在住院期间不需要特殊处理，不影响第一诊断的临床路径流程实施时，可以进入路径。

（五）住院期间的检查项目

1. 必需的检查项目：
(1) 血常规。
(2) 肝肾功能、电解质、血糖。
(3) 粪便常规。
(4) 粪便培养。
(5) 尿常规。
(6) 腹部平片及 B 超。

释义

■ 血常规、粪便常规是最基本的常规检查，进入路径的患者均需完成。大便常规可以进一步了解患者大便中红细胞、白细胞或脓细胞的数量，有助于本病的诊断。

■ 肝肾功能、电解质、血糖，评估患者基础疾病，指导治疗方案并有助于评估住院时间、费用及其治疗预后。

■ 对于有腹痛腹泻的患者应该行腹部平片及 B 超检查，有助于排除消化道溃疡穿孔、急性阑尾炎、肠梗阻等急腹症及肠道肿瘤等情况。

■ 粪便细菌培养有志贺菌生长，有助于本病的确诊，在抗菌药物使用前采集新鲜标本，取脓血部分及时送检和早期多次送检均有助于提高细菌培养阳性率。

2. 根据患者病情进行的检查项目：
(1) 凝血功能。
(2) 肠镜检查。

释义

■ 凝血功能是肠镜检查前必查指标，另外还能排除凝血功能障碍引起的出血。

■ 对有痢疾样大便而疑有其他结肠疾病时可进行肠镜检查。菌痢急性期可见黏膜弥漫充血、水肿伴大量渗出、浅表溃疡，偶有假膜形成，自病变部位刮取分泌物做培养，可以提高病原检出率。

（六）治疗方案与药物选择

1. 一般治疗和对症治疗：消化道隔离至临床症状消失，粪便培养 2 次阴性；饮食以少渣易消化的流质或半流质为宜；保证水、电解质及酸碱平衡；高热可给予物理降温，必要时给与退热药物；腹痛剧烈可用解痉药如阿托品等。

2. 病原治疗：可选用氟喹诺酮类药物，如诺氟沙星、环丙沙星、氧氟沙星等；复方磺胺甲噁唑（SMZ-TMP）对多数菌痢患者仍有较好疗效；其他抗菌药物如阿莫西林、磷霉素、第一代或第二代头孢菌素等皆可选用；小檗碱（黄连素）可减少肠道分泌，故在使用抗生素时可同时使用，每次 0.1~0.3g，每日 3 次。

释义

■ 对疑似病例、临床诊断病例、确诊病例应尽早隔离治疗。

■ 保持房间通风，充分休息，多饮水，饮食以少渣易消化的流质或半流质为宜，忌食多渣多油或有刺激性的食物；有失水征象时可给予口服补液盐；如有呕吐等不能由口摄入时，则可给予生理盐水或 5% 葡萄糖盐水静脉滴注，注射量视失水程度而定，以保持水和电解质平衡；有酸中毒者，酌情给予碱性液体。

■ 高热者可进行物理降温，或必要时应用解热药物，疼痛剧烈可用解痉药如阿托品等，忌用止泻剂。

■ 病原学治疗

1. 选药原则：由于志贺菌对各种抗菌药物的耐药性趋于加重，且可呈多重耐药性，故应依据药物敏感试验或当地流行株的药敏选药。抗菌药物疗效的考核应以粪便培养阴转率为主，治疗结束时阴转率达 90% 以上；抗菌药物宜选择易被肠道吸收的口服品种，病重或估计吸收不良时加用肌注或静脉抗菌药物，疗程原则上不宜短于 5~7 日。

2. 抗菌药物：目前常用的药物有以下几种：

（1）氟喹诺酮类药物：抗菌谱广，口服吸收好，不良反应小，耐药菌株相对较少，可作为首选药物。首选环丙沙星，其他氟喹诺酮类也可酌情选用。复方磺胺甲噁唑（SMZ-TMP）对多数菌痢患者仍有较好疗效。

（2）其他抗菌药物如阿莫西林、磷霉素、第一代或第二代头孢菌素等皆可选用。

（3）小檗碱（黄连素）能够减少肠道分泌，故在使用抗菌药物时可同时使用。

■ 中医治疗

辨证论治

1. 湿热痢

临床表现：腹部疼痛，里急后重，痢下赤白脓血，黏稠如胶冻，腥臭，肛门灼热，小便短赤；舌苔黄腻，脉滑数。

治法：清肠化湿，调气和血。

代表方：芍药汤。

本方由芍药、当归、黄连、槟榔、木香、炙甘草、大黄、黄芩、肉桂组成。若痢下赤多白少，口渴喜冷饮，属热重于湿者，配白头翁、秦皮、黄柏；若瘀热较重，痢下鲜红者，加地榆、丹皮、苦参；若痢下白多赤少，舌苔白腻，属湿重于热者，可去当归，加茯苓、苍术、厚朴、陈皮等；若兼饮食积滞，嗳腐吐酸，腹部胀满者，加莱菔子、神曲、山楂等；若食积化热，痢下不爽，腹痛拒按者，可加用枳实导滞丸。

2. 疫毒痢

临床表现：起病急骤，壮热口渴，头痛烦躁，恶心呕吐，大便频频，痢下鲜紫脓血，腹痛剧烈，后重感特著，甚者神昏惊厥；舌质红绛，舌苔黄燥，脉滑数或微欲绝。

治法：清热解毒，凉血除积。

代表方：白头翁汤合芍药汤。

白头翁汤由白头翁、黄连、黄柏、秦皮组成；芍药汤由芍药、当归、黄连、槟榔、木香、炙甘草、大黄、黄芩、肉桂组成。前方以清热凉血解毒为主；后方能增强清热解毒之功，并有调气行血导滞作用。若见热毒秽浊壅塞肠道，腹中满痛拒按，大便滞涩，臭秽难闻者，加大黄、枳实、芒硝；神昏谵语，甚则痉厥，舌质红，苔黄糙，脉细数，属热毒深入营血，神昏高热者，用犀角地黄汤、紫雪丹；若热极风动，痉厥抽搐者，加入水牛角、钩藤、石决明。

3. 寒湿痢

临床表现：腹痛拘急，痢下赤白黏冻，白多赤少，或为纯白冻，里急后重，口淡乏味，脘胀腹满，头身困重；舌质或淡，舌苔白腻，脉濡缓。

治法：温中燥湿，调气和血。

代表方：不换金正气散。

本方由苍术、陈皮、半夏、厚朴、藿香、甘草、生姜、大枣组成。若痢下白中兼紫者，加当归、芍药；脾虚纳呆者加白术、神曲；寒积内停，腹痛，痢下滞而不爽，加大黄、槟榔，配炮姜、肉桂。

4. 阴虚痢

临床表现：痢下赤白，日久不愈，脓血黏稠，或下鲜血，脐下灼痛，虚坐努责，食少，心烦口干，至夜转剧；舌红绛少津，苔少或花剥，脉细数。

治法：养阴和营，清肠化湿。

代表方：黄连阿胶汤合驻车丸。

黄连阿胶汤由黄连、黄芩、白芍、阿胶、鸡子黄组成；驻车丸由黄连、阿胶、当归、炮姜组成。若虚热灼津而见口渴、尿少、舌干者，可加沙参、石斛；如痢下血多者，可加丹皮、旱莲草；若湿热未清，有口苦、肛门灼热者，可加白头翁、秦皮。

5. 虚寒痢

临床表现：腹部隐痛，缠绵不已，喜按喜温，痢下赤白清稀，无腥臭，或为白冻，甚则滑脱不禁，肛门坠胀，便后更甚，形寒畏冷，四肢不温，食少神疲，腰膝酸软；舌淡苔薄白，脉沉细弱。

治法：温补脾肾，收涩固脱。

代表方：桃花汤合真人养脏汤。

桃花汤由赤石脂、干姜、粳米组成；真人养脏汤由诃子、罂粟壳、肉豆蔻、人参、当归、白术、木香、肉桂、炙甘草、白芍组成。前方温中涩肠，后方兼能补虚固脱。若积滞未尽，应少佐消导积滞之品，如枳壳、山楂、神曲等；若痢久脾虚气陷，导致少气脱肛，可加黄芪、柴胡、升麻、党参。

6. 休息痢临床表现：下痢时发时止，迁延不愈，常因饮食不当、受凉、劳累而发，发时大便次数增多，夹有赤白黏冻，腹胀食少，倦怠嗜卧；舌质淡苔腻，脉濡软或虚数。

治法：温中清肠，调气化滞。

代表方：连理汤。本方由人参、白术、干姜、炙甘草、黄连、茯苓组成。临床可加槟榔、木香、枳实以调气化滞。

（七）出院标准

发热、腹痛腹泻、里急后重等症状消失，大便培养阴性且镜检见不到红细胞或者脓细胞。

> **释义**
>
> ■ 患者出院前发热、腹痛腹泻、里急后重等症状消失，大便培养阴性且镜检见不到红细胞或者脓细胞。

（八）变异及原因分析

1. 若诊断为中毒型痢疾，则进入相关路径。
2. 出现并发症（如并发代谢性酸中毒、并发肠套叠、并发急性肾功能损害等）转入相应的路径。
3. 合并肠道的病毒感染、合并菌血症、合并中枢神经系统感染等转入相应路径。

> **释义**
>
> ■ 患者诊为中毒型痢疾或出现并发症或合并胃肠道病毒感染、细菌感染、合并中枢神经系统感染等转入相应路径。

五、成人急性细菌性痢疾临床路径给药方案

（一）用药选择

1. 抗菌药物：①氟喹诺酮类：诺氟沙星，每次 400mg，每日 2 次，口服；环丙沙星，每次 500mg，每日 2 次，口服，或每次 400mg，每 12 小时静脉滴注；氧氟沙星，每次 200～300mg，每日 2 次，口服，或每次 200mg，每 12 小时静脉滴注。②复方磺胺甲噁唑（SMZ-TMP）：每次 2 片，每日 2 次，儿童酌减。③小檗碱（黄连素）每次 0.1～0.3g，每日 3 次，7 天为 1 疗程。
2. 退热药物：退热，缓解症状。
3. 中医中药：辨证论治。根据疾病和症候诊断给予相应的中医治疗。在动态观察患者的基础上，动态选用方药。轻症可辩证选择中成药治疗。湿热痢可选择木香槟榔丸；寒湿痢可选择参苓白术丸；疫毒痢可选择紫雪散；阴虚痢可选择痢必灵片；虚寒痢可选择附子理中丸；休息痢可选用香连丸。儿童应酌情减量。

（二）药学提示

1. 氟喹诺酮类药物会影响婴幼儿骨骼发育。
2. 布洛芬混悬滴剂服用剂量不应超过推荐剂量，否则可能引起头痛、呕吐、倦怠、低血压及皮疹等；过量服用应立即请医生诊治。
3. 左氧氟沙星与非甾体类抗炎药物同时应用，有引发抽搐的可能。
4. 痢必灵可能引起全身发痒、胸闷、乏力、皮疹、心悸等不良反应。

（三）注意事项

1. 对氟喹诺酮类药物过敏者、妊娠及哺乳期妇女、18 岁以下患者禁用。
2. 严重肝病、肾病、磺胺过敏及白细胞减少症者忌用复方磺胺甲噁唑（SMZ-TMP）。
3. 幼儿退热禁用阿司匹林。

4. 对痢必灵过敏者禁用此药，服药期间忌不易消化及辛辣刺激性食物。

5. 溶血性贫血患者及葡萄糖-6-磷酸脱氢酶缺乏患者禁用黄连素。

六、成人急性细菌性痢疾护理规范

1. 注意卧床休息，清淡饮食，宜食用少渣易消化食物。

2. 对发热的患者，必要时给予退热药物，疼痛剧烈可用解痉药，如阿托品。

3. 对细菌性痢疾患者可消化道隔离至症状消失，大便培养连续 2 次阴性为止，对患者的分泌物和排泄物应该严格消毒。

七、成人急性细菌性痢疾营养治疗规范

1. 多饮水，饮食以少渣易消化的流质或半流质为宜，忌食多渣多油或有刺激性的食物。

2. 进食少者，适当补充液体和热量。

八、成人急性细菌性痢疾患者健康宣教

1. 保持良好的个人卫生习惯，饭前便后洗手，不到卫生条件很差的路边餐桌处就餐。

2. 吃熟食，饮开水，多吃清淡食物。

3. 注意灭蝇、蟑螂，保持生活环境整洁。

4. 加强户外体育锻炼，提高自身抵抗力。

5. 夏秋季出现发热、腹泻、黏液脓血便应注意自我隔离，及时就医。

九、推荐表单

(一) 医师表单

成人急性细菌性痢疾临床路径医师表单

适用对象：第一诊断为细菌性痢疾患者（ICD-10：A03.900）；行_____术

患者姓名：		性别： 年龄： 门诊号：	住院号：
住院日期： 年 月 日		出院日期： 年 月 日	标准住院日： 天

时间	住院第1天	住院第2~6天	住院第7天
诊疗工作	□ 询问病史及体格检查 □ 进行病情初步评估 □ 上级医师查房 □ 评估基础疾病等危险因素，对症支持治疗 □ 开具化验单，完成病历书写 □ 对家属进行有关的宣教及时填报疫情卡并上报院感科	□ 进行病情初步评估 □ 上级医师查房 □ 完成病历书写	□ 完成出院小结 □ 向患者交代出院后注意事项 □ 预约复诊日期
重点医嘱	**长期医嘱：** □ 内科护理常规 □ 护级别理（根据病情） □ 对症支持治疗 **临时医嘱：** □ 血常规 □ 肝功能、肾功能、电解质、血糖 □ 尿常规 □ 便常规 □ 便病原学检查 □ 心电图 □ 胸部 X 线、腹部平片及 B 超、超声心动图（必要时） □ 对症处理	**长期医嘱：** □ 内科护理常规 □ 级别护理（根据病情） □ 对症支持治疗 **临时医嘱：** □ 对症处理 □ 按需给予抗菌药物 □ 根据需要开具化验检查	**出院医嘱：** □ 出院带药 □ 门诊随诊
病情变异记录	□ 无 □ 有，原因： 1. 2.	□ 无 □ 有，原因： 1. 2.	□ 无 □ 有，原因： 1. 2.
医师签名			

（二）护士表单

成人急性细菌性痢疾临床路径护士表单

适用对象：第一诊断为细菌性痢疾患者（ICD-10：A03.900）；行_____术

患者姓名：	性别： 年龄： 门诊号：		住院号：
住院日期： 年 月 日	出院日期： 年 月 日		标准住院日： 天

时间	住院第1天	住院第2~6天	住院第7天
健康宣教	□ 入院宣教 □ 介绍主管医生、护士 □ 介绍环境、设施 □ 介绍住院注意事项 □ 介绍探视和陪伴制度 □ 介绍贵重物品制度 □ 介绍消毒隔离制度	□ 药物宣教 □ 饮食宣教	□ 出院宣教 □ 饮食宣教 □ 药物宣教 □ 指导患者办理出院手续
护理处置	□ 核对患者，佩戴腕带 □ 建立入院护理病历 □ 协助患者留取各种标本 □ 测量体重	□ 根据医嘱的相关采血 □ 根据医嘱发放相关药物	□ 办理出院手续 □ 协助出院带药 □ 书写出院小结
基础护理	□ 级别护理 □ 晨晚间护理 □ 患者安全管理	□ 级别护理 □ 晨晚间护理 □ 患者安全管理	□ 级别护理 □ 晨晚间护理 □ 患者安全管理
专科护理	□ 护理查体 □ 病情观察 □ 必要时，填写跌倒及压疮防范表 □ 需要时，请家属陪伴 □ 确定饮食种类 □ 心理护理	□ 病情观察 □ 遵医嘱完成相关检查 □ 心理护理	□ 出院指导
重点医嘱	□ 详见医嘱执行单	□ 详见医嘱执行单	□ 详见医嘱执行单
病情变异记录	□ 无 □ 有，原因： 1. 2.	□ 无 □ 有，原因： 1. 2.	□ 无 □ 有，原因： 1. 2.
护士签名			

（三）患者表单

成人急性细菌性痢疾临床路径患者表单

适用对象：第一诊断为细菌性痢疾患者（ICD-10：A03.900）；行_____术

患者姓名：	性别：　年龄：　门诊号：	住院号：
住院日期：　　年　月　日	出院日期：　　年　月　日	标准住院日：　　天

时间	住院第 1 天	住院第 2~6 天	住院第 7 天
医患配合	□ 配合询问病史，收集资料，请务必详细告知既往史、用药史、过敏史 □ 配合进行体格检查 □ 有任何不适请告知医生	□ 配合完善相关检查，化验，如采血、留尿、腹部 B 超 □ 医生与患者及家属介绍病情	□ 接受出院前指导 □ 知道复查程序 □ 获取出院诊断书
护患配合	□ 配合测量体温、脉搏、呼吸 3次、血压、体重 1 次 □ 配合完成入院护理评估（简单询问病史、过敏史、用药史） □ 接受入院宣教（环境介绍、科室规定、订餐制度、贵重物品保管等） □ 配合执行探视和陪伴制度 □ 有任何不适请告知护士	□ 配合测量体温、脉搏、呼吸 3 次、询问大便 1 次 □ 接受饮食宣教 □ 接受药物宣教 □ 配合留取鼻咽拭子	□ 接受出院宣教 □ 办理出院手续 □ 获取出院带药 □ 知道服药方法、作用、注意事项 □ 知道复印病历程序
饮食	□ 遵医嘱饮食	□ 遵医嘱饮食	□ 遵医嘱饮食
排泄	□ 正常排尿便	□ 正常排尿便	□ 正常排尿便
活动	□ 卧床休息	□ 逐渐恢复正常活动	□ 正常活动

附：原表单（2017 年版）

成人急性细菌性痢疾临床路径表单

适用对象：第一诊断为细菌性痢疾患者（ICD-10：A03.900）；行_____术

患者姓名：	性别：　年龄：　门诊号：	住院号：
住院日期：　年　月　日	出院日期：　年　月　日	标准住院日：　　天

时间	住院第 1 天	住院第 2~6 天	住院第 7 天
诊疗工作	□ 询问病史及体格检查 □ 进行病情初步评估 □ 上级医师查房 □ 评估基础疾病等危险因素，进行对症支持治疗 □ 开具化验单，完成病历书写	□ 进行病情初步评估 □ 上级医师查房 □ 完成病历书写	□ 完成出院小结 □ 向患者交代出院后注意事项 □ 预约复诊日期
重点医嘱	长期医嘱： □ 内科护理常规 □ 护级别理（根据病情） □ 对症支持治疗 临时医嘱： □ 血常规 □ 肝功能、肾功能、电解质、血糖 □ 尿常规 □ 便常规 □ 便病原学检查 □ 心电图 □ 胸部 X 线、腹部平片及 B 超、超声心动图（必要时） □ 对症处理	长期医嘱： □ 内科护理常规 □ 级别护理（根据病情） □ 对症支持治疗 临时医嘱： □ 对症处理 □ 按需给予抗菌药物 □ 根据需要开具化验检查	出院医嘱： □ 出院带药 □ 门诊随诊
护理工作	□ 介绍病房环境、设施和设备 □ 入院护理评估，护理计划 □ 随时观察患者情况 □ 静脉取血，用药指导 □ 协助患者完成实验室检查及辅助检查	□ 观察患者一般情况及病情变化 □ 观察治疗效果及药物反应 □ 疾病相关健康教育	□ 帮助患者办理出院手续 □ 出院指导
变异	□ 无　□ 有，原因：	□ 无　□ 有，原因：	□ 无　□ 有，原因：
护士签名			
医师签名			

第八章

艾滋病合并肺孢子菌肺炎临床路径释义

【医疗质量控制指标】（专家建议）

指标一、诊断需要有感染暴露史、肺炎的临床表现、艾滋病毒感染证据、卡氏肺孢子菌阳性。

指标二、对临床诊断的重症病例尽早住院治疗，特别是氧疗法，包括呼吸机使用。

指标三、诊断明确或临床诊断患者，无磺胺类药物过敏者，尽早启用复方甲基异噁唑治疗。

指标四、中重度患者需要使用糖皮质激素治疗。

指标五、呼吸功能改善，炎症明显好，适时启动 ART 治疗。

一、艾滋病合并肺孢子菌肺炎编码

1. 原编码：

疾病名称及编码：肺孢子菌肺炎（ICD-10：B20.651）

2. 修改编码：

疾病名称及编码：人类免疫缺陷病毒［HIV］病造成的卡氏肺囊虫肺炎［肺孢子菌病］（ICD-10：B20.6）

二、临床路径检索方法

B20.6

三、国家医疗保障疾病诊断相关分组（GHS-DRG）

MDC 编码：MDCY（HIV 感染疾病及相关操作）

ADRG 编码：YRI（HIV 相关疾患）

四、艾滋病合并肺孢子菌肺炎临床路径标准住院流程

（一）适用对象

第一诊断为肺孢子菌肺炎（ICD-10：B20.651），第二诊断为艾滋病的患者。

（二）诊断依据

根据《艾滋病诊疗指南》（中华医学会感染病学分会，2011 年）。

1. 隐匿或亚急性起病，干咳，气短和活动后加重，可有发热、发绀，严重者发生呼吸窘迫。

2. 肺部阳性体征少，或可闻及少量散在的干湿啰音，体征与疾病症状的严重程度往往不成比例。

3. 胸部 X 线检查可见双肺从肺门开始的弥漫性网状结节样间质病变，有时呈磨玻璃状阴影。

4. 血气分析提示低氧血症，严重病例动脉血氧分压（PaO_2）明显降低，常在 60mmHg 以下。

5. 血乳酸脱氢酶常升高。

6. 有条件的病例依靠病原学检查进行确诊，如痰液或支气管肺泡灌洗/肺组织活检等，可发现肺孢子菌的包囊或滋养体等。

释义

■ 文件已更新为《艾滋病诊疗指南》（中华医学会感染病学分会，2018 年）。

■ 本路径的制订主要参考国内权威参考书籍和诊疗指南，如《艾滋病诊疗指南》第三版（2021 版）（中华医学会感染病学分会艾滋病学组，2021 年）。

■ 肺孢子菌肺炎是 HIV/AIDS、器官移植等免疫抑制患者常见的机会性感染。对于前述有明确宿主因素的患者出现的呼吸困难即应高度警惕本病的可能。

■ 危险因素包括：$CD4^+$ 细胞计数＜200 个细胞/微升，CD4 细胞百分比＜14%，以前有过肺孢子菌肺炎（PCP）的发作、口腔鹅口疮、反复发生细菌性肺炎、非故意的体重下降以及血浆 HIV-RNA 水平较高。

■ 本病发作时最常为逐渐起病，特征表现为在数日至数周内进展的发热（80%~100%）、咳嗽（95%）和呼吸困难（95%）。一般患者在就诊前约有 3 周的肺部症状。患者可能描述进行日常活动（爬楼梯、打电话、剃须）时乏力，而以前进行这些活动是没有困难的。咳嗽通常为干咳。其他症状包括乏力、寒战、胸痛和体重减轻。约 5%~10% 的患者无症状。最常见的体格检查发现是发热（超过 80% 的患者体温＞38.1℃）和呼吸过速（60%）。最常见的附加音为爆裂音和干啰音，但在 50% 的病例中胸部查体正常。

■ 乳酸脱氢酶的水平：在有效的 ART 出现之前完成的一些研究中，90% 合并PCP 的艾滋病患者的乳酸脱氢酶（lactate dehydrogenase, LDH）水平升高（常＞500 mg/dl），其升高有一定的预后指导意义。

■ 1，3-β-D-葡聚糖的血浆水平升高：在一项纳入 282 例艾滋病患者的研究中，那些被诊断为 PCP 的患者的 1，3-β-D-葡聚糖中值水平要显著高于那些没有被诊断为 PCP 的患者（408pg/ml *vs* 37pg/ml）。

■ 氧合下降是本病的特点之一。随着 PCP 进展可出现缺氧。超过 90% 的患者肺泡-动脉氧分压差增大，范围从轻度（肺泡-动脉氧分压差＜35mmHg）至重度（肺泡-动脉氧分压差＞45mmHg）。二氧化碳分压正常。运动时可出现去氧饱和，高度提示 PCP 的诊断。

■ 影像学对本病诊断很重要。高达 1/4 的 PCP 患者最初胸部 X 线检查是正常的，但多数患者肺部 CT 加薄层扫描可以发现双肺透光度下降，磨玻璃影。最常见的异常X 线表现为双侧弥漫性、间质性浸润或肺泡浸润。肺部 CT 显示双肺磨玻璃状改变，纤维纹理增多，肺囊泡形成，呈蜂窝状改变。13%~18% 的患者同时合并普通细菌或分枝杆菌感染，肺部影像学可有相应表现。肺 CT 可见肺部间质性改变、磨玻璃样、网格状、蜂窝状改变，部分患者肺部囊状改变及肺大疱形成。

■ 呼吸道标本中发现包囊或滋养体是诊断本病的金标准。显微镜检查和染色——因为体外难以培养肺孢子菌，所以诊断取决于在合格标本中看到包囊或滋养体。通常被选择性使用的染色方法可以将包囊的细胞壁染色，这些染色方法包括 Gomori-methenamine silver 染色（Gomori-methenamine silver, GMS）、甲酚紫染色、Gram-Weigert 染色和甲苯胺蓝 O 染色。Wright-Giemsa 染色和 Diff-Quick 染色可以发现包囊和滋养体，但不能使细胞壁染色。其他有用的试剂包括巴氏染色剂和荧光增白染色剂。应用荧光素标记单克隆抗体的免疫荧光染色是诊断 PCP 的"金标准"技术，比一般染色方法更敏感。理想的标本包括以下几种：痰诱导、支气管肺泡灌洗、组织活检、气管内吸取物。借助 PCR 扩增技术查相应标本内的肺孢子菌核酸片段阳性也有助于诊断，此法的检测阳性率高，qPCR 法检测诱导的痰液及 BALF 敏感性可达 92.3% 及 94.9%。二氧化碳分压正常或下降。表现为 I 型呼吸衰竭。

■ 由于条件或技术限制，临床上还应注意对本病的拟诊并给予相应治疗的可能性。在无其他诊断和/或共存诊断证据的患者中，我们对有以下所有临床特征的个体进行假定为 PCP 的持续治疗：

（1）晚期免疫抑制（CD4$^+$细胞计数＜200 个细胞/微升）。

（2）有临床体征和症状，如咳嗽、发热、呼吸困难和低氧血症（尤其是活动时）。

（3）胸部 X 线（间质性浸润或肺泡浸润）或 HRCT（斑片状或结节状磨玻璃样衰减）符合 PCP 的放射学发现。

（4）1, 3-β-D-葡聚糖水平升高（定义为＞80pg/ml）。

必须对这些患者进行密切监测以了解是否对治疗无效或出现临床恶化。在那些病例中，可能需要进行更为广泛的诊断性检查。

■ 需要与本病进行鉴别的主要有以下几种：结核病、非结核分枝杆菌感染、CMV 感染、新型冠状病毒感染、其他真菌性肺炎、Kaposi 肉瘤等。

■ 有条件的病例依靠病原学检查进行确诊，最简单的诊断是：对痰标本进行姬姆萨染色，查见卡氏肺孢子菌，有条件的医疗机构，可采用 PCR 方法查痰液中的卡氏肺孢子菌 DNA。无痰液的患者，可进行支气管肺泡灌洗/肺组织活检等，可发现肺孢子菌的包囊或滋养体等。

（三）选择治疗方案的依据

根据《艾滋病诊疗指南》（中华医学会感染病学分会，2011 年）。

1. 治疗。

（1）对症治疗：卧床休息，给予吸氧、改善通气功能，祛痰、镇咳，解痉、平喘，注意水和电解质平衡。

（2）病原治疗。

（3）激素治疗。

（4）人工辅助通气：如患者进行性呼吸困难明显，可给予人工辅助通气。

2. 并发症治疗：如气胸等。

3. 预防：参照《国家免费艾滋病抗病毒治疗药物手册》（人民卫生出版社，第 3 版）。

> **释义**
>
> ■ 最新版文件为《艾滋病诊疗指南》（中华医学会感染病学分会，2021 年）。
>
> ■ 本病治疗包括对症治疗、病原治疗、激素治疗、祛痰、镇咳药物、解痉、平喘药物、并发症治疗、预防。
>
> ■ 对症治疗：卧床休息，给予吸氧，有低氧血症者可给予鼻导管吸氧，吸氧量依据血氧饱和度调节。注意水和电解质平衡。
>
> ■ 病原治疗：参照（七）2. 病原治疗。
>
> ■ 辅助通气：如患者进行性呼吸困难明显，可给予辅助通气。当氧分压低于 60mmHg，经过吸氧无好转者，给予无创呼吸机辅助呼吸。尽量减少气管插管及有创辅助呼吸的使用，特别是有肺大泡的患者，以避免气胸发生。

■ ART：尽早进行 ART，通常在抗 PCP 治疗的 2 周内进行。

■ 并发症治疗：如气胸等需要外科进行胸腔闭式引流等相应治疗。

■ 预防：

（1）预防指征：CD4$^+$T 淋巴细胞计数＜200 个/微升的成人和青少年，包括孕妇及接受 ART 者。

（2）药物选择：首选 SMZ-TMP，2 片/天与 1 片/天（0.48～0.96g/d）同样有效。若患者对该药不能耐受，替代药品有氨苯砜、克林霉素、伯氨喹啉。卡伯芬净也有一定治疗作用。

（3）PCP 患者经 ART 后 CD4$^+$T 淋巴细胞计数增加到＞200 个/微升并持续≥3 个月时，可停止预防用药。如果 CD4$^+$T 淋巴细胞计数又降低到＜200 个/微升时，应重新开始预防用药。

（四）标准住院日

21～30 天。

> **释义**
>
> ■ AIDS 患者合并 PCP 入院后，一般都需要积极给予对症支持治疗和病因性诊断检查，包括症状、体征、实验室检查和胸部影像学检查、必要时纤维支气管镜检查以及必要的病原学检查，进行必要的鉴别诊断，同时给予抗菌药控制感染。标准住院日为 21～30 天。
>
> ■ 疗程比普通肺部感染稍长，需待呼吸道症状完全改善，氧合指数恢复，可以停止吸氧，复查胸部影像学（CT）病变吸收明显，LDH 明显下降，可考虑出院，继续口服药物治疗，定期复查。
>
> ■ 有些严重感染若发生呼吸衰竭需要呼吸机辅助治疗，需转入 ICU 治疗，或继发细菌及真菌等复杂感染，致使疗程进一步延长，住院日＞30 天则转出或退出本路径。

（五）进入路径标准

1. 第一诊断必须符合肺孢子菌肺炎（ICD-10：B20.651）疾病编码，第二诊断为艾滋病的患者。

2. 当患者合并其他疾病，但住院期间不需要特殊处理也不影响第一诊断的临床路径流程实施时，可以进入路径。

3. 当患者在住院期间需要继续服用艾滋病抗病毒治疗药物，且不影响肺孢子菌肺炎治疗前提下可继续抗病毒治疗（ART）。

> **释义**
>
> ■ 经过体检和辅助检查，PCP 作为第一诊断基本明确，有艾滋病基础疾病，适用本路径。

■ 当患者合并其他疾病，如自身免疫性疾病等，对 PCP 感染发生发展有影响，或鉴别诊断不清时，不适合本路径。

■ 当患者合并其他疾病，但住院期间不需要特殊处理也不影响 PCP 的临床路径流程实施时，可以进入本路径。但当其他疾病出现衍变，需要特殊处理时，退出本路径，进入其他相应疾病的诊疗路径。

■ 当患者在住院前已经开始启动了抗病毒治疗（ART），住院期间不需停药，在治疗肺孢子菌肺炎的同时继续抗病毒治疗（ART），不影响进入本路径。

（六）住院期间的检查项目

1. 必需的检查项目：

（1）血常规、尿常规、便常规。

（2）肝功能、肾功能、电解质、血糖、血气分析；血乳酸脱氢酶（LDH）、心肌酶、C 反应蛋白（CRP）、CMV 检查、感染性疾病筛查（乙型肝炎、丙型肝炎、梅毒等）、$CD4^+T$ 细胞计数。

（3）病原体检查：痰、支气管肺泡灌洗液等查肺孢子菌。

（4）胸部正侧位 X 线片、心电图。

2. 根据患者情况可选择：胸部 CT、肺功能、痰培养、血培养、有创性检查找病原菌等。

> **释义**
>
> ■ 有条件的医院还可进行高精度 HIV 病毒载量、$CD4^+$ 细胞绝对计数，气管吸取物或支气管肺泡东灌洗液（BALF）等检查。
>
> ■ 必须检查项目是诊断和治疗艾滋病合并 PCP 必要的检查，对于了解感染的病原体，感染程度，是否存在并发症等情况有重要判断意义。
>
> ■ 根据患者病情选择的检查项目是进行鉴别诊断、判断患者是否影响到全身症状的项目，更有利于进一步明确病原学及排除合并感染，对于感染影响到全身的患者尤其重要。

（七）治疗方案与药物选择

1. 按照《抗菌药物临床应用指导原则》（卫医发〔2004〕285 号）执行，根据患者病情合理使用抗菌药物。

2. 病原治疗：

（1）首选复方磺胺甲噁唑（SMZ-TMP），片剂含磺胺甲噁唑（SMZ）0.4g 及甲氧苄啶（TMP）0.08g，轻-中度患者口服 TMP 20mg/（kg·d），SMZ 100mg/（kg·d），分 3~4 次用，疗程 3 周。重症患者可给予静脉用药，剂量同口服。SMZ-TMP 过敏者可给予脱敏疗法。

（2）替代治疗：克林霉素 600~900mg，静注，每 6~8 小时给药 1 次，或 450mg 口服，每 6 小时给药 1 次；联合应用伯氨喹 15~30mg，口服，每日 1 次，疗程 21 天。氨苯砜 100mg，口服，每日 1 次；联合应用甲氧苄啶 200~400mg，口服，每日 2~3 次，疗程 21 天。

3. 激素治疗：中重度患者（PaO_2＜70mmHg 或肺泡-动脉血氧分压差＞35mmHg），早期可应用激素治疗，泼尼松片 40mg 每日 2 次，口服 5 天；改为 20mg 每日 2 次，口服 5 天；20mg 每日 1 次，口服至疗程结束；静脉用甲泼尼龙剂量为上述泼尼松剂量的 75%。

4. 祛痰、镇咳药物。

5. 解痉、平喘药物。

> **释义**
>
> ■ 可参考《中国艾滋病诊疗指南》（中华医学会感染病学分会艾滋病学组，2021 年）。
>
> ■ 中医治疗
>
> 1. 邪陷正脱证
>
> 治法：益气救阴、回阳固脱。
>
> 推荐方药：阴竭者以生脉散加减，药物组成：生晒参、麦冬、五味子、山萸肉、龙骨、牡蛎；阳脱者以四逆加人参汤加减：红参、生/制附子、干姜、龙骨、牡蛎、炙甘草。或具有同类功效的中成药（包括中药注射剂）。
>
> 2. 艾灸治疗
>
> 适应证：适用于治疗肺脾气虚证患者。
>
> 选穴：关元、神阙、足三里。
>
> 取穴：关元，在下腹部，前正中线上，当脐中下 3 寸。神阙，位于脐正中。足三里，在小腿前外侧，当犊鼻下 3 寸，距胫骨前缘一横指（中指）。
>
> 操作方法：艾条灸，每穴每次 10~15 分钟，一周为一疗程，连续使用 2~4 个疗程。
>
> 注意事项：控制距离，防止烫伤。
>
> 3. 穴位贴敷
>
> 根据患者的不同证型选择适宜的穴位进行贴敷，每日 1 次，每次 2 个小时，一个疗程 7 日。如脾气亏虚可贴敷神阙穴。
>
> 注意事项：控制贴敷时间，防止过敏。

（八）出院标准

1. 症状明显缓解。

2. 病情稳定。

3. 没有需要住院治疗的合并症和/或并发症。

> **释义**
>
> ■ 应当由主治医师在出院前进行检查评估，尤其对于出现全身严重感染反应或呼吸衰竭者，结合患者整体情况决定是否出院。
>
> ■ 对于出现呼吸衰竭需要继续留院治疗的情况，超出了路径所规定的时间，应先处理并发症并符合出院条件后再准许患者出院。

（九）变异及原因分析

1. 治疗无效或者病情进展，需复查病原学检查并调整抗菌药物，导致住院时间延长。

2. 伴有严重合并症和并发症，如肺结核、呼吸衰竭，可转入相应临床路径。

> **释义**
>
> ■ 变异是指入选临床路径的患者未能按路径流程完成医疗行为或未达到预期的医疗质量控制目标，包括三方面可能情况：①按路径流程完成治疗，但出现非预期结果，可能需要后续进一步处理；②按路径流程完成治疗，但超出了路径规定的时限或限定的费用，如实际住院日超出标准住院日要求或未能在规定的手术日时间限定内实施手术等；③不能按路径流程完成治疗，患者需要中途退出路径，如治疗过程中出现严重并发症，导致必须中止路径或需要转入其他路径进行治疗等。对这些患者，主管医师均应进行变异原因的分析，并在临床路径的表单中予以说明。
>
> ■ 因诊断不明确，或获得鉴别诊断必要的检查或特殊检查等导致住院时间延长，或因严重肺部感染导致呼吸衰竭等严重并发症需要进一步治疗，中止或退出路径，主管医师均应进行变异原因的分析，并在临床路径的表单中予以说明。

（十）参考费用标准

3000～5000 元。

> **释义**
>
> ■ 艾滋病合并 PCP 的相关检查费用约 3000～3500 元。
> ■ 艾滋病合并 PCP 的相关药物治疗费用约 3000～3500 元。
> ■ 艾滋病合并 PCP 的其他治疗费用包括治疗费、护理费等 2000～3000 元。

五、艾滋病合并肺孢子菌肺炎临床路径给药方案

（一）用药选择

TMP/SMZ

1. TMP 和 SMZ 两种成分，相继发挥作用以抑制参与细菌四氢叶酸合成的酶系统。SMZ（磺胺甲噁唑）是对氨基苯甲酸的一种结构类似物，与 PABA 竞争以抑制二氢叶酸的合成，二氢叶酸的合成是 THF 形成中的中间步骤。SMZ 与催化该反应的二氢蝶酸合成酶相结合；TMP（甲氧苄啶）与细菌的二氢叶酸还原酶结合（优先于与人体二氢叶酸还原酶的结合），该步骤也可阻止 THF 形成。TMP-SMZ 可有效对抗多种需氧革兰阳性和革兰阴性细菌、肺孢子菌和一些原生生物。

2. TMP-SMZ 的两种药物成分的生物利用度均为 85% 左右。TMP-SMZ 的吸收不受食物和其他药物影响。TMP-SMZ 的动力学属一级。两种药物的半衰期均为 10～12 小时。TMP-SMZ 经尿液排泄，其中 50% 的药物在前 24 小时内消除。SMZ 的蛋白结合率约为 70%；在肝脏中发生乙酰化（61%）并与葡萄糖醛酸结合（15%）。相比之下，TMP 以原型经尿液排泄。TMP 有 4 种主要代谢产物，几乎没有抗菌活性。肾功能受损会导致 SMZ 和 TMP 的半衰期均延长。肌酐清除率＜30ml/min 时，TMP-SMZ 及其代谢产物会在体内蓄积，此时必须调整剂量。尿毒症和低白蛋白血症患者可能出现 SMZ 组分蛋白结合降低和分布容积增大。

3. 中医中药：

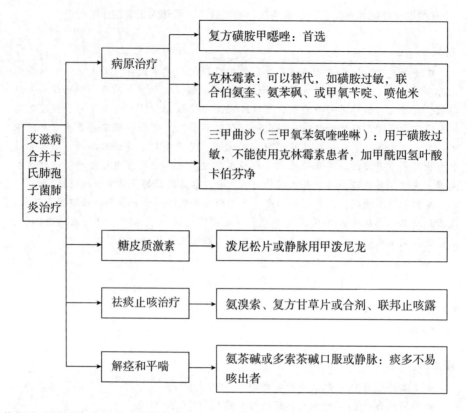

依据中医辩证给予相应治疗药物及方剂，见"（七）治疗方案与药物选择"。

剂量推荐

1. 成人（常规剂量）：

（1）SMZ/TMP：口服给药，一次 75～100/15～20mg（SMZ/TMP），分 3～4 次口服。肾功能不全时剂量：肌酐清除率＞30ml/min 时，无须调整剂量；肌酐清除率为 15～30ml/min 时，使用常规剂量的一半；肌酐清除率＜15ml/min 时，禁用本药。

（2）克林霉素：轻度 PCP 患者给予克林霉素（450mg PO q6h 或 600mg PO q8h）＋伯氨喹（30mg PO qd）（注意筛查患者是否有 G6PD 缺乏症）。重度 PCP 患者给予克林霉素（600mg IV q6h 或 900mg IV q8h 或 PO 剂量同轻中度）＋伯氨喹（30mg PO qd）。

（3）喷他脒：4mg/kg IV qd，如果发生毒副反应，剂量可调整为 3mg/kg IV qd。（效果不及上述其他方案）

（4）三甲曲沙：45mg/（m² · d），一般疗程为 21 天，静脉滴注 60～90 分钟，加甲酰四氢叶酸静脉滴注，20mg/m²，4 小时 1 次，或口服每日 4 次，每次 20mg/m²，共服 24 天，即停止三甲曲沙治疗后再使用甲酰四氢叶酸 3 天。

（5）预防用药：口服给药，初次给予 800mg/160mg（SMZ/TMP，也有制剂为 480/80mg/片，这种制剂则使用 960mg/160mg），一日 2 次（每天 2 片）；继以相同剂量一日 1 次，或一周 3 次。

（6）所用中医中药的剂量推荐：按照中医辩证给予，由在医专业医师会诊共同治疗。

2. 儿童（常规剂量）：

（1）PCP：①SMZ/TMP 口服给药。2 个月以上且体重＜40kg 的儿童，一次用药含 SMZ 20～30mg/kg、TMP 4～6mg/kg，每 12 小时 1 次；体重≥40kg 的儿童，同成人用法用量；②肌内注射。2 个月以上且体重＜40kg 的儿童，一次用药含 SMZ 8～12mg/kg、TMP 1.6～2.4mg/kg，

每 12 小时 1 次；体重≥40kg 的儿童，同成人用法用量。

肾功能不全时剂量：肌酐清除率> 30ml/min 时，无须调整剂量；肌酐清除率为 20~30ml/min 时，使用常规剂量的一半；肌酐清除率< 20ml/min 时，禁用本药。

（2）脱敏治疗方案：我国目前还没有儿童用悬液剂型，可以配制 TMP-SMZ 8~40mg/ml 的液体，按照以下方案给予：1~3 天，1ml；4~6 天，2ml；7~9 天，5ml；9~12 天，80~400mg；13 天以后，2 片 80~400mg。

（3）克林霉素、喷他米等药物缺乏儿童使用证据。

（4）所用中医中药的剂量推荐：由中医专业医师共同协助治疗。

（二）药学提示

1. TMP-SMZ 的较常见不良反应包括胃肠道（恶心、呕吐）和皮肤（皮疹和瘙痒）不良反应。TMP-SMX 相关肾毒性少见；TMP 可使肾小管的肌酐分泌减少，可导致血清肌酐增加，但并不反映肾小球滤过率真正下降。其他可能发生的不良反应包括：肾小管酸中毒、肝损害、低血糖、葡萄糖-6-磷酸脱氢酶缺乏症。

2. 危及生命的不良反应更多见于 HIV 感染者和老年人，包括中性粒细胞减少、全身性过敏反应和少见的严重皮肤反应，如 Steven-Johnson 综合征、剥脱性皮炎，以及中毒性表皮坏死松解症。高钾血症是另一种可能危及生命的不良反应，原因是 TMP 阻断集合管钠通道（与保钾利尿剂阿米洛利引起的作用相似）；该不良反应最常发生于接受大剂量 TMP-SMZ 治疗的 HIV 感染者，但对于非 HIV 感染患者，正常剂量亦可导致血浆钾浓度轻度升高。

（三）注意事项

对于有基础共存疾病和/或既往对 TMP-SMZ 有不良反应的患者，在给予该药时应注意几点：

1. TMP-SMZ 不宜用于叶酸缺乏的患者，因为 TMP 可干扰叶酸代谢。TMP 是较弱的二氢叶酸还原酶抑制剂；大剂量使用时还可导致巨幼红细胞性全血细胞减少。与亚叶酸同时使用可阻止或减少 TMP-SMX 的抗叶酸活性，而不影响其抗微生物活性。

2. 已知对磺胺类抗菌药过敏的患者对非抗菌药类磺胺药（如袢利尿剂和噻嗪类利尿剂及磺脲类）发生超敏反应的风险可能升高。一般来说，相比既往对另一种磺胺类过敏，容易发生药物超敏反应是磺胺类过敏更好的预测因素。

3. TMP-SMZ 不宜用于有 Stevens-Johnson 综合征或中毒性表皮坏死松解症病史的患者。对于先前因未危及生命的皮肤反应而停用 TMP-SMX 的患者，如果需要重复使用 TMP-SMX 治疗，则可接受脱敏治疗。

4. 注意中药使用后的效果及副作用处理。

六、艾滋病合并肺孢子菌肺炎护理规范

1. 休息及营养：均衡饮食。选择高蛋白、高维生素、营养丰富、易消化的食品，清淡饮食，忌辛辣刺激、甜腻肥厚之品。

2. 护理管理：注意避免患者血液及体液污染环境，有创性操作时防止锐器损伤及分泌物喷溅到眼晶鼻内。有创性操作时如腰椎穿刺术、外科手术、气管插管、吸痰等，佩戴护目镜，穿防水防护服。

3. 心理护理：患者入院时进行心情指数评估，进行心理指导，解除对疾病的恐惧，树立对疾病治疗的信心，鼓励患者正确生活。

七、艾滋病合并肺孢子菌肺炎营养治疗规范

1. 对于病重期间，给予足够的能量供给，以碳水化合物为主。

2. 营养补充，包括蛋白质，维生素 A、D，B 族维生素，微量元素铁、钙、锌等。

3. 纤维膳食，蔬菜、瓜果等要素饮食。

4. 适当控制进水，保持水平衡，避免水过多引起肺水肿。

八、艾滋病合并肺孢子菌肺炎患者健康宣教

1. 健康指导：患者需要知道自己的疾病及状态，并主动告知其性伙伴或配偶。

2. 日常生活自行管理，不传播 HIV 病毒给他人，包括其配偶，性活动的安全措施。

3. 其他疾病就诊也需要主动给医师及护理人员提供 HIV 感染及治疗相关信息。

4. 按照医师建议定期到专科医师进行复诊及随访。

5. 治疗过程中发生明显不适，需要与治疗管理人员或医师进行联系，根据情况酌情处理。

6. 育龄期 HIV 感染的妇女，定期监测妊娠情况，未采取有效避孕措施者，一般 3 月监测一次妊娠试验。

九、推荐表单

（一）医师表单

艾滋病合并肺孢子菌肺炎临床路径医师表单

适用对象：第一诊断为人类免疫缺陷病毒［HIV］病造成的卡氏肺囊虫肺炎［肺孢子菌病］
（ICD-10：B20.6）

患者姓名：	性别：　　年龄：　　门诊号：	住院号：
入院日期：　　年　月　日	出院日期：　　年　月　日	标准住院日：21~30 天

日期	住院第 1~3 天	住院期间
主要诊疗工作	□ 询问病史及体格检查 □ 进行病情初步评估 □ 上级医师查房 □ 完善入院检查 □ 明确诊断，决定诊治方案 □ 完成病历书写	□ 上级医师查房 □ 评估辅助检查的结果 □ 注意观察咳嗽、胸闷、气喘的变化 □ 病情评估，根据患者病情变化调整治疗方案 □ 观察药物不良反应 □ 住院医师书写病程记录
重点医嘱	**长期医嘱：** □ 传染病（血液、体液、呼吸）内科护理常规 □ 一级/二级/三级护理常规（根据病情） □ 吸氧 □ 心电监护或手指氧饱和度监测 □ 抗菌药物 □ 祛痰剂 □ 镇咳药（必要时） □ 激素（必要时） □ ART（住院前已开始），如考虑为 IRIS，可暂时停止 ART **临时医嘱：** □ 血常规、尿常规、便常规 □ 肝肾功能、电解质、红细胞沉降率、C 反应蛋白（CRP）、血糖、心肌酶、CMV 检查、凝血功能、感染性疾病筛查等 □ 病原学检查及药敏（有条件时） □ 胸部正侧位 X 线片、心电图 □ 超声检查（必要时） □ 血气分析、胸部 CT、肺功能（必要时）	**长期医嘱：** □ 传染病（血液、体液、呼吸）内科护理常规 □ 一级/二级/三级护理常规（根据病情） □ 吸氧 □ 心电监护或手指氧饱和度监测 □ 根据病情调整抗菌药物 □ 祛痰剂 □ 镇咳药（必要时） □ 激素（必要时） □ ART（住院前已开始），可暂时停止 ART □ HAART（住院前已开始） **临时医嘱：** □ 复查血常规 □ 复查 X 线胸片、CT（必要时） □ 异常指标复查（血气分析） □ 病原学检查（有条件时）
病情变异记录	□ 无　□ 有，原因： 1. 2.	□ 无　□ 有，原因： 1. 2.
医师签名		

日期	住院 1~2 周	住院期间
主要诊疗工作	□ 上级医师查房 □ 评价治疗效果、并发症、副作用 □ 确定治疗方案调整 □ 完成上级医师查房记录	□ 完成治疗过程的病情况记录 □ 向患者交代注意事项，营养补充 □ 及时开始 ART（入院前未开始 ART 者） □ 健康指导、呼吸功能康复训练
重点医嘱	**长期医嘱：** □ 传染病（血液、体液、呼吸）内科护理常规 □ 二级/三级护理常规（根据病情） □ 根据病情调整用药（SMZco 过敏者，调整治疗药物如克林霉素加伯氨奎，氨苯砜或三甲曲沙） □ 祛痰剂 □ 镇咳药（必要时） **临时医嘱：** □ 血常规、小便常规、肝肾功能、血气分析、X 线胸片检查或 CT（必要时） □ 根据需要，复查病原学检查	**住院医嘱：** □ 糖皮质激素减量 □ 复查血常规、肝肾功能、血气分析、小便常规，病原学（耶氏肺孢子菌涂片、核酸）、肺部 X-线片或 CT □ 及时开始 ART 或继续 ART
病情变异记录	□ 无 □ 有，原因： 1. 2.	□ 无 □ 有，原因： 1. 2.
医师签名		

注：变异原因-出现其他机会性感染、气胸、肺性脑病、呼吸衰竭需要入住 ICU、磺胺严重过敏需要调整治疗方案等。

日期	出院前 1~3 天	出院日
主要诊疗工作	□ 上级医师查房 □ 评价治疗效果 □ 确定出院后治疗方案 □ 完成上级医师查房记录	□ 完成出院小结 □ 向患者交代出院后注意事项 □ 及时开始 ART（入院前未开始 ART 者） □ 预约复诊日期（2~4 周）
重点医嘱	**长期医嘱：** □ 传染病（血液、体液、呼吸）内科护理常规 □ 二级/三级护理常规（根据病情） □ 根据病情调整用药（SMZco 减量维持等） □ 祛痰剂 □ 镇咳药（必要时） **临时医嘱：** □ 血常规、小便常规、肝肾功能、X 线胸片检查 　或 CT 检查（必要时） □ 根据需要，复查有关检查	**出院医嘱：** □ 出院带药 □ 门诊随诊：出院 2 周左右 □ 及时开始 ART 或继续 ART
病情变异记录	□ 无　□ 有，原因： 1. 2.	□ 无　□ 有，原因： 1. 2.
医师签名		

（二）护士表单

艾滋病合并肺孢子菌肺炎临床路径护士表单

适用对象：第一诊断为人类免疫缺陷病毒［HIV］病造成的卡氏肺囊虫肺炎［肺孢子菌病］
（ICD-10：B20.6）

患者姓名：	性别：	年龄：	门诊号：	住院号：
入院日期： 年 月 日	出院日期： 年 月 日		标准住院日：21~30 天	

时间	住院第 1~3 天	住院期间
健康宣教	□ 入院宣教 　介绍主管医师、护士 　介绍环境、设施 　介绍住院注意事项 　探视制度、查房制度、订餐制度、卫生间的使用 □ 消毒隔离知识宣教 □ 疾病知识宣教	□ 护理查房 □ 生活护理 □ 观察患者病情变化 □ 遵医嘱用药 □ 完成护理记录 □ 消毒隔离知识宣教 □ 疾病知识宣教
护理处置	□ 核对患者、办理入院手续、佩戴腕带 □ 接触隔离 □ 安排床位 □ 入院评估 □ 自理能力评估 □ 心理评估 □ 患者压疮、跌倒/坠床危险因素评分 □ 执行医嘱 □ 吸氧护理 □ 三查七对护理原则 □ 核对医嘱 □ 护理交班	□ 护理级别遵医嘱 □ 接触隔离 □ 护理常规 □ 执行医嘱 　长期医嘱 　临时医嘱 □ 核对医嘱 □ 吸氧护理 □ 护理交班
基础护理	□ 护理级别遵医嘱 □ 舒适体位 □ 患者皮肤管理 □ 用氧安全管理	□ 护理级别遵医嘱 □ 舒适体位 □ 患者皮肤管理 □ 用氧安全管理
专科护理	□ 入院护理评估 □ 测体温、脉搏、呼吸，4 次/日 □ 观察患者病情变化（呼吸节律、频率、深度，伴随症状如胸闷、气喘、咳嗽、咳痰，观察皮肤、口唇、指甲颜色，有无发绀，痰液性状） □ 指导患者有效的咳嗽排痰方法及痰液处理方法 □ 用药指导：抗菌药物、祛痰剂、镇咳药（必要时）、激素（必要时）、ART（住院前已开始） □ 心理指导	□ 测体温、脉搏、呼吸，4 次/日 □ 观察患者病情变化（呼吸节律、频率、深度，伴随症状如胸闷、气喘、咳嗽、咳痰，观察皮肤、口唇、指甲颜色，有无发绀，痰液性状） □ 指导患者有效的咳嗽排痰方法及痰液处理方法 □ 用药指导：抗菌药物、祛痰剂、镇咳药（必要时）、激素（必要时）、ART（住院前已开始） □ 心理指导

续　表

时间	住院第 1~3 天	住院期间
重点医嘱	□ 详见医嘱执行单	□ 详见医嘱执行单
病情变异记录	□ 无　□ 有，原因： 1. 2.	□ 无　□ 有，原因： 1. 2.
护士签名		

时间	出院前 1~3 天	出院日
健康宣教	□ 护理查房 □ 生活护理 □ 观察患者病情变化 □ 遵医嘱用药 □ 完成护理记录	□ 护理查房 □ 遵医嘱带药 □ 完成护理记录 □ 出院宣教 □ 抗病毒治疗依从性宣教 □ PCP 预防性用药知识宣教
护理处置	□ 护理级别遵医嘱 □ 接触隔离 □ 执行医嘱 　长期医嘱 　临时医嘱 □ 护理常规 □ 三查七对护理原则 □ 核对医嘱 □ 护理交班	□ 执行医嘱 □ 接触隔离 □ 护理交班
基础护理	□ 护理级别遵医嘱 □ 患者安全管理	□ 护理级别遵医嘱 □ 患者安全管理
专科护理	□ 观察患者病情变化 □ 心理护理 □ 出院准备评估 □ 抗病毒治疗依从性评估 □ PCP 预防性用药知识评估	□ 出院后复查和随访指导 □ 指导患者办理出院手续 □ 征求患者满意度、意见及建议
重点医嘱	□ 详见医嘱执行单	□ 详见医嘱执行单
病情变异记录	□ 无　□ 有，原因： 1. 2.	□ 无　□ 有，原因： 1. 2.
护士签名		

(三) 患者表单

艾滋病合并肺孢子菌肺炎临床路径患者表单

适用对象：第一诊断为人类免疫缺陷病毒［HIV］病造成的卡氏肺囊虫肺炎［肺孢子菌病］
（ICD-10：B20.6）

患者姓名：	性别：	年龄：	门诊号：	住院号：
入院日期： 年 月 日	出院日期： 年 月 日			标准住院日：21~30 天

时间	住院第 1~3 天	住院期间
医患配合	□ 询问病史、过敏史 □ 查体 □ 实验室检查 □ 影像学检查 □ 交代病情	□ 查房 □ 交代必要的特殊检查 □ 如病情需要：交代进一步的诊断和处理 □ 复查实验室检查 □ 复查影像检查
护患配合	□ 护士行入院护理评估（简单询问病史） □ 接受入院宣教（环境介绍、病室规定、订餐制度、贵重物品保管、查房制度） □ 测量体温、脉搏、呼吸 4 次 □ 护理级别遵医嘱 □ 接触隔离	□ 护理查房 □ 相应的护理处置：遵医嘱
饮食	□ 遵医嘱	□ 遵医嘱
排泄	□ 正常排尿便	□ 正常排尿便
活动	□ 遵医嘱采取舒适体位	□ 遵医嘱采取舒适体位

附：原表单（2012 年版）

艾滋病合并肺孢子菌肺炎临床路径表单

适用对象：第一诊断为肺孢子菌肺炎（ICD-10：B20.651），第二诊断为艾滋病的患者

患者姓名：	性别：	年龄：	门诊号：	住院号：
入院日期： 年 月 日	出院日期： 年 月 日			标准住院日：21～30 天

日期	住院第 1～3 天	住院期间
主要诊疗工作	□ 询问病史及体格检查 □ 进行病情初步评估 □ 上级医师查房 □ 完善入院检查 □ 明确诊断，决定诊治方案 □ 完成病历书写	□ 上级医师查房 □ 评估辅助检查的结果 □ 注意观察咳嗽、胸闷、气喘的变化 □ 病情评估，根据患者病情变化调整治疗方案 □ 观察药物不良反应 □ 住院医师书写病程记录
重点医嘱	**长期医嘱：** □ 传染病（血液、体液、呼吸）内科护理常规 □ 一级/二级/三级护理常规（根据病情） □ 吸氧 □ 抗菌药物 □ 祛痰剂 □ 镇咳药（必要时） □ 激素（必要时） □ HAART（住院前已开始） **临时医嘱：** □ 血常规、尿常规、便常规 □ 肝肾功能、电解质、红细胞沉降率、C 反应蛋白（CRP）、血糖、心肌酶、CMV 检查、凝血功能、感染性疾病筛查等 □ 病原学检查及药敏 □ 胸部正侧位 X 线片、心电图 □ 超声检查（必要时） □ 血气分析、胸部 CT、肺功能（必要时）	**长期医嘱：** □ 传染病（血液、体液、呼吸）内科护理常规 □ 一级/二级/三级护理常规（根据病情） □ 吸氧 □ 根据病情调整抗菌药物 □ 祛痰剂 □ 镇咳药（必要时） □ 激素（必要时） □ HAART（住院前已开始） **临时医嘱：** □ 复查血常规 □ 复查 X 线胸片、CT（必要时） □ 异常指标复查（血气分析） □ 病原学检查（必要时）
主要护理工作	□ 介绍病房环境、设施和设备， □ 介绍科室主任护士长、主管医师、责任护士 □ 入院护理评估，护理计划 □ 观察患者病情变化 □ 静脉取血，用药指导 □ 指导正确留取痰、尿、大便标本，协助患者完成实验室检查及辅助检查 □ 进行健康教育及安全教育	□ 观察患者一般情况及病情变化 □ 注意血氧饱和度变化，观察吸氧效果 □ 观察药物疗效及不良反应 □ 指导患者有效的咳嗽排痰方法及痰液处理方法 □ 疾病相关健康教育

续　表

日期	住院第 1~3 天	住院期间
病情 变异 记录	□无　□有，原因： 1. 2	□无　□有，原因： 1. 2.
护士 签名		
医师 签名		

日期	出院前1~3天	出院日
主要诊疗工作	□ 上级医师查房 □ 评价治疗效果 □ 确定出院后治疗方案 □ 完成上级医师查房记录	□ 完成出院小结 □ 向患者交代出院后注意事项 □ 及时开始 HAART（入院前未开始 HAART 者） □ 预约复诊日期（2~4 周）
重点医嘱	**长期医嘱：** □ 传染病（血液、体液、呼吸）内科护理常规 □ 二级/三级护理常规（根据病情） □ 根据病情调整用药（SMZco 减量维持等） □ 祛痰剂 □ 镇咳药（必要时） **临时医嘱：** □ 血常规、X 线胸片检查（必要时） □ 根据需要，复查有关检查	**出院医嘱：** □ 出院带药 □ 门诊随诊 □ 及时开始 HAART 或继续 HAART
主要护理工作	□ 观察患者一般情况 □ 观察疗效、各种药物作用和不良反应 □ 恢复期生活和心理护理 □ 出院准备指导	□ 帮助患者办理出院手续 □ 出院指导
病情变异记录	□ 无　□ 有，原因： 1. 2.	□ 无　□ 有，原因： 1. 2.
护士签名		
医师签名		

第九章

艾滋病合并活动性结核病临床路径释义

【医疗质量控制指标】（专家建议）

指标一、诊断需要有感染暴露史、肺炎的临床表现、影像学表现特点、艾滋病毒感染证据、结核菌感染的病原学证据。

指标二、对临床诊断的开放性肺结核病例需要入住专科病房、血行播散型及结核性脑膜炎等重症病例尽早入于感染科住院治疗。

指标三、诊断明确的患者尽早启动抗结核治疗，缺乏病原学证据临床诊断重症患者可经验性抗结核治疗。抗结核治疗方案依据初治、复治、耐药与不耐药等因素确定。

指标四、结核性脑膜炎、心包炎、腹膜炎等中重度患者需要使用糖皮质激素治疗。

指标五、体温正常、炎症明显好，脑膜炎患者颅内压正常后，适时启动 ART 治疗。

指标六、有骨关节、神经并发症等，需要康复及外科治疗。

一、艾滋病合并活动性结核病编码

1. 原编码：

疾病名称及编码：活动性结核病（ICD-10：A15-A20）

2. 修改编码：

疾病名称及编码：人类免疫缺陷病毒［HIV］病造成的分枝杆菌感染（ICD-10：B20.0）

二、临床路径检索方法

B20.0

三、国家医疗保障疾病诊断相关分组（GHS-DRG）

MDC 编码：MDCY（HIV 感染疾病及相关操作）

ADRG 编码：YR1（HIV 相关疾患）

四、艾滋病合并活动性结核病临床路径标准住院流程

（一）适用对象

第一诊断为活动性结核病（ICD-10：A15-A20），第二诊断为艾滋病的患者。

> **释义**
>
> ■ 活动性结核病是指结核病处于活动期，患者有潮热、盗汗、咳嗽、咯血等肺结核病症；其他感染部位的症状，如脑膜炎、胸膜炎、腹腔结核、泌尿系统结核等病症；或影像学提示有结核分枝杆菌感染的活动性病灶，或痰、体液当中查见结核分枝杆菌。
>
> ■ 艾滋病，即获得性免疫缺陷综合征，病原体是人免疫缺陷病毒，又称为艾滋病毒（HIV）。

（二）诊断依据

根据《临床诊疗指南（结核病分册）》（中华医学会，2005 年）、《艾滋病诊疗指南》（中华医学会感染病学分会，2011 年）。

1. 病史：结核可累及全身各脏器，包括肺结核和肺外结核，导致相应表现，通常伴有发热、盗汗、体重减轻等全身症状。

2. 影像学及病理学检查显示受累部位的异常改变。

3. 随着 HIV 感染者免疫功能降低，结核病表现可不典型。

4. 确诊依靠细菌学检测：结核杆菌培养和/或体液涂片找抗酸杆菌。

> **释义**
>
> ■ 最新指导文件为《中国结核病预防控制工作技术规范（2020 版）》《中国艾滋病诊疗指南》（中华医学会感染病学分会艾滋病和丙肝学组，2021 年）。
>
> ■ 本路径的制订主要参考国内权威参考书籍和诊疗指南，如《中国艾滋病诊疗指南》（中华医学会感染病学分会艾滋病和丙肝学组，2021 年，第 1 版。结核病诊疗指南）、HIV 合并结核分枝杆菌感染诊治专家共识（2021-5-25）。
>
> ■ 结核病可发生在 $CD4^+T$ 淋巴细胞计数任何水平的艾滋病患者。艾滋病合并结核病的诊断需要结合临床表现、辅助检查、病理学检查以及影像学检查结果来进行综合判断，尤其要注意发生于 HIV 感染者的结核病在临床表现以及诊断方面有其自身特点，不能将一般结核病的诊断方法简单地套用于艾滋病合并结核病的诊断中，在进行诊断时应注意患者的免疫功能状态，$CD4^+T$ 淋巴细胞计数较高患者的表现与普通结核病患者类似，而 $CD4^+T$ 淋巴细胞计数低的患者常表现为肺外结核病。抗酸染色涂片和培养仍是确诊结核病的主要方法。
>
> ■ 结核（TB）感染由吸入活菌（该菌可经空气形成远距离播散）导致，通常持续处于非活动状态，称为潜伏结核感染（LTBI），有时迅速进展为活动性 TB 病。LTBI 患者没有症状、不具有传染性。但潜伏 TB 杆菌仍保持活力，可能在多年后"再激活"，导致活动性症状性且通常可传染的 TB 病。
>
> ■ 合并潜伏结核感染（LTBI）的人类免疫缺陷病毒（HIV）感染患者发生活动性结核（TB）病的风险明显升高，尤其是有重度免疫抑制的患者。肺外结核更常见。
>
> ■ 潜伏结核感染（LTBI）诊断性试验方法包括结核菌素皮肤试验（TST）和 γ-干扰素释放试验（IGRA）。这两种试验的原理是评估宿主对分枝杆菌抗原的细胞免疫应答。
>
> ■ 结核菌素皮肤试验（TST）是皮内注射结核菌素蛋白，其刺激迟发型超敏反应，在 48~72 小时内形成硬结。人类免疫缺陷病毒（HIV）感染者的 TST 硬结直径≥5mm 被认为反应阳性，而未感染 HIV 者，TST 硬结直径＞10mm 被认为反应阳性。感染 HIV 者的 TST 反应阳性阈值较低，因为 HIV 感染导致机体对分枝杆菌抗原免疫应答的 T 细胞增殖反应降低且 γ-干扰素产生减少。此外，尽管使用抗逆转录病毒治疗（ART）抑制 HIV-RNA，但分枝杆菌抗原 T 细胞反应的定性损害可能持续存在。对于 TST 阳性的 HIV 感染患者，应在排除活动性 TB 病后进行预防性治疗。出现 TST 假阳性结果的两个重要原因为：非结核性分枝杆菌感染和既往卡介苗（BCG）疫苗接种。我国普遍进行 BCG 接种，因此，TST 的价值有限，除非出

现强阳性反应，如水疱等。TST 阴性的 HIV 感染患者不会从预防性治疗中取得任何临床获益。因此，不应向 TST 阴性的 HIV 感染患者提供预防性治疗。然而，有近期 TB 暴露的 HIV 感染患者，不论 TST 试验结果如何，都应进行预防性治疗。假阴性 TST 结果可能发生在有重度免疫抑制（如 CD4$^+$细胞计数 < 200 个/mm^3）的 HIV 感染患者中。对于 HIV 感染患者，当启动强效 ART 后其 CD4$^+$细胞计数上升时，应考虑再次进行 TST 试验。假阴性 TST 的其他原因（不考虑 HIV 状态）包括结核菌素处理不当或注射部位不当，或对测试结果不正确的解释。

■ γ-干扰素释放试验（IGRA）采用单份血样进行。试验结果可在 24~48 小时内获得。IGRA 结果的解读比 TST 更加客观，无论人类免疫缺陷病毒（HIV）感染状态如何，在所有进行检测的患者中，阳性试验结果的阈值都是相同的。有多种 IGRA 可供使用，包括 QuantiFERON-TB Gold In-Tube（QFT-GIT）试验和 T-SPOT.TB 试验，国内目前较为普遍引入了后者。但对两种 IGRA 试验方法，都缺乏诊断 LTBI 的金标准，敏感度和特异度仅是对于每种方法检测效能的估计。QFT-GIT 是一种酶联免疫吸附试验，使用来自于 3 种 TB 抗原的肽进行。结果报告为量化的 γ-干扰素反应（单位为 U/ml）。如果患者抗原特异性 γ-干扰素水平减去阴性对照孔的 γ-干扰素值后超过特定临界值，则认为是 MTB 感染阳性。T-SPOT.TB 是用分离计数的外周血单个核细胞进行的酶联免疫斑点试验。结果报告为产生 γ-干扰素的 T 细胞（"斑点形成"细胞）的数量。如果 TB 抗原孔的斑点计数相对于对照孔超出一个特定阈值，则认为该个体的结核分枝杆菌（MTB）感染阳性。

■ IGRA 的解读更加客观，而 TST 的解读受结果阅读者之间和阅读者本身差异的影响。不同于 TST 使用风险分层临界值（对于 HIV 感染患者，最低阈值是 5mm），QFT 和 T-SPOT.TB 两者都不使用风险分层临界值。相较于 TST，IGRA（特别是 T-SPOT.TB 试验）的敏感度受 HIV 相关的免疫抑制影响较小。由于 IGRA 不受 BCG 疫苗接种状态的影响，所以有助于接种过 BCG 个体的 LTBI 评估。此外，IGRA 似乎不受大多数环境非结核性分枝杆菌感染的影响，这些非结核性分枝杆菌可能会导致假阳性 TST。因此，IGRA 的特异性一般高于 TST。

■ γ-干扰素释放试验（IGRA）和结核菌素皮肤试验（TST）预测合并潜伏结核感染（LTBI）的人类免疫缺陷病毒（HIV）感染患者中 LTBI 进展到活动性结核（TB）的准确度均不高。由于没有数据表明哪一种诊断性方法对 HIV 感染者 LTBI 评估最优，所以根据可获得性、费用及患者便利性决定选用哪种检测。如果 LTBI 的检测结果为阴性（任一方法），但患者 CD4$^+$细胞计数较低（如 < 200 个/mm^3），则应在强效 ART 提高患者免疫后应再次进行诊断性试验，因为免疫抑制可能会导致假阴性试验结果。

■ 由于免疫功能受损患者结核（TB）病的风险较高，新诊断的人类免疫缺陷病毒（HIV）感染者均应进行潜伏结核感染（LTBI）检测。世界卫生组织（WHO）推荐，在资源有限地区，可行的情况下应在 HIV 感染者开始 LTBI 治疗前进行 LTBI 检测。如果不可能进行 LTBI 检测，应对所有 HIV 阳性患者进行 LTBI 的治疗。

■ 对于任何有潜伏结核感染（LTBI）证据的人类免疫缺陷病毒（HIV）感染患者，必须排除活动性结核（TB）病。在所有地区，理想情况下，推荐进行胸部 X 线片（有条件者进行肺 CT）、病史及体格检查，并联合微生物学评估。在资源有限地区，仅靠病史（重点是不存在咳嗽、体重减轻、发热和盗汗）即足够筛查并开始相应治疗。

■ 由于结核分枝杆菌可以导致人体任何部位的感染，对相应部位感染的诊断依据侧重也应有所考虑。对于出现精神神经症状的，腰椎穿刺检查对脑脊液进行分析，往往可以做出拟诊并开始相应治疗；对出现肠道症状的，应积极考虑肠镜检查，以期病理及时发现抗酸杆菌。有淋巴结肿大并伴疼痛及压痛者进行淋巴结穿刺活检查抗酸杆菌及结核菌 DNA、骨关节结核分枝杆菌感染，有条件的应获得病理标本。胸腹水及心包积液可进行结核菌 DNA 检测。

■ 需要高度重视的是，非结核分枝杆菌（NTM）与结核分枝杆菌在临床致病特点方面有高度类似的可能，而两者的治疗方案很多不同，因此，仍需要对两者进行必要的鉴别。除经典的培养方法外，PCR 检测对于鉴定菌种具有重要意义。考虑到试验方法的要求，需要在条件成熟的实验室进行。

■ 考虑到耐药结核的问题日益突出，有条件的机构应开展耐药结核的检测工作，为确定治疗方案提供依据。

■ 耐药性检测，体液及组织标本进行结核菌培养和药物敏感性试验。

■ 基因 X-pert MTB/RIF 及 X-pert TMB/RIF Ultra，是目前敏感性及特异性均较好的分子诊断方法，可以检测是滞有利福平耐药性。特别是痰液、脑脊液、胸腔积液、腹水、心包积液等检测。

■ 确诊依靠细菌学检测：体液涂片找抗酸杆菌（痰、胸腔积液、腹水、小便、CSF、脓液等）或结核杆菌培养阳性、结核 DNA 阳性、X-pert TMB/RIF 或 X-pert TMB/RIF Ultra 查到结核分枝杆菌。

（三）治疗方案的选择

根据《临床诊疗指南（结核病分册）》（中华医学会，2005 年）和《国家免费艾滋病抗病毒药物治疗手册（2011 版）》。
1. 抗结核治疗遵循早期、规律、全程、联合、适量原则。
2. 继续原有的或尽早开始一线抗 HIV 病毒治疗。
3. 对症治疗。

释义

■ 根据《中国结核病预防控制工作技术规范（2020 版）》和《国家免费艾滋病抗病毒药物治疗手册（2016 版）》。中国艾滋病诊治指南，2021 版，艾滋病/HIV 感染合并结核诊治专家共识 2021。

1. 抗结核治疗遵循早期、规律、全程、联合、适量原则。

2. 继续原有的或尽早开始一线抗 HIV 病毒治疗。

3. 对症治疗。

4. 外科治疗。

5. ART 治疗。

■ 与非 HIV 感染的活动性结核患者一样，合并 HIV 感染的活动性结核患者一经诊断，应尽快开始治疗。采用强有力的化疗药物，规律全程地用药，杀灭结核菌，消除传染性，同时给结核病变的修复创造条件。全身化学治疗是结核病治疗的最基本方法。

■ 对于艾滋病合并结核病患者，建议先给予抗结核治疗，之后再启动抗病毒治疗。目前认为，即便出现免疫炎性反应重建综合征也很少导致患者死亡，主张尽早启动抗 HIV 病毒治疗。对于肺结核的患者，如果 CD4$^+$T 淋巴细胞计数＜ 200 个/微升，建议抗结核治疗 2 周内启动 HAART；如果 CD4$^+$T 淋巴细胞计数＞ 200 个/微升，肺结核病情较严重者，如低体重指数、低血红蛋白、低蛋白血症以及器官功能障碍等，建议在抗结核 8 周内抗病毒治疗，如病情较轻，建议在抗结核 2 周后再开始抗病毒治疗。对于中枢神经系统结核的患者，如果 CD4$^+$T 淋巴细胞计数＜ 200 个/微升，建议抗结核治疗 4~8 周后再开始 ART；如果 CD4$^+$T 淋巴细胞计数＞ 200 个/微升，应尽早启动 ART，不建议 8 周内启动 ART。如合并耐药结核病（MDR-TB 或 XDR-TB），在确定结核分枝杆菌耐药使用二线抗结核药物 2~4 周内开始 ART。

■ 可参考《艾滋病诊疗指南》（中华医学会感染病学分会艾滋病学组，2021 年，第 3 版）。

（四）标准住院日

28~56 天。

> **释义**
>
> ■ 如果患者条件允许，住院时间可以低于上述住院天数。

（五）进入路径标准

1. HIV 感染，诊断同时符合中枢神经系统结核（ICD-10：A17.1-17.2）、粟粒性肺结核（ICD-10：A19）、结核性心包炎（ICD-10：A18.8）等活动性肺结核或同时累及多器官系统，有病情恶化风险的患者。

2. 当患者合并其他疾病，但住院期间不需要特殊处理也不影响第一诊断的临床路径流程实施时，可以进入路径。

> **释义**
>
> ■ 经临床诊断为活动性肺结核同时合并艾滋病的患者可进入本路径。
>
> ■ 若患者活动性结核已经引起严重并发症（如大咯血、气胸、呼吸衰竭、脑疝等），或艾滋病继发其他感染或肿瘤性疾病，或患者同时伴有其他器官系统疾病（如心力衰竭、恶性肿瘤等），如果影响第一诊断的临床路径流程实施时均不适合进入本路径。

（六）住院后第 1~3 天

1. 必需的检查项目：

（1）血常规、尿常规、便常规。

（2）肝功能、肾功能、电解质、感染性疾病筛查（乙型肝炎、丙型肝炎、梅毒）。

（3）完善痰病原学检查。

（4）胸部正侧位 X 线片、心电图。

2. 根据患者病情进行：血气分析、胸部 CT、头颅 CT、超声心动图。

> **释义**
>
> ■ 病原学检查，如抗酸染色、结核分枝杆菌培养及药物敏感试验、TB-DNA、X-per MTB/RIF。。
>
> ■ 有中枢神经系统感染表现时，还应尽早完成腰椎穿刺进行颅内压测定，并送检脑脊液进行常规、生化、结核菌病原学检查。
>
> ■ 有心脏压塞症状时，进行心包穿刺或开窗引流，送检常规、生化、病原学检查。

（七）治疗方案与药物选择

1. 抗结核治疗：给予包括异烟肼、利福平、吡嗪酰胺、乙胺丁醇（或氨基苷类药）的标准强化治疗方案。如有条件，可以根据结核分枝杆菌药敏试验结果调整治疗方案。

2. 对于未接受抗 HIV 治疗的患者，根据 $CD4^+T$ 淋巴细胞计数，在抗结核治疗 2~8 周后考虑开始抗病毒治疗。

3. 对于结核性脑膜炎、心包炎、腹膜炎、粟粒性结核患者，可以考虑应用糖皮质激素。

4. 积极处理颅压升高、低氧血症、心力衰竭及免疫重建炎症反应综合征等并发症。

5. 外科治疗：对于有浓肿病灶或死骨形成的结核病需要外科引流治疗；结核性脑膜炎合并梗阻性脑积水，内科治疗无效者，需要脑室引流治疗。

> **释义**
>
> ■ 艾滋病患者抗结核的治疗原则与非艾滋病患者相同，但抗结核药物使用时应注意与抗病毒药物之间的相互作用及配伍禁忌。
>
> ■ 根据情况也可选择喹诺酮类药物、对氨基水杨酸、阿米卡星、链霉素等。
>
> ■ 通常采用异烟肼+利福平+乙胺丁醇+吡嗪酰胺进行 2 个月强化治疗，然后使用异烟肼+利福平进行 4 个月巩固治疗。有空洞病变的肺结核疗程要适当延长，中枢神经系统结核患者，疗程应延长到 9~12 个月。骨关节结核疗程 6~9 个月。对于合并慢性乙肝及慢性丙肝者，未能使用利福平或吡嗪酰胺患者，疗程可能会更长。
>
> ■ 对于中重度结核性脑膜炎、粟粒性肺结核、结核性心包炎的患者，可使用皮质类固醇以减少患者的后遗症，延长存期。可用地塞米松 8~12mg/d（或同等剂量的泼尼松）6~8 周，症状缓解后逐渐减量。
>
> ■ 中医治疗
>
> 辨证选择口服中药汤剂或中成药
>
> （1）肺阴亏虚证。
>
> 治法：滋阴润肺
>
> 推荐方药：月华丸加减。
>
> 北沙参 15g、麦冬 15g、天冬 15g、生地黄 15g、熟地黄 15g、百部 20g、川贝母 12g、桑叶 12g、白菊花 12g、阿胶 12g、三七 9g、茯苓 12g、山药 30g。

若咳嗽频繁而痰少质粘者，加百合、杏仁、炙枇杷叶以润肺化痰止咳。痰中带血丝较多者，加白及、仙鹤草、白茅根、蛤粉炒阿胶等和络止血。若潮热骨蒸甚者，酌加银柴胡、地骨皮、功劳叶、青蒿等以清虚热。

推荐中成药：润肺止嗽丸等。

（2）阴虚火旺证。

治法：滋阴降火。

推荐方药：百合固金汤合秦艽鳖甲散。

百合30g、麦冬15g、玄参15g、生地黄15g、熟地黄15g、当归15g、白芍15g、桔梗12g、川贝母12g、鳖甲30g、知母15g、百部15g、白芨12g、龟板15g、阿胶12g、五味子9g、甘草9g。

若火旺较甚，热势明显升高，酌加胡黄连、黄芩、黄柏等苦寒泻火坚阴。痰热蕴肺，咳嗽痰黄稠浊，酌加桑白皮、知母、金荞麦根、鱼腥草等清化痰热。咯血较著者去当归之辛窜，加黑山栀、紫珠草、大黄炭、地榆炭等凉血止血；血出紫黯成块，伴胸胁掣痛者，可酌加三七、茜草炭、花蕊石、蒲黄、郁金等化瘀和络正血。盗汗甚者可选加乌梅、煅牡蛎、麻黄根、浮小麦等敛营止汗。声音嘶哑或失音可加诃子、木蝴蝶、凤凰衣、胡桃肉等润肺肾而通声音。

推荐中成药：百合固金丸等。

（3）气阴两虚证。

治法：益气养阴。

推荐方药：保真汤加减。

黄芪30g、炒白术15g、茯苓15g、炙甘草12g、天冬15g、麦冬15g、生地黄15g、熟地黄15g、当归15g、白芍15g、地骨皮12g、黄柏9g、知母15g、柴胡12g、陈皮12g、厚朴12g、白芨12g、百部15g。

咳嗽痰稀，可加紫菀、款冬花、苏子温润止嗽。夹有湿痰症状者，可加半夏、陈皮以燥湿化痰。咯血量多者可酌加花蕊石、蒲黄、仙鹤草、三七配合补气药以止血摄血。如纳少腹胀，大便溏薄等脾虚症状明显者，酌加扁豆、薏苡仁、莲子肉、山药等甘淡健脾。慎用地黄、阿胶、麦冬等滋腻之品，以免妨碍脾之健运，必要时可佐陈皮、麦芽等以助脾运。

推荐中成药：人参保肺丸等。

（4）阴阳两虚证。

治法：滋阴补阳。

推荐方药：补天大造丸加减。

党参15g、黄芪30g、炒白术15g、山药30g、茯苓15g、白芍15g、生地黄15g、当归15g、枸杞子15g、龟板15g、鹿角胶15g、酸枣仁15g、远志9g。

若肾虚气逆喘息者，配胡桃仁、冬虫草、蛤蚧、五味子等摄纳肾气以定喘。阳虚血瘀水停者，可用真武汤合五苓散加泽兰、红花、北五加皮温阳化瘀行水。五更泄泻者配用煨肉豆蔻、补骨脂以补火暖土，此时忌投地黄、阿胶、当归等滋腻润肠之品。

推荐中成药：参芪地黄丸等。

（八）出院标准

1. 症状缓解。
2. 病情稳定。
3. 没有需要住院治疗的合并症和/或并发症。

> **释义**
>
> ■ 如果出现并发症，是否需要继续住院处理，由主管医师具体决定。

（九）变异及原因分析

1. 治疗无效或者病情进展，需复查病原学检查并调整抗菌药物，导致住院时间延长。
2. 伴有影响本病治疗效果的合并症和并发症，需要进行相关诊断和治疗。
3. 由于肺部空洞型结核出现大量咯血者，按照大咯血的临床路径处理。

> **释义**
>
> ■ 变异分为微小变异和重大变异两大类，前者是不出路径、偏离预定轨迹的病例，后者是需要退出本路径或进入其他路径的病例。
>
> ■ 微小变异包括：
>
> 并发症：因为使用抗结核药物或抗 HIV 病毒药物所引起的轻度药物不良反应，如白细胞、血小板的轻度降低，肝功能轻度异常，轻度胃肠道反应，经过对症治疗后可缓解。出现活动性结核并发症但症状较轻，如痰中带血。
>
> 医院原因：因为医院检验项目的及时性，不能按照要求完成检查；因为节假日不能按照要求完成检查。
>
> 个人原因：患者不愿配合完成相应检查，短期不愿按照要求出院随诊。
>
> ■ 重大变异包括：
>
> 疾病本身原因：因基础疾病需要进一步诊断和治疗，如肿瘤；因为合并其他疾病需要进一步诊断和治疗，如出现其他病原菌引起的感染；因出现耐药结核需更换用药；因各种原因需要其他治疗措施等。
>
> 并发症：因使用抗结核药物或抗 HIV 病毒药物所引起的严重不良反应，如导致粒细胞缺乏、肝功能严重异常、患者不能耐受的严重恶心呕吐、精神障碍、肾功异常等，需暂时停止或更换治疗。因出现活动性结核严重的并发症，如大咯血、气胸、呼吸衰竭、脑疝、严重脑积水、肠穿孔、机械性肠梗阻等，需进一步诊治。
>
> 医院原因：与患者或家属发生医疗纠纷。
>
> 个人原因：患者要求离院或转院；不愿按照要求出院随诊而导致入院时间明显延长。

（十）参考费用标准

12 000~16 000 元。

> **释义**
>
> ■ 根据患者病情，费用可适当增减。如果出现严重并发症延长住院时间，导致住院费用明显增加，需要特殊说明并且退出本路径。

五、艾滋病合并活动性结核病临床路径给药方案

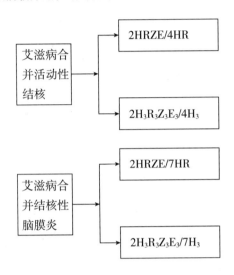

（一）用药选择

抗结核药物的选择请参阅有关章节。

（二）药学提示

由于患者可能同时进行 ART 和抗结核治疗，因此，需要高度重视药物选择和相互作用。

（三）注意事项

1. 在抗结核药物中，利福霉素类是目前收到广泛关注的一类药物。HIV 感染者使用利福霉素类的主要问题是与抗逆转录病毒药物的潜在药物间相互作用。利福霉素类能诱导肝 CYP3A4 酶，该酶能加速 HIV PIs 和一些 NNRTIs 的代谢。但考虑到其对结核分枝杆菌的抗菌活性，除非有证据显示对该类药物耐药，否则，必须作为抗结核治疗的主要药物之一，在不发生特殊不良事件的基础上，持续用药到结核治疗终点，而非最初两个月的强化治疗结束。

2. 对 LTBI 的治疗可以获得两个重要益处：①降低进展至活动性结核病的可能性；②减少结核杆菌传播。治疗 LTBI 可降低进展至活动性结核病的风险，从而降低结核相关并发症的发病率和死亡率。研究已表明，LTBI 试验阳性（TST 或 IGRA）患者的这一治疗获益最大。因此，多年来专家们强烈推荐对 HIV 感染者进行 LTBI 治疗。

以下情况的 HIV 感染者需要 LTBI 治疗：

（1）近期接触活动性 TB 病患者的个体。

（2）有治疗不充分的、愈合的结核病史（如 X 线胸片显示纤维化病变）的个体，不论 LTBI 检测结果如何。

（3）TST 或 IGRA 显示有 LTBI 证据的个体。

（4）生活在结核发病率高、LTBI 检测不可用的资源有限地区的个体。

3. 2011 年，WHO 推荐在开始治疗之前进行 LTBI 检测，但也指出，对于生活在结核高发病率地区的 HIV 感染者，这不应是绝对要求。在 LTBI 检测不可用的资源有限地区，所有 HIV 感染者都需要进行 LTBI 治疗。

4. 中医中药的注意事项：中药有一定毒性，用药过程中要特别观察副作用，与抗结核药及 ART 药物之间的相互作用缺乏数据，在有经验的医师指导下谨慎使用。

六、艾滋病合并活动性结核病护理规范

1. 隔离：在标准预防的基础上采取接触传播和空气传播的隔离与预防，空气传播的隔离与预防直到患者症状消失后连续 3 次痰培养结核菌阴性方可解除隔离。患者最好安排在单间医务人员接触患者时应戴医用防护口罩。病情容许时，患者应戴外科口罩。做好病房的通风，如病房通风条件不好时，应每日至少进行一次空气消毒。教育患者注意呼吸卫生和咳嗽礼仪。

2. 休息与活动：肺结核患者症状明显者，应卧床休息。

3. 饮食：嘱患者进食高热量、高蛋白、富含维生素的饮食。

4. 病情观察要点：

（1）注意观察患者的生命体征和体重，每周测量体重 1 次，判断患者营养状况是否改善。

（2）观察有无并发症发生，如自发性气胸、咯血等。如咳嗽时，应注意观察痰的性状、颜色、量，有无血痰和咯血。

（3）有无药物的不良反应出现。

（4）同时在服用抗病毒治疗患者，应密切观察患者有无免疫重建炎性综合征的表现。

5. 咯血的护理：痰中带血或少量咯血，以对症治疗为主，嘱患者休息，安静，作好解释，给予小量镇静剂、镇咳剂，慎用强镇咳剂。

6. 药物治疗的护理：向患者强调抗结核规律治疗的重要性，促使患者按时服药，积极配合治疗；讲解药物的不良反应；如出现不良反应，及时与医生联系，不要自行停药；提醒患者定期复查，监测实验室指标。同时在服用抗病毒治疗药物的患者，还应向患者讲解免疫重建炎性综合征的临床表现，如发热、潜伏感染的出现或原有感染的加重或恶化等。

七、艾滋病合并活动性结核病营养治疗规范

1. 发热期优先选择糊状、半流质或精细软加工食物。

2. 增加含优质蛋白质丰富食物的摄入量，成人每天蛋白质为 1.5~2.0g/kg，其中奶类、蛋类、禽肉、鱼虾等优质蛋白占一半以上，每天摄入一定量的新鲜蔬菜和水果，以补充维生素。

3. 根据病情和营养评估选择合理的口服营养补充食品。

4. 避免辛辣、坚硬、油腻等食物。

5. 结核性脑膜炎昏迷垢患者不能自主进食者，可进行肠外或经鼻饲管进行肠内营养。

八、艾滋病合并活动性结核病患者健康宣教

1. 注意呼吸卫生和咳嗽礼仪：外出时戴外科口罩，严禁随地吐痰，不可面对他人打喷嚏或咳嗽，用双层纸巾遮住口鼻，纸巾焚烧处理。留置于容器中的痰液须经灭菌处理再弃去。接触痰液后用流水清洗手。

2. 餐具煮沸消毒或用消毒液浸泡消毒，同桌共餐时使用公筷。

3. 未受过结核分枝杆菌感染的家人或其他密切接触者接种卡介苗，使人体产生对结核分枝杆菌的获得性免疫力。

4. 密切接触者应定期到医院进行有关检查。

5. 抗结核治疗服药过程要规律，不能漏服。

6. 定期到医院进行复查和随访。

九、推荐表单

（一）医师表单

艾滋病合并活动性结核病临床路径医师表单

适用对象：第一诊断为人类免疫缺陷病毒［HIV］病合并结核分枝杆菌感染（ICD-10：B20.0）

患者姓名：	性别：	年龄：	门诊号：	住院号：
住院日期：　年　月　日	出院日期：　年　月　日			标准住院日：28~56天

日期	住院第1~3天	住院期间
主要诊疗工作	□ 询问病史及体格检查 □ 进行病情初步评估 □ 上级医师查房 □ 确定治疗方案，进行抗结核治疗和对症处理 □ 开实验室检查单，完成病历书写	□ 上级医师查房 □ 评估辅助检查的结果 □ 病情评估，根据患者病情变化调整治疗方案 □ 观察药物不良反应 □ 住院医师书写病程记录
重点医嘱	**长期医嘱：** □ 内科护理常规 □ 呼吸道隔离 □ 一级/二级/三级护理常规（根据病情） □ 抗结核药物 □ 抗HIV病毒药物（必要时） **临时医嘱：** □ 血常规、尿常规、便常规 □ 肝肾功能、电解质、感染性疾病HBV、HCV筛查 □ 痰病原学检查及药敏 □ 胸部正侧位X线片、心电图 □ 血气分析、胸部CT、头颅CT（必要时）、胸腹部超声（必要时） □ 糖皮质激素（必要时） □ 甘露醇（必要时） □ 吸氧和呼吸支持（必要时） □ 心包穿刺引流（必要时）	**长期医嘱：** □ 呼吸内科护理常规 □ 呼吸道隔离 □ 一级/二级/三级护理常规（根据病情） □ 抗结核药物 □ 抗HIV病毒药物（必要时） **临时医嘱：** □ 复查血常规、肝功能 □ 复查X线胸片（必要时）、腹部超声（必要时） □ 异常指标复查 □ 病原学检查（必要时） □ 有创性检查（必要时） □ 糖皮质激素（必要时） □ 甘露醇（必要时） □ 吸氧（必要时）
病情变异记录	□ 无　□ 有，原因： 1. 2.	□ 无　□ 有，原因： 1. 2.
医师签名		

日期	出院前 1~3 天	住院第 28~56 天（出院日）
主要 诊疗 工作	□ 上级医师查房 □ 评估治疗效果 □ 确定出院后治疗方案 □ 完成上级医师查房记录	□ 完成出院小结 □ 向患者交代出院后注意事项 □ 预约复诊日期
重 点 医 嘱	**长期医嘱：** □ 内科护理常规 □ 二级或三级护理常规（根据病情） □ 抗结核药物 □ 抗 HIV 药物（必要时） **临时医嘱：** □ 根据需要，复查有关检查	**出院医嘱：** □ 出院带药 □ 门诊随诊
病情 变异 记录	□ 无　□ 有，原因： 1. 2.	□ 无　□ 有，原因： 1. 2.
医师 签名		

（二）护士表单

艾滋病合并活动性结核病临床路径护士表单

适用对象：第一诊断为人类免疫缺陷病毒［HIV］病合并结核分枝杆菌感染（ICD-10：B20.0）

患者姓名：	性别：　　年龄：　　门诊号：	住院号：
住院日期：　　年　月　日	出院日期：　　年　月　日	标准住院日：28~56 天

时间	住院第 1~3 天	住院期间
健康宣教	□ 入院宣教 　介绍主管医师、护士 　介绍环境、设施 　介绍住院注意事项 　探视制度、查房制度、订餐制度、卫生间的使用 □ 消毒隔离知识宣教 □ 疾病知识宣教 □ 氧气吸入知识宣教（必要时）	□ 护理查房 □ 生活护理 □ 观察患者病情变化 □ 遵医嘱用药 □ 完成护理记录
护理处置	□ 核对患者、办理入院手续、佩戴腕带 □ 安排床位、入院评估 □ 执行医嘱 □ 核对医嘱 □ 护理交班	□ 护理级别遵医嘱 □ 护理常规 □ 执行医嘱 □ 核对医嘱 □ 护理交班
基础护理	□ 护理级别遵医嘱 □ 接触隔离/空气隔离 □ 患者安全管理 □ 用氧安全管理 □ 患者皮肤管理	□ 护理级别遵医嘱 □ 接触隔离/空气隔离 □ 患者安全管理 □ 用氧安全管理 □ 患者皮肤管理
专科护理	□ 接触隔离/空气隔离 □ 入院护理评估，护理计划 □ 测体温、脉搏、呼吸，4 次/日 □ 观察患者病情 □ 指导正确留取痰标本 □ 指导患者有效的咳嗽排痰方法及痰液处理方法 □ 吸氧护理及呼吸支持（必要时） □ 用药指导：抗结核药物、抗 HIV 病毒药物（必要时）、糖皮质激素（必要时）、甘露醇（必要时） □ 心理指导	□ 接触隔离/空气隔离 □ 观察患者一般情况及病情变化 □ 测体温、脉搏，4 次/日 □ 吸氧护理及呼吸支持（必要时） □ 用药指导：抗结核药物、抗 HIV 病毒药物（必要时）、糖皮质激素（必要时）、甘露醇（必要时） □ 有创检查的术前指导 □ 心理指导
重点医嘱	□ 详见医嘱执行单	□ 详见医嘱执行单
病情变异记录	□ 无　□ 有，原因： 1. 2.	□ 无　□ 有，原因： 1. 2.
护士签名		

时间	出院前 1~3 天	住院第 28~56 天（出院日）
健康宣教	□ 护理查房 □ 生活护理 □ 观察患者病情变化 □ 遵医嘱用药 □ 完成护理记录	□ 护理查房 □ 遵医嘱带药 □ 完成护理记录 □ 出院宣教 □ ART 治疗依从性宣教 □ 抗结核药用药宣教
护理处置	□ 护理级别遵医嘱 □ 接触隔离 □ 执行医嘱 □ 护理常规 □ 三查七对护理原则 □ 核对医嘱 □ 护理交班	□ 执行医嘱 □ 接触隔离 □ 护理交班
基础护理	□ 护理级别遵医嘱 □ 患者安全管理	□ 护理级别遵医嘱 □ 患者安全管理
专科护理	□ 观察患者病情变化 □ 心理护理 □ 出院准备评估 □ ART 治疗依从性评估 □ 抗结核药用药规范性评估	□ 指导患者办理出院手续 □ 出院后随访指导 □ 征求患者满意度、意见及建议
重点医嘱	□ 详见医嘱执行单	□ 详见医嘱执行单
病情变异记录	□ 无　□ 有，原因： 1. 2.	□ 无　□ 有，原因： 1. 2.
护士签名		

（三）患者表单

艾滋病合并活动性结核病临床路径患者表单

适用对象：第一诊断为人类免疫缺陷病毒［HIV］病合并结核分枝杆菌感染（ICD-10：B20.0)

患者姓名：	性别： 年龄： 门诊号：	住院号：
住院日期： 年 月 日	出院日期： 年 月 日	标准住院日：28~56天

时间	住院第1~3天	住院期间
医患配合	□ 询问病史、过敏史 □ 查体 □ 实验室检查 □ 影像学检查 □ 交代病情 □ 必要的治疗（吸氧和呼吸支持）	□ 查房 □ 交代必要的特殊检查 □ 如病情需要：交代进一步的诊断和处理 □ 复查实验室检查 □ 复查影像学
护患配合	□ 行入院护理评估（简单询问病史） □ 接受入院宣教（环境介绍、病室规定、订餐制度、贵重物品保管、查房制度） □ 测量体温、脉搏、呼吸、血压、体重1次 □ 护理级别遵医嘱	□ 护理查房 □ 相应的护理处置：遵医嘱
饮食	□ 遵医嘱	□ 遵医嘱
排泄	□ 正常排尿便	□ 正常排尿便
活动	□ 遵医嘱	□ 遵医嘱

时间	出院前1~3天	住院第28~56天（出院日）
医患配合	□ 查房 □ 交代必要的特殊检查 □ 如病情需要：交代进一步的诊断和处理	□ 查房 □ 出院前交代 □ 病情交代 □ 随访交代 □ 出院病情证明书 □ 出院带药
护患配合	□ 护理查房 □ 相应的护理处置：遵医嘱 □ 出院准备评估 □ 出院带药 □ 出院指导：用药、饮食和健康宣教等 □ 协助做好出院准备	□ 护理查房 □ 相应的护理处置：遵医嘱 □ 办理出院手续 □ 领取出院带药 □ 出院指导：用药、饮食和健康宣教等 □ 患者满意度、意见及建议
饮食	□ 遵医嘱	□ 遵医嘱
排泄	□ 正常排尿便	□ 正常排尿便
活动	□ 遵医嘱	□ 遵医嘱

附：原表单（2012 年版）

艾滋病合并活动性结核病临床路径表单

适用对象：第一诊断为活动性结核病（ICD-10：A15-A20），第二诊断为艾滋病的患者

患者姓名：	性别：	年龄：	门诊号：	住院号：
住院日期：　年　月　日	出院日期：　年　月　日		标准住院日：28~56 天	

时间	住院第 1~3 天	住院期间
主要诊疗工作	□ 询问病史及体格检查 □ 进行病情初步评估 □ 上级医师查房 □ 确定治疗方案，进行抗结核治疗和对症处理 □ 开实验室检查单，完成病历书写	□ 上级医师查房 □ 评估辅助检查的结果 □ 病情评估，根据患者病情变化调整治疗方案 □ 观察药物不良反应 □ 住院医师书写病程记录
重点医嘱	**长期医嘱：** □ 内科护理常规 □ 一级/二级/三级护理常规（根据病情） □ 抗结核药物 □ 抗 HIV 病毒药物（必要时） **临时医嘱：** □ 血常规、尿常规、便常规 □ 肝肾功能、电解质、感染性疾病筛查 □ 痰病原学检查及药敏 □ 胸部正侧位 X 线片、心电图 □ 血气分析、胸部 CT、头颅 CT（必要时） □ 糖皮质激素（必要时） □ 甘露醇（必要时） □ 吸氧和呼吸支持（必要时） □ 腰椎穿刺（必要时） □ 心包穿刺引流（必要时）	**长期医嘱：** □ 呼吸内科护理常规 □ 一级/二级/三级护理常规（根据病情） □ 抗结核药物 □ 抗 HIV 病毒药物（必要时） **临时医嘱：** □ 复查血常规、肝功能 □ 复查 X 线胸片（必要时） □ 异常指标复查 □ 病原学检查（必要时） □ 有创性检查（必要时） □ 糖皮质激素（必要时） □ 甘露醇（必要时） □ 吸氧（必要时）
主要护理工作	□ 介绍病房环境、设施和设备 □ 呼吸道隔离 □ 入院护理评估，护理计划 □ 观察患者情况 □ 静脉取血，用药指导 □ 指导正确留取痰标本	□ 观察患者一般情况及病情变化 □ 观察药物不良反应 □ 疾病相关健康教育 □ 呼吸道隔离
病情变异记录	□ 无　□ 有，原因： 1. 2.	□ 无　□ 有，原因： 1. 2.
护士签名		
医师签名		

时间	出院前 1~3 天	住院第 28~56 天（出院日）
主要 诊疗 工作	□ 上级医师查房 □ 评估治疗效果 □ 确定出院后治疗方案 □ 完成上级医师查房记录	□ 完成出院小结 □ 向患者交代出院后注意事项 □ 预约复诊日期
重 点 医 嘱	**长期医嘱：** □ 内科护理常规 □ 二级或三级护理常规（根据病情） □ 抗结核药物 □ 抗 HIV 药物（必要时） **临时医嘱：** □ 根据需要，复查有关检查	**出院医嘱：** □ 出院带药 □ 门诊随诊
主要 护理 工作	□ 观察患者一般情况 □ 观察疗效、各种药物作用和不良反应 □ 恢复期生活和心理护理 □ 出院准备指导	□ 帮助患者办理出院手续 □ 出院指导
病情 变异 记录	□ 无 □ 有，原因： 1. 2.	□ 无 □ 有，原因： 1. 2.
护士 签名		
医师 签名		

第十章

艾滋病合并巨细胞病毒视网膜炎临床路径释义

【医疗质量控制指标】（专家建议）

指标一、诊断需要有感染暴露史、视力障碍的临床表现、艾滋病毒感染证据、眼底渗出及血管周围出血病变、可有血清巨细胞病毒感染证据。

指标二、对临床诊断的病例立即住院治疗。

指标三、诊断临床诊断巨细胞病毒视网膜炎患者，尽早启用更昔洛韦或加膦甲酸钠治疗。

指标四、中重度患者需要请眼科医师协助使用更昔洛韦进行玻璃腔内注射局部治疗。

指标五、视力改善后适时启动 ART 治疗。

一、艾滋病合并巨细胞病毒视网膜炎编码

1. 原编码：

疾病名称及编码：第一诊断为巨细胞病毒视网膜炎（ICD-10：B25.901），第二诊断为艾滋病的患者

2. 修改编码：

疾病名称及编码：艾滋病合并巨细胞病毒视网膜炎（ICD-10：B20.201）

二、临床路径检索方法

B20.201

三、国家医疗保障疾病诊断相关分组（GHS-DRG）

MDC 编码：MDCY（HIV 感染疾病及相关操作）

ADRG 编码：YR1（HIV 相关疾患）

四、艾滋病合并巨细胞病毒视网膜炎临床路径标准住院流程

（一）适用对象

第一诊断为巨细胞病毒视网膜炎（ICD-10：B25.901），第二诊断为艾滋病的患者。

> **释义**
>
> ■ 本路径仅适用于第一诊断为巨细胞病毒视网膜炎，第二诊断为艾滋病的患者。
>
> ■ 巨细胞病毒（CMV）视网膜炎常见于艾滋病晚期，是导致视力下降和失明的主要原因。典型症状包括飞蚊症、漂浮物、盲点或外周视野缺损。镜下特征性表现为沿视网膜血管分布的黄白色渗出伴片状出血（奶酪加番茄酱样改变）。2/3 患者为单侧发病，治疗不及时可进展为双侧。在抗逆转录病毒（ART）时代前，约 30% 艾滋病患者合并 CMV 视网膜炎。ART 的出现使其发病率和病死率明显下降。
>
> ■ CMV 感染通常表现为隐性感染。CMV 可侵犯多个器官系统，如眼睛、肺、消化系统、中枢神经系统、血源性感染等，当引起病理病变和相应临床症状时，则称为巨细胞病毒病（CMV 病）。其中 CMV 视网膜脉络膜炎最为常见，其他包括 CMV 食管炎或结肠炎、CMV 肺炎、CMV 脑炎等。

> ■ 在进入本路径时，鉴别诊断非常重要，应除外单纯疱疹病毒、水痘-带状疱疹病毒、弓形虫和真菌和梅毒等其他病原体及非炎症性疾病引起的视网膜炎。
>
> ■ CMV 视网膜炎高危因素：CD4$^+$T 淋巴细胞计数＜50 个/mm^3；未进行 ART 或 ART 失败；曾患其他机会性感染；高 CMV 病毒血症；高 HIV 病毒载量（＞10^{6}拷贝/ml）。

（二）诊断依据

根据《艾滋病诊疗指南》（中华医学会感染病学分会，2011 年）、美国《艾滋病合并机会性感染诊疗指南（2009 年）》及《实用内科学》（第 13 版）。

1. CD4$^+$T 淋巴细胞＜200 个/μl。

2. 视物模糊、视力下降。

3. 眼底表现为沿血管分布的浓厚黄白色病损，有片状出血，边缘为不规则的黄白色颗粒，晚期视网膜萎缩，视网膜血管硬化、狭窄。除外贝赫切特病（Behcet）、视网膜血管炎等原因。

4. 血清巨细胞病毒 CMV-IgM 阳性或血清 CMV-IgG 4 倍升高或外周血 PCR 检测 CMV 阳性。CMV PP65 抗原、CMV-DNA（体液）阳性有助于活动性感染的诊断。

> **释义**
>
> ■ 最新指导文件为根据《中国艾滋病诊疗指南》（中华医学会感染病学分会，2021 年）、美国《艾滋病合并机会性感染诊疗指南（2009 年）》及《实用内科学》（第 13 版）。2020 版：艾滋病合并巨细胞病毒视网膜炎诊治浙江省专家共识，2019。
>
> ■ 巨细胞病毒视网膜炎是 HIV 感染者常见的机会性感染，尤其是 CD4$^+$ 细胞计数＜200 个/μl 时。虽然患者有视力下降和视物模糊等症状，但部分患者在疾病早期的不适并不突出，因此，对于任何 HIV 感染者，出现不典型症状时，都应考虑到 CMV 视网膜炎可能并尽快进行眼科检查。
>
> ■ 该病的诊断最具价值的是眼底检查出现前述的特征性病变。而 CD4$^+$T 细胞计数、CMV 血清学标志物只具有辅助诊断价值，需要临床高度重视。
>
> ■ 由于 CMV 同样可以导致多系统感染，如肺部、消化道等，对 HIV 感染者出现相关症状时，应注意鉴别。同时需要与其他疾病引起的眼底病变鉴别。
>
> ■ 房水或者玻璃体 CMV DNA 检测有助于 CMVR 的诊断。

（三）治疗方案的选择

1. 根据《艾滋病诊疗指南》（中华医学会感染病学分会，2011 年）、美国《艾滋病合并机会性感染诊疗指南（2009 年）》及《实用内科学》（第 13 版）。

2. 支持、对症治疗。

3. 抗巨细胞病毒治疗。

4. 同时或尽早抗病毒治疗（ART）。

> **释义**
>
> ■ 最新指导文件为根据《艾滋病诊疗指南》（中华医学会感染病学分会，2021年）、美国《艾滋病合并机会性感染诊疗指南（2009年）》及《实用内科学》（第14版）。2020版：艾滋病合并巨细胞病毒视网膜炎诊治浙江省专家共识。
>
> ■ 根据病情可采取卧床休息，给予高能量、多维生素饮食。不能进食者，予静脉补充营养。加强支持对症治疗，包括输注人血白蛋白、丙种球蛋白等，维持水和电解质平衡。
>
> ■ 艾滋病患者一旦出现CMV病，应积极抗病毒治疗。缬更昔洛韦、更昔洛韦、膦甲酸钠、西多福韦均对CMV有效。
>
> ■ CMV视网膜炎的治疗应根据病变部位、严重程度、免疫抑制水平及其他因素给予个体化治疗方案。CMV全身治疗可有效减少对侧眼感染风险及其他内脏感染，中央型病变治疗建议玻璃体内注射更昔洛韦或膦甲酸钠，同时给予CMV全身治疗。外周型病变仅给予全身治疗。
>
> ■ CMV视网膜炎在治疗结束后应继续维持治疗，建议使用更昔洛韦、缬更昔洛韦、膦甲酸钠口服或静滴治疗。
>
> ■ CMV相关免疫重建炎性反应综合征（immune reconstitution inflammatory syndrome，IRIS）主要针对CMV视网膜炎。CMV视网膜炎应在抗CMV治疗至少2周后开始抗病毒治疗（ART）。$CD4^+T$细胞计数 > 100个/mm^3是有效预防CMV病的最佳方案。
>
> ■ 当艾滋病患者CD4 < 50个/mm^3时，给予更昔洛韦预防治疗，到CD4恢复到150个/mm^3以上，维持3~6个月。

（四）标准住院日

一般为2~3周。

> **释义**
>
> ■ 艾滋病合并CMV视网膜炎患者入院后，一般都需要积极给予支持、对症治疗和病因性诊断检查，包括症状、体征、影像学检查和实验室检查，后者包括病原学和免疫学检查筛查，以进行必要的鉴别诊断，同时给予针对CMV的抗病毒治疗。标准住院日为2~3周。
>
> ■ 艾滋病患者常合并其他感染，如结核菌、肺孢子菌、真菌等多重感染，导致治疗方案的复杂化和疗程的延长，住院日 > 21天则转出或退出本路径。
>
> ■ 合并其他CMV病（食管炎、结肠炎、脑炎等）或全身多器官损害等并发症则转出或退出本路径。

（五）进入路径标准

1. 第一诊断为巨细胞病毒视网膜炎、第二诊断为艾滋病诊断。

2. 当患者合并其他疾病，但住院期间不需要特殊处理也不影响第一诊断的临床路径流程实施时，可以进入路径。

> **释义**
>
> ■ 经过体检和辅助检查，巨细胞病毒视网膜炎为第一诊断、艾滋病第二为诊断，适用本路径。
>
> ■ 当患者合并其他疾病，如合并其他 CMV 病、存在复杂多重感染或有多器官功能损害，对 CMV 治疗及住院病程有影响，或鉴别诊断不清时，不适合本路径。
>
> ■ 当患者合并其他疾病，但住院期间不需要特殊处理也不影响 CMV 视网膜炎的临床路径流程实施时，可以进入路径。但当其他疾病出现衍变，需要特殊处理时，退出本路径，进入其他相应疾病的诊疗路径。

（六）入院后第 1~3 天

1. 必需的检查项目：
(1) 血常规、尿常规、便常规。
(2) 肝功能、肾功能、电解质。
(3) 病原学检查（有条件）。
2. 根据患者病情进行：胸部正侧位 X 线片、心电图、超声（有条件）、眼底检查。

> **释义**
>
> ■ 检查 CD_4^+T 细胞计数、HIV 病毒载量。
>
> ■ 有条件的医院可进行巨细胞病毒耐药性检测。

（七）治疗方案与药物选择

1. 更昔洛韦：诱导期每次 5 mg/kg，每日 2 次静脉注射，每次注射时间应＞1 小时，维持 14~21 天。维持期 5 mg/ (kg·d)，1~3 个月。
2. 膦甲酸钠：初始量为 60mg/kg，每 8 小时 1 次，静滴时间不得少于 1 小时，根据疗效连用 2~3 周。维持治疗：维持剂量为 90~120mg/ (kg·d)（按肾功能调整剂量），静滴时间不得少于 2 小时。维持治疗期间，若病情加重，可重复诱导治疗及维持治疗过程。

> **释义**
>
> ■ 更昔洛韦：维持期每天 5 mg/kg，维持剂量为 5mg/ (kg·d)，一日 1 次，一周 7 天，或者 6mg/ (kg·d)，一周 5 天，1~3 个月。治疗至少 3~6 个月的静止性视网膜炎患者，ART 治疗后 CD4 细胞计数＞100 个/μl 持续了 6 个月以上，可停止抗 CMV 治疗。
>
> ■ 膦甲酸的诱导剂量为一次 60mg/kg，每 8 小时 1 次，或者一次 90mg/kg，每 12 小时 1 次，持续 14~21 日；维持剂量为 90~120mg/ (kg·d)，单次输注。静脉滴注时间不得少于 2 小时。
>
> ■ 局部治疗，由有经验的眼科医师进行治疗。一般诱导期建议每周注射 2 次更昔洛韦（2.0 毫克/次）或膦甲酸钠（2.4 毫克/次）；若实际情况限制，也可每周注射 1 次，建议适当增加更昔洛韦剂量（3.0~4.0 毫克/次）。依据专家经验及有关研究，

每周玻璃体腔注射 1 次高剂量更昔洛韦可安全有效地控制 CMVR 病情，无明显的视网膜毒性反应；玻璃体腔注射通常 7~10 日内给药 1~4 次，根据病眼病灶活动控制情况或房水 CMV DNA 转阴来决定是否停止玻璃体腔注射。

注射前使用抗生素滴眼液滴眼（如左氧氟沙星滴眼液），4 次/日，连续 3 日或者在注射前频点；注射当天进行视力、眼压检查；玻璃体腔注射建议在标准手术室进行，按照内眼手术要求进行规范消毒处理，注射中指导患者视线移开注射部位，由角膜缘后 3.5~4.0 mm 向眼球中心进针，缓慢推注药物，术毕观察眼压及视力；术后继续使用广谱抗生素滴眼液，4 次/日，连续滴眼 1 周；注射 1 日后行眼科复查。

■ ART 治疗：抗巨细胞病毒治疗 2 周左右可启动 ART，治疗方案依据治疗评估而定。

■ 中医治疗

根据临床症状，巨细胞病毒性视网膜炎相当于中医学的视瞻昏渺，属眼病中的瞳神疾病。按五轮学说，瞳神为水轮，内应于肾。因为肝肾同源，故发病常责之于肝肾。不过瞳神疾病的病因、病机十分复杂，除与肝肾有关外，和其他脏腑的关系也很密切。

一般认为，本病在内常由脏腑失调所致，外则多因感受湿热痰浊之邪而起。其证有虚有实。虚证主要有肝肾不足，精血亏耗；或心脾两虚，气血不足，目失所养，神光衰微。实证多因湿热痰浊内蕴，上犯清窍；情志不舒，气滞血郁而起。

治疗方面，应补虚泻实，虚实兼顾。内治虚证一般从补肝肾，益精血方面着手；实证常用清热泻火，利湿祛痰，疏肝理气，凉血止血，活血化瘀等法；虚实夹杂证需补虚泻实，以滋阴降火，柔肝熄风，健脾利湿，益气活血等法运用较多。辨证论治如下：

（1）湿热痰浊，上犯清窍证。

治法：清热祛痰，开窍明目。

推荐方药：温胆汤加减。

法半夏 12g、茯苓 12g、陈皮 12g、甘草 9g、竹茹 15g、枳实 12g。

（2）气滞血郁，玄腑不利证。

治法：清热疏肝，行气活血。

推荐方药：丹栀逍遥散加减。

丹皮 12g、栀子 9g、柴胡 12g、白芍 12g、当归 12g、炒白术 12g、茯苓 12g、薄荷 9g、甘草 9g。

（3）肝肾阴虚，虚火上扰证。

治法：滋肾养肝明目。

推荐方药：杞菊地黄丸加减。

枸杞子 15g、杭白菊 15g、生地 20g、山药 30g、山茱萸 12g、丹皮 12g、泽泻 12g、茯苓 12g。

（4）气血两虚，清窍失养证。

治法：养心益脾，补血行血。

推荐方药：人参养荣汤加减。

白人参 12g、黄芪 30g、炒白术 12g、茯苓 12g、陈皮 12g、当归 12g、熟地黄 15g、白芍 15g、五味子 9g、远志 9g。

（八）出院标准

1. 完成 2~3 周诱导治疗。

2. 症状有所缓解，视力明显改善，临床稳定 24 小时以上。

> **释义**
>
> ■患者完成 2~3 周的诱导治疗中，未出现其他部位 CMV 病、耐药复发或合并复杂多重感染，进而影响路径评估和后续维持治疗的情况。
>
> ■治疗后患者的视力得到部分恢复，眼底镜检查视网膜渗出和出血现象明显好转。患者视力稳定 24 小时以上再准许出院。

（九）变异及原因分析

1. 存在即刻威胁视力的病变（病变距中心凹＜1500μm 或邻近视神经乳头）的患者，初始治疗为尽快给予玻璃体内注射更昔洛韦或膦甲酸，联合口服缬更昔洛韦。作为变异因素，归入其他路径。

2. 存在并发症，需要进行相关的诊断和治疗，延长住院时间。

3. 合并其他疾病且病情严重者，归入其他路径。

> **释义**
>
> ■患者如为 CMV 视网膜炎中央型病变，需尽快给予玻璃体内注射更昔洛韦或膦甲酸，联合口服缬更昔洛韦或静滴更昔洛韦、膦甲酸钠、西多福韦等，可能需要后续进一步处理；作为变异因素，归入其他路径。
>
> ■患者如治疗中出现多器官功能损害，如心肺功能不全、肝衰竭等严重并发症，中止路径。主管医师均应进行变异原因的分析，并在临床路径的表单中予以说明。
>
> ■患者在住院中可能合并多重感染，如细菌、真菌、PCP、结核等病原体感染，导致住院时间延长，或因严重感染导致的并发症需要进一步治疗，需要中止或退出本路径，主管医师均应进行变异原因的分析，并在临床路径的表单中予以说明。

（十）参考费用标准

5000~8000 元。

五、艾滋病合并巨细胞病毒视网膜炎给药方案

（一）用药选择

1. 更昔洛韦：诱导期每次 5mg/kg，每日 2 次静脉注射，每次注射时间应＞1 小时，维持 14~21 天。维持期每天 5mg/kg 体重，维持剂量为 5mg/（kg·d），一日 1 次，一周 7 天，或者 6mg/（kg·d），一周 5 天，1~3 个月。治疗至少 3~6 个月的静止性视网膜炎患者，ART 治疗后 CD4 细胞计数＞100 个/μl 持续了 6 个月以上，可停止抗 CMV 治疗。

2. 膦甲酸钠：膦甲酸的诱导剂量为一次 60mg/kg，每 8 小时 1 次，或者一次 90mg/kg，每 12 小时 1 次，持续 14~21 日；维持剂量为 90~120mg/（kg·d），单次输注。静滴时间不得少于 2 小时。维持治疗期间，若病情加重，可重复诱导治疗及维持治疗过程。

3. 中医中药：依据患者病情，采用中医辩证施治，请中医科医师进行会诊处方。

（二）药学提示

1. 更昔洛韦常见不良反应：白细胞及血小板减少最常见，少见的有贫血，发热，皮疹，肝功能异常，水肿，感染，乏力。心律失常，高/低血压。思维异常或噩梦，共济失调，昏迷，头晕，头痛，紧张，感觉障碍，精神病，嗜睡，震颤。恶心，呕吐，腹泻，胃肠道出血，腹痛。嗜酸性粒细胞增多，低血糖。呼吸困难。脱发，瘙痒，荨麻疹。血尿及尿素氮升高。有巨细胞病毒感染性视网膜炎的艾滋病患者可出现视网膜剥离。注射处可见感染，疼痛，静脉炎。

2. 膦甲酸钠常见不良反应：据文献报道，对 188 例 AIDS 患者的前瞻性临床试验及上市后出现的与本品有关、无关和不能判断的不良反应如下。①肾功能损害：血清肌酐值升高，肌酐清除率降低，肾功能异常、急性肾衰竭、尿毒症、多尿、代谢性酸中毒。停止用药 1～10 周内血清肌酐值能恢复至治疗前水平或正常；②电介质：低钙血症、低镁血症、低钾血症、低磷血症或高磷血症；③贫血或血红蛋白降低：一般不同时伴有白细胞及血小板计数下降。许多 AIDS 患者同时接受 AZT 治疗，并在接受本品前已存在贫血；④局部刺激：注射部位静脉炎，生殖泌尿道刺激症状或溃疡；⑤全身：疲乏、不适、寒战、发热、脓毒症；⑥胃肠系统：恶心、呕吐、腹泻、腹痛、消化不良、便秘等。

（三）注意事项

1. 更昔洛韦：①怀孕及哺乳期妇女，对本药或阿昔洛韦过敏者禁用。临床前期研究发现，本药可以引起精子减少，突变，致畸及致癌，在停止治疗的 90 天内应采取避孕措施。10%～40%接受治疗的患者出现白细胞减少，因此本药应慎用于有白细胞减少病史的患者。10%接受本药治疗的患者出现血小板减少（＜5 万个/L），接受免疫抑制药物治疗的患者比艾滋病患者下降得更低。当患者的血小板计数＜10 万个/L 时，发生血小板减少的风险也增大；②对妊娠和哺乳的影响：动物实验发现本药有致畸作用，怀孕期妇女不能使用。本药对哺乳动物的后代可产生不良影响。目前尚不知本药是否能分泌到人乳中，故不能在哺乳妇女中使用，使用本药 72 小时后才能恢复哺乳；③对儿童的影响：应用于 12 岁以下儿童的临床经验有限，故儿童应慎用。据报道其不良后果与成人相似；④对老年人的影响：应按肾功能情况调整用药剂量。

2. 膦甲酸钠：①使用本品期间必须密切监测肾功能，根据肾功能情况调整剂量，做到给药个体化；②本品不能采用快速或弹丸式静脉推注方式给药。静脉滴注速度不得＞1mg/（kg·min）；③为减低本品的肾毒性，使用以前及使用期间患者应水化，静脉输液（5%葡萄糖或生理盐水）量为 2.5L/d，并可适当使用噻嗪类利尿药；④本品不能与其他药物混合静脉滴注，本品仅能使用 5%葡萄糖或生理盐水稀释；⑤避免与皮肤、眼接触，若不慎接触，应立即用清水洗净。

3. 眼内注射更昔洛韦或膦甲酸钠有引起眼部出血及继发感染的风险，注射严格消毒。凝血功能正常的患者在充分沟通并知情同意后可使用此治疗措施。

4. 中医中药的注意事项：用药期间观察药物不良反应，关注药物相互作用。不同阶段治疗药物选择不同。

六、艾滋病合并巨细胞病毒视网膜炎护理规范

1. 隔离：在标准预防的基础上实施接触传播的隔离和预防。

2. 休息：必要时卧床休息。患者均有不同程度视力下降，所以应提供安全的休息环境，保证病区地面干燥、通道通畅，以防摔伤；将水果刀、热水瓶等放在安全位置，防止烫伤等意外事件发生。常用的物品放置在患者取用方便处；协助患者洗漱、进餐；教会患者使用呼叫器，并将呼叫器放在患者枕边；每 1～2 小时巡视病房，以便及时了解患者需求。

3. 饮食：应供给高热量、高蛋白、高维生素、营养丰富易消化吸收的饮食。

4. 病情观察：听取患者主诉，评估患者视力情况，注意有无视力下降、视物不清、飞蚊症等。如发现异常及时通知医生并联系眼科专科会诊，以判断 CMV 视网膜炎进展程度。

5. 用药的护理：

（1）目前 CMV 视网膜炎的药物治疗首选更昔洛韦，更昔洛韦最主要的不良反应是骨髓抑制，其他还有胃肠道不良反应、皮疹、肾毒性等。所以，要密切观察有无恶心、呕吐、出血及软困乏力、水肿等症状。同时观察 ART 治疗患者的药物不良反应。口服缬更昔洛韦时，由于进食脂肪后其生物利用度增加，因此应在进餐时服用。

（2）眼部用药的护理，按时给患者滴眼药水，滴眼药水前严格核对瓶签、药名、观察眼药水是否变质、浑浊、沉淀或有无絮物。滴药前，观察眼部情况，如果眼部有分泌物，用棉签擦拭干净。滴眼药水时患者取平卧位或坐位，头部向后仰。进行局部球内注射更昔洛韦时，向患者讲解注射过程及术中配合，告诉患者局部球内注射不会引起视网膜脱落，是目前疗效较好又比较安全的操作，减轻患者顾虑，使患者积极配合。

6. 心理护理：患者要同时面艾滋病带来的社会歧视和失明的危险带来悲观、焦虑、绝望所以，护士给予患者心理支持非常重要。应告诉及时患者 CMV 视网膜炎只要早发现、早治疗病情可有效控制。同时，应根据患者的社会环境、年龄、职业、文化背景、生活习惯、宗教信仰、经济条件、感染方式等不同，采取个性化的心理疏导。

七、艾滋病合并巨细胞病毒视网膜炎营养治疗规范

1. 给予高热量、高蛋白、高维生素、营养丰富易消化吸收的饮食。不能进食者，予静脉补充营养。

2. 饮食中补充富含叶黄素和玉米黄质的食物，如玉米、南瓜、胡萝卜、花菜、芒果、猕猴桃等，有助于维持黄斑功能。

八、艾滋病合并巨细胞病毒视网膜炎患者健康宣教

1. 疾病知识指导：告知患者 CMV 视网膜炎属于坏死性炎症，及时治疗可控制病情不再继续进展，视力能够控制在当前水平，延误治疗时机会出现不可逆性失明。让患者了解治疗 CMV 视网膜炎的近期疗效好，但复发也较为常见，患者应定期到医院进行眼科检查。

2. 居家安全指导：提醒视力障碍或失明的患者的照顾者未经患者同意不要移动家具，如要移动家具要及时告知患者，并指导患者通过定向行走训练、有声阅读和适宜的电子设备以维持安全和促进其独立。

3. 建议患者经常到"红丝带"之家咨询，接受同伴教育，通过更多人的理解关心，感到温暖。

4. 进行 ART 的患者，依从性是治疗成败的关键，按时按量服药，并应定时到医院进行随访。

九、推荐表单

（一）医师表单

艾滋病合并巨细胞病毒视网膜炎临床路径医师表单

适用对象：第一诊断为艾滋病合并巨细胞病毒视网膜炎（ICD-10：B20.201）

患者姓名：	性别：　　年龄：　　门诊号：	住院号：
住院日期：　　年　月　日	出院日期：　　年　月　日	标准住院日：14~21 天

日期	住院第 1~3 天	住院期间
主要诊疗工作	□ 询问病史及体格检查 □ 进行病情初步评估 □ 上级医师查房 □ 评估特定病原体的危险因素，进行初始抗巨细胞病毒感染治疗 □ 开实验室检查单 □ 请有经验的眼科医师（内眼病医师）会诊	□ 上级医师查房 □ 核查辅助检查的结果是否有异常 □ 病情评估，维持原有治疗或调整抗巨细胞病毒药物 □ 观察药物不良反应 □ 住院医师书写病程记录 □ 眼科医师会诊协助重度病变患者的局部治疗
重点医嘱	**长期医嘱：** □ 感染科护理常规 □ 一级/二级/三级护理（根据病情） □ 抗巨细胞病毒药物 □ 既往基础治疗 **临时医嘱：** □ 血常规、尿常规、便常规 □ 肝肾功能、电解质 □ 病原学检查 □ 胸正侧位 X 线片、心电图 □ 超声（必要时） □ 对症处理	**长期医嘱：** □ 感染科护理常规 □ 一级/二级/三级护理（根据病情） □ 抗巨细胞病毒药物 □ 根据病情调整抗巨细胞病毒药物 □ 既往基础治疗 □ 适时启动 ART 治疗 **临时医嘱：** □ 对症处理 □ 复查血常规、肝肾功能 □ X 线胸片检查（必要时） □ 异常指标复查 □ 病原学检查（必要时） □ 眼底检查
病情变异记录	□ 无　□ 有，原因： 1. 2.	□ 无　□ 有，原因： 1. 2.
医师签名		

日期	出院前 1~3 天	住院第 14~21 天 （出院日）
主要 诊疗 工作	□ 上级医师查房 □ 评估治疗效果 □ 确定出院后治疗方案 □ 完成上级医师查房记录	□ 完成出院小结 □ 向患者交代出院后注意事项 □ 预约复诊日期
重 点 医 嘱	**长期医嘱：** □ 感染科护理常规 □ 二级或三级护理（根据病情） □ 抗巨细胞病毒药物 □ 根据病情调整 **临时医嘱：** □ 复查血常规、肝功能、肾功能、X 线胸片 　（必要时） □ 根据需要，复查有关检查，包括眼底及视 　力检查	**出院医嘱：** □ 出院带药：抗巨细胞病毒药物及 ART 治疗药物 □ 门诊随诊
病情 变异 记录	□ 无　□ 有，原因： 1. 2.	□ 无　□ 有，原因： 1. 2.
医师 签名		

（二）护士表单

艾滋病合并巨细胞病毒视网膜炎临床路径护士表单

适用对象：第一诊断为艾滋病合并巨细胞病毒视网膜炎（ICD-10：B20.201）

患者姓名：	性别： 年龄： 门诊号：	住院号：
住院日期：　年　月　日	出院日期：　年　月　日	标准住院日：14~21 天

时间	住院第 1~3 天	住院期间
健康宣教	□ 入院宣教 　介绍主管医师、护士 　介绍环境、设施 　介绍住院注意事项 　探视制度、查房制度、订餐制度、卫生间的使用 □ 帮助性设备使用（如拐杖）宣教 □ 疾病知识宣教 □ 消毒隔离知识宣教	□ 护理查房 □ 生活护理 □ 遵医嘱用药 □ 消毒隔离知识宣教 □ 预防跌倒宣教 □ 心理指导
护理处置	□ 核对患者、办理入院手续、佩戴腕带 □ 接触隔离 □ 安排床位 □ 入院护理评估 □ 护理计划 □ 执行医嘱 □ 核对医嘱 □ 护理交班	□ 护理级别遵医嘱 □ 接触隔离 □ 执行医嘱 □ 核对医嘱 □ 护理常规 □ 护理交班 □ 完成护理记录
基础护理	□ 护理级别遵医嘱 □ 患者安全管理 □ 协助生活护理	□ 护理级别遵医嘱 □ 患者安全管理 □ 协助生活护理
专科护理	□ 入院护理评估 □ 接触隔离 □ 观察体温、脉搏、呼吸，4 次/日 □ 视力评估 □ 自理能力评估 □ 眼部护理 □ 用药指导 □ 心理评估	□ 接触隔离 □ 观察体温、脉搏、呼吸，2 次/日 □ 观察患者病情变化 □ 眼部护理 □ 用药指导 □ 心理评估
重点医嘱	□ 详见医嘱执行单	□ 详见医嘱执行单
病情变异记录	□ 无　□ 有，原因： 1. 2.	□ 无　□ 有，原因： 1. 2.
护士签名		

时间	出院前 1~3 天	住院第 14~21 天 （出院日）
健康宣教	□ 遵医嘱用药并指导 □ 出院后生活指导 □ 心理指导 □ 完成护理记录	□ 护理查房 □ 遵医嘱带药 □ 定期复诊和随访指导 □ 抗病毒治疗依从性宣教
护理处置	□ 护理级别遵医嘱 □ 执行医嘱 □ 核对医嘱 □ 护理常规 □ 评估用药情况 □ 护理交班 □ 检查标本的采集 □ 出院准备指导	□ 执行医嘱 □ 护理交班 □ 协助患者办理出院手续 □ 发出院带药 □ 征求患者满意度、意见及建议
基础护理	□ 护理级别遵医嘱 □ 患者安全管理 □ 协助生活护理	□ 护理级别遵医嘱 □ 患者安全管理 □ 协助生活护理
专科护理	□ 接触隔离 □ 观察患者病情变化 □ 出院准备评估 　视力评估 　心理评估 　自理能力评估 　抗病毒治疗依从性评估	□ 指导患者办理出院手续 □ 出院后用药指导
重点医嘱	□ 详见医嘱执行单	□ 详见医嘱执行单
病情变异记录	□ 无　□ 有，原因： 1. 2.	□ 无　□ 有，原因： 1. 2.
护士签名		

（三）患者表单

艾滋病合并巨细胞病毒视网膜炎临床路径患者表单

适用对象：第一诊断为艾滋病合并巨细胞病毒视网膜炎（ICD-10：B20.201）

患者姓名：	性别：	年龄：	门诊号：	住院号：
住院日期：　　年　月　日	出院日期：　　年　月　日			标准住院日：14~21 天

时间	住院第 1~3 天	住院期间
医患配合	□ 病史询问及体格检查 □ 完成初始抗巨细胞病毒感染治疗 □ 实验室检查及辅助检查 □ 相关科室会诊 □ 交代病情	□ 医师查房 □ 使用维持原有治疗或调整抗巨细胞病毒药物 □ 用药不良反应或病情变化及时汇报 □ 交代必要的特殊检查 □ 如病情需要：交代进一步的诊断和处理
护患配合	□ 护士行入院护理评估 □ 接受入院宣教 □ 测量体温、脉搏、呼吸、血压和体重 □ 护理级别遵医嘱	□ 相应的护理处置：遵医嘱 □ 护理查房 □ 配合身份核查 □ 用药不良反应或病情变化及时汇报
饮食	□ 饮食：遵医嘱	□ 饮食：遵医嘱
排泄	□ 正常排尿便	□ 正常排尿便
活动	□ 遵医嘱	□ 遵医嘱

时间	出院前 1~3 天	住院第 14~21 天 （出院日）
医患配合	□ 配合医师查房 □ 配合使用维持原有治疗或调整抗巨细胞病毒 　药物	□ 查房 □ 出院前交代： 　病情交代 　随访交代 　出院病情证明书 　出院带药 □ 出院医嘱 □ 定期复诊，如有症状加重，及时复诊
护患配合	□ 护理查房 □ 相应的护理处置：遵医嘱 □ 用药不良反应或病情变化及时汇报 □ 配合用药的身份核查 □ 做好出院准备	□ 护理查房 □ 相应的护理处置：遵医嘱 □ 办理出院手续 □ 领取出院带药 □ 出院指导：用药、饮食等 □ 患者满意度、意见及建议
饮食	□ 饮食：遵医嘱	□ 饮食：遵医嘱
排泄	□ 小便：颜色、量、次数 □ 大便：颜色、量、次数	□ 小便：颜色、量、次数 □ 大便：颜色、量、次数
活动	□ 遵医嘱进行适量运动	□ 遵医嘱进行适量运动

附：原表单（2012 年版）

艾滋病合并巨细胞病毒视网膜炎临床路径表单

适用对象：第一诊断为巨细胞病毒视网膜炎（ICD-10：B25.901），第二诊断为艾滋病的患者

患者姓名：	性别： 年龄： 门诊号：	住院号：
住院日期： 年 月 日	出院日期： 年 月 日	标准住院日：14~21 天

时间	住院第 1~3 天	住院期间
主要诊疗工作	□ 询问病史及体格检查 □ 进行病情初步评估 □ 上级医师查房 □ 评估特定病原体的危险因素，进行初始抗巨细胞病毒感染治疗 □ 开实验室检查单，完成病历书写 □ 必要时相关科室会诊	□ 上级医师查房 □ 核查辅助检查的结果是否有异常 □ 病情评估，维持原有治疗或调整抗巨细胞病毒药物 □ 观察药物不良反应 □ 住院医师书写病程记录必要时相关科室会诊
重点医嘱	**长期医嘱：** □ 感染科护理常规 □ 一级/二级/三级护理（根据病情） □ 抗巨细胞病毒药物 □ 既往基础治疗 **临时医嘱：** □ 血常规、尿常规、便常规 □ 肝肾功能、电解质 □ 病原学检查 □ 胸正侧位 X 线片、心电图 □ 超声（必要时） □ 对症处理	**长期医嘱：** □ 感染科护理常规 □ 一级/二级/三级护理（根据病情） □ 抗巨细胞病毒药物 □ 根据病情调整抗巨细胞病毒药物 □ 既往基础治疗 **临时医嘱：** □ 对症处理 □ 复查血常规、肝肾功能 □ X 线胸片检查（必要时） □ 异常指标复查 □ 病原学检查（必要时） □ 眼底检查
护理工作	□ 介绍病房环境、设施和设备 □ 入院护理评估，护理计划 □ 随时观察患者情况 □ 静脉取血，用药指导 □ 进行健康教育 □ 协助患者完成实验室检查及辅助检查	□ 观察患者一般情况及病情变化 □ 注意眼底变化 □ 观察治疗效果及药物反应 □ 疾病相关健康教育
病情变异记录	□ 无 □ 有，原因： 1. 2.	□ 无 □ 有，原因： 1. 2.
护士签名		
医师签名		

时间	出院前 1~3 天	住院第 14~21 天 （出院日）
主要 诊疗 工作	□ 上级医师查房 □ 评估治疗效果 □ 确定出院后治疗方案 □ 完成上级医师查房记录	□ 完成出院小结 □ 向患者交代出院后注意事项 □ 预约复诊日期
重 点 医 嘱	**长期医嘱：** □ 感染科护理常规 □ 二级或三级护理（根据病情） □ 抗巨细胞病毒药物 □ 根据病情调整 **临时医嘱：** □ 复查血常规、肝功能、肾功能、X 线胸片（必要时） □ 根据需要，复查有关检查	**出院医嘱：** □ 出院带药 □ 门诊随诊
主要 护理 工作	□ 观察患者一般情况 □ 观察疗效、各种药物作用和不良反应 □ 恢复期生活和心理护理 □ 出院准备指导	□ 帮助患者办理出院手续 □ 出院指导 □ 依从性教育
病情 变异 记录	□ 无　□ 有，原因： 1. 2.	□ 无　□ 有，原因： 1. 2.
护士 签名		
医师 签名		

第十一章

艾滋病合并马尼菲青霉（蓝状）菌病临床路径释义

【医疗质量控制指标】（专家建议）

指标一、诊断需要有感染暴露史、感染的临床表现、艾滋病毒感染证据、马尼菲青霉（蓝状）菌感染证据。

指标二、临床诊断的重度感染病例需要住院治疗。

指标三、诊断临床诊断马尼菲青霉菌感染患者，立即进行抗真菌治疗治疗。

指标四、合并休克及呼吸衰竭的重度患者需要入住 ICU 病房治疗。

指标五、病情好转后适时启动 ART 治疗。

一、艾滋病合并马尼菲青霉菌病编码

1. 原编码：

疾病名称及编码：马尼菲青霉菌病（ICD-10：B20.5）

2. 修改编码：

疾病名称及编码：艾滋病合并马尼菲青霉菌病（ICD-10：B20.501）

二、临床路径检索方法

B20.501

三、国家医疗保障疾病诊断相关分组（GHS-DRG）

MDC 编码：MDCY（HIV 感染疾病及相关操作）

ADRG 编码：YR1（HIV 相关疾患）

四、艾滋病合并马尼菲青霉菌病临床路径标准住院流程

（一）适用对象

第一诊断为马尼菲青霉菌病（ICD-10：B20.5）、第二诊断为艾滋病的患者。诊断及治疗过程实施时，可以进入路径。

> 释义
>
> ■ 马尼菲青霉菌病现称为马内菲蓝状菌病。马内菲蓝状菌是蓝状菌中唯一呈温度双相型的致病菌，是条件致病性真菌，主要感染免疫缺陷人群，尤其是艾滋病患者，可引起马内菲蓝状菌病。该病是我国南方地区和东南亚国家 AIDS 患者最常见的机会性真菌感染性疾病。

（二）诊断依据

根据《艾滋病诊疗指南》（中华医学会感染病学分会，2011 年）、美国《艾滋病合并机会性感染诊疗指南》（2009 年），《重症患者侵袭性真菌感染诊断与治疗指南》（中华医学会重症医学分会，2007 年）等。

1. 流行地区或到过流行地区。

2. 发热、乏力、体重减轻；面部、躯干及上肢皮疹，表现为丘疹、结节、坏死性丘疹，传染性软疣样丘疹。

3. 咳嗽、胸痛、呼吸困难。听诊呼吸音减弱，呼吸音粗，可闻及湿啰音及胸膜摩擦音。

4. 腹痛、腹泻、稀便或脓血便。肝脾大或肝脓肿，伴有肝功能异常。

5. X 线胸片检查：肺纹理增粗，多片浸润性病变，肺门淋巴结肿大，单发或多发肺脓肿，可见液平面。

6. 骨髓涂片、皮肤渗液压片瑞氏染色，显微镜下发现典型的圆形或卵形、有明显横隔的细胞。

患者出现第 6 项表现，或以上第 2~5 项表现任何一项加第 1 项，除外组织胞浆菌病、结核病、黑热病、肺炎等，可明确临床诊断。

> **释义**
>
> ■ 最新指导文件为根据《艾滋病诊疗指南》（中华医学会感染病学分会，2021年）、美国《艾滋病合并机会性感染诊疗指南》（2009 年），《重症患者侵袭性真菌感染诊断与治疗指南》（中华医学会重症医学分会，2021 年）等。
>
> ■ 马尼菲蓝状菌是典型的双相真菌，即在沙保琼脂培养基中，25℃，有红色绒毛样生长，背面色深，红色色素扩散至全培养基，此为菌丝相；37℃，酵母菌样生长，镜检除圆形小孢子外，还有长形、中间分隔、两端钝圆类蟑螂卵的孢子，此为酵母相。
>
> ■ 本病呈现地方流行特点，如泰国、东南亚地区及我国南方地区。
>
> ■ 面部、躯干及上肢皮疹，表现为丘疹、结节、坏死性丘疹，传染性软疣样丘疹，具有一定的特征性。以下依次为患者最常见的临床症状：发热、贫血、消瘦、皮肤损害、淋巴结肿大、肝大、肺部受累、腹泻、脾大、口腔病灶。
>
> ■ 诊断金标准是病原学及组织病理学证据，骨髓涂片、淋巴结、皮肤渗液压片瑞氏染色，显微镜下发现典型的圆形或卵形，有明显横隔的细胞。组织病理显示化脓性肉芽肿改变，有大量巨噬细胞，在细胞内有大量圆形或椭圆形大小不等的出芽孢子，同时可见似蟑螂卵样长形、两端钝圆、中间分隔的孢子。经验丰富的临床人员在外周血和骨髓涂片或可发现病原体；血培养，特别是骨髓培养阳性率高，一旦发现，也可作为诊断依据。

（三）治疗方案的选择

根据《艾滋病诊疗指南》（中华医学会感染病学分会，2011 年）、美国《艾滋病合并机会性感染诊疗指南》（2009 年），《重症患者侵袭性真菌感染诊断与治疗指南》（中华医学会重症医学分会，2007 年）等。

1. 支持、对症治疗。

2. 抗马尼菲青霉菌治疗。

> **释义**
>
> ■ 最新指导文件为根据《中国艾滋病诊疗指南》（中华医学会感染病学分会艾滋病和丙肝学组，2021 年）、美国《艾滋病合并机会性感染诊疗指南》（2009 年），《重症患者侵袭性真菌感染诊断与治疗指南》（中华医学会重症医学分会，2021 年）等。

■ 病情好转后可启动 ART。

■ 马尼菲青霉病是东南亚 AIDS 患者中第 3 种常见的机会感染，仅次于结核和隐球菌性脑膜炎，多数患者 CD4$^+$细胞＜0.2×10^9/L。HIV 感染患者建议长期伊曲康唑二级预防；初步的临床数据显示氟康唑、伏立康唑有效。现有指南推荐首选两性霉素 B 或脂质两性霉素 B 治疗 2 周后伊曲康唑序贯治疗，感染较轻患者亦可但用伊曲康唑治疗。

（四）标准住院日

一般为 14~21 天。

释义

■ 住院时间 14~21 天。但艾滋病患者病情往往复杂多变，如出现并发症或合并症加重，住院时间可延长。

（五）进入路径标准

1. 第一诊断为马尼菲青霉菌病（ICD-10：B20.5）、第二诊断为艾滋病的患者。
2. 当患者合并其他疾病，但住院期间不需要特殊处理也不影响第一诊断的临床路径流程实施时，可以进入路径。

（六）入院后第 1~3 天

1. 必需的检查项目：
（1）血常规、尿常规、便常规。
（2）肝功能、肾功能、电解质。
（3）胸部正侧位 X 线片、心电图、超声检查。
2. 有条件可查：直接镜检取皮损刮取物、骨髓和淋巴结抽吸物、血培养、胸部、腹部 CT。

释义

■ 有条件的医院可做 CD4$^+$细胞绝对计数及 HIV-RNA 高精度定量检查。

■ X 线胸片对肺部病变检查的准确性不如胸部 CT。部分检查在治疗后相应的时间需要复查（如痰液检查、X 线胸片等），以评价治疗效果。治疗过程中需定期复查血常规、肝肾功能、血尿酸等，以监测药物不良反应。

■ 有条件还可查：血液及体液 PCR 或 NGS、血 G 试验、纤维支气管镜取 BALF 检查病原体。

（七）治疗方案与药物选择

两性霉素 B：常用剂量为 0.6~1.0mg/（kg·d），疗程 2 周。治疗显效后可改用伊曲康唑（400mg/d）继续使用 6~10 周。

> **释义**
>
> ■ 也可以应用脂质两性霉素 B 3~5mg/（kg·d），疗程 2 周。
> ■ 治疗显效后可改用伊曲康唑（400mg/d）继续使用 6~10 周，然后 200mg/d 口服（HIV 患者需长期使用）。感染较轻患者可予伊曲康唑 200mg po tid×3d，然后 200mg po bid×12 周，接着 200mg po qd。

（八）出院标准

1. 症状明显缓解。
2. 临床稳定 24 小时以上。

> **释义**
>
> ■ 如果出现并发症，是否需要继续住院处理，由主管医师具体决定。

（九）变异及原因分析

1. 存在并发症，需要进行相关的诊断和治疗，延长住院时间。
2. 病情严重，出现其他问题者，归入其他路径。

> **释义**
>
> ■ 微小变异：因为医院检验项目的及时性，不能按照要求完成检查；因为节假日不能按照要求完成检查；患者不愿配合完成相应检查，短期不愿按照要求出院随诊。
> ■ 重大变异：因基础疾病需要进一步诊断和治疗；因各种原因需要其他治疗措施；医院与患者或家属发生医疗纠纷，患者要求离院或转院；患者不愿按照要求出院随诊而导致入院时间明显延长。

（十）参考费用标准

6000~12 000 元。

> **释义**
>
> ■ 脂质两性霉素 B 价格较昂贵，如使用住院费用可能明显增加；艾滋病患者病情往往复杂多变，如出现并发症或合并症加重住院费用可能明显增加。

五、艾滋病合并马尼菲青霉菌临床路径给药方案

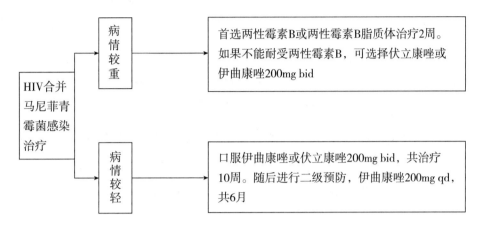

（一）用药选择

不管病情轻重，均需要分两个阶段治疗：诱导期及巩固期治疗。

1. 诱导期治疗：首选两性霉素 B 0.5~0.7 mg/（kg·d）或两性霉素 B 脂质体 3~5 mg/（kg·d），静脉滴注 2 周，需严密观察不良反应；当患者不能耐受两性霉素 B 时，可采用替代方案：第一天伏立康唑静脉滴注或口服 6mg/kg（负荷剂量），1 次/12 小时，然后改为 4mg/kg，1 次/12 小时，不少于 2 周。

2. 巩固期：口服伊曲康唑或伏立康唑 200 mg，1 次/12 小时，共 10 周。随后进行二级预防：口服伊曲康唑 200 mg，1 次/天，至患者通过 ART 后 CD_4^+T 淋巴细胞计数＞100 个/μl，并持续至少 6 个月可停药 。一旦 CD_4^+T 淋巴细胞计数＜100 个/μl，需要重启预防治疗。

3. ART：在有效的抗真菌治疗后 1~2 周内，可以启动 ART，注意避免抗真菌药物和抗病毒药物之间的相互作用及监测和防治 IRIS。

4. 中医中药：艾滋病期，正气虚弱，气血阴阳失和，脏腑功能失调，各种病邪乘虚而人，出现艾滋病各种合并症，而马尼菲青霉菌感染便是其中之一。此病主症为发热、乏力、消瘦、面色萎黄、纳呆、腹泻、腹部包块、瘰疬肿大。舌象主要以淡白舌、暗红舌为主，舌苔主要为白苔腻苔，而脉象以弦细脉、沉细脉为主。此病病位在脾，后期伤及肾，主要病机为本虚标实，本虚为气虚或阳虚，标实为湿、热、瘀。辨证论治如下：

（1）脾气虚损、湿热瘀阻证。

症状表现：发热，乏力，消瘦，面色萎黄，丘疹或灰白色小结节，瘰疬肿大，自汗，腹痛或腹泻，腹部包块。湿重于热者，苔白或厚腻或口糜、舌质淡白或胖大有齿印，脉沉细或滑细；热重于湿者苔黄，舌质红，脉细数；夹瘀者苔白，舌质暗或有瘀点，脉弦。

治法：益气健脾，清热化湿。

推荐方药：四君子汤加减。

人参 9g、白术 9g、茯苓 9g、甘草 6g。湿重于热者加制半夏 12g、砂仁 6g；热重于湿者加黄连 6g、山栀子 9g；夹瘀者加丹参 12g、郁金 12g。

（2）脾肾阳虚、瘀血阻滞或水饮不化证。

症状表现：低热，乏力，消瘦，面色萎黄，皮疹或结节，瘰疬肿大，久泻不止，或有黑便，腹膨胀或肢体浮肿、脱发、腰痛。舌质暗或有瘀点，苔白，脉沉弦细。夹湿者苔白或厚腻或口糜，舌质淡白或胖大有齿印，脉沉细或滑细无力；热重者苔黄，舌质红，脉沉细数。

治法：温补肾阳，补气健脾。

推荐方药：附子理中汤合右归丸加减。

人参（另煎）9g、白术 12g、干姜 12g、甘草 9g、附子（先煎）9g、丹参 12g、郁金 12g。

（二）药学提示

两性霉素 B

1. 静脉滴注或鞘内注射给药时，均先以灭菌注射用水 10ml 配制该品 50mg，或 5ml 配制 25mg，然后用 5%葡萄糖注射液稀释（不可用氯化钠注射液，因可产生沉淀），滴注液浓度不超过 10mg/100ml，避光缓慢静脉滴注，每次滴注时间需 6 小时以上，稀释用葡萄糖注射液的 pH 应在 4.2 以上。

2. 静脉滴注过程中或静脉滴注后数小时可能发生寒战、高热、严重头痛、恶心和呕吐，有时并可出现血压下降、眩晕等。

3. 几乎所有患者均可出现不同程度的肾功能损害，尿中可出现红、白细胞，蛋白和管型，血尿素氮及肌酐升高，肌酐清除率降低，也可引起肾小管性酸中毒。定期检查发现尿素氮> 20mg/dl 或肌酐> 3mg/dl 时，应采取措施，停药或降低剂量。

4. 由于大量钾离子排出所致的低钾血症，应高度重视，及时补钾。

5. 血液系统毒性反应，可发生正常红细胞性贫血，血小板减少也偶可发生。

6. 肝毒性较为少见，由该品所致的肝细胞坏死、急性肝衰竭亦有发生。

7. 心血管系统反应，静脉滴注过快时可引起心室颤动或心搏骤停。该品所致的电解质紊乱亦可导致心律紊乱的发生。两性霉素 B 刺激性大，注射部位可发生血栓性静脉炎。

8. 神经系统毒性，鞘内注射该品可引起严重头痛、发热、呕吐、颈项强直、下肢疼痛、尿潴留等，严重者下肢截瘫。

9. 偶有过敏性休克、皮疹等发生。

10. 尚有白细胞计数下降、贫血、血压下降或升高、复视、周围神经炎等反应。

11. 静脉注射时配合解热镇痛药、抗组胺药和生理量的糖皮质激素可减轻毒性反应。

12. 避免与氨基苷类、磺胺类等增加肾脏损害药物合用，以免增加肾毒性。

13. 应用该品时应结合补钾。

伊曲康唑

1. 餐后立即服用该品，生物利用度最高。

2. 胃酸降低时会影响该品的吸收。接受酸中和药物（如氢氧化铝）治疗的患者应在服用伊曲康唑至少 2 小时后再服用这些药物。胃酸缺乏的患者，如某些艾滋病患者及服用酸分泌抑制剂（如 H_2 受体阻断剂、质子泵抑制剂）的患者，服用伊曲康唑时最好与碳酸饮料同服。

3. 儿科应用：因伊曲康唑用于儿童的临床资料有限制，因此建议不要把伊曲康唑用于儿童患者，除非潜在利益优于危害。

4. 对持续用药超过 1 个月的患者，以及治疗过程中如出现畏食、恶心、呕吐、疲劳、腹痛或血尿的患者，建议检查肝功能。如果出现不正常，应停止治疗。

5. 伊曲康唑绝大部分在肝脏代谢。如果患者肝功能异常，就不应该开始用药。除非治疗的必要性超过肝损坏的危险性。肝硬化患者服药后的生物利用度降低，如必要服药，建议监测伊曲康唑的血浆浓度并采用适宜的剂量。

6. 当发生神经系统症状时应终止治疗。

7. 对肾功能不全的患者，该品的口服生物利用度可能降低，建议监测该品的血浆浓度以确定适宜的剂量。

8. 应当仅在因深部真菌感染危及生命时，经权衡利弊，潜在的益处大于用药可能产生的危险时妊娠妇女才可使用伊曲康唑，通常视为禁用。仅有很少量的伊曲康唑分泌到人乳中，哺乳期妇女使用伊曲康唑（斯皮仁诺）时应权衡利弊。

中医中药的药学提示：

中药的临床治疗效果及安全性均有待于证实。

（三）注意事项

1. 未经治疗的本病患者预后差，即使治疗，病死率也高达 20%。两性霉素 B 配伍+氟胞嘧啶或者伊曲康唑是重要的治疗选择。体外药敏结果显示，氟康唑敏感性差，而新型三唑类药物如泊沙康唑、伏立康唑等对该菌敏感。

2. 虽然没有随机对照研究结果，但两性霉素 B 0.6mg/（kg·d）静脉注射 2 周后，继续给予伊曲康唑 400mg/d，10 周，可以取得良好效果。

3. 完成上述疗程后，仍需要给予患者二级预防用药，伊曲康唑 200mg/d。

4. 中医中药的注意事项：

用药期间注意观察副作用及与其他药药间的相互作用。

六、艾滋病合并马尼菲青霉菌病护理规范

1. 隔离：在标准预防的基础上实施接触传播的隔离和预防。

2. 休息：发热的患者应卧床休息。咳嗽时，指导和协助患者采取舒适的坐位或半卧位。

3. 饮食：嘱患者进食高蛋白、高维生素、营养丰富、易消化的饮食。

4. 皮疹的护理：指导患者保持皮疹局部皮肤的清洁干燥，穿宽松棉质衣物，保持床单元平整无碎屑，剪短指甲，避免搔抓，防止继发感染。

5. 用药的护理：

（1）两性霉素 B 的配制：灭菌注射用水 10ml 配制该品 50mg，或 5ml 配制 25mg，然后用 5% 葡萄糖注射液稀释。

（2）两性霉素 B 输注方法：滴注液浓度不超过 10mg/100ml，避光缓慢静滴，每次滴注时间需 6 小时以上，稀释用葡萄糖注射液的 pH 应在 4.2 以上。可采用输液泵控制以 60ml/h 的速度缓慢输入，保证每瓶液体输注时间 6~8 小时。两性霉素 B 对血管刺激大，易引发静脉炎，外渗可造成局部组织坏死，应选用深静脉给药。遵医嘱阶梯用药。两性霉素 B 累积量逐渐增大时，常规静脉补钾。

（3）两性霉素 B 使用前健康指导使用两性霉素 B 前，充分告知患者可能出现寒颤、发热、头痛、食欲下降、恶心、呕吐、肝肾功能受损、静脉炎等不良反应。

（4）两性霉素 B 用药不良反应的观察监测血、尿常规、电解质、肝肾功能、心电图，重视患者的主诉，及时发现用药的不良反应。

6. 心理护理：由于皮疹影响了美观，部分患者情绪异常低落，告知患者抗真菌治疗后皮疹会慢慢缓解，与其分享治愈成功的案例。同时与家属沟通，给予患者关怀、照顾和支持，稳定患者情绪。

七、艾滋病合并马尼菲青霉菌病营养治疗规范

1. 补充足够能量，能量摄入达到两周内 35~50 kcal/kg；蛋白质占总能量的 20% ［1.5~2.0（g/kg）］；脂肪占总能量的 20%~40%，必要时增加中链脂肪酸供能。如果进食较少者，可选择口服营养补充食品。

3. 发热期间选择易消化、易吸收的高能量密度食物。

4. 进食富含维生素和钾的食物，如红薯、鲑鱼、香蕉、小扁豆、葡萄干、蘑菇、金枪鱼、鲜奶、鳄梨、小青南瓜、白豆、酸奶、石榴等。

八、艾滋病合并马尼菲青霉菌病患者健康宣教

1. 出院后需口服抗真菌药物者，需坚持服药，避免复发，否则会增加个人、家庭经济及精神负担。提醒按时复查。

2. 在进行 ART 患者，指导其采用适合自己的方法确保服药依从性，并定期门诊复查。

3. 根据情况进行药物预防：二级预防口服伊曲康唑伊曲康唑 200mg/d 持续至患者通过抗病毒治疗后 CD_4^+T 淋巴细胞计数> 100 个/μl 并持续至少 6 个月可停药，一旦 CD_4^+ T 淋巴细胞计数需要再次给予预防性治疗。

4. 出院后按照医嘱服药并门诊随访。

九、推荐表单

（一）医师表单

艾滋病合并马尼菲青霉菌病临床路径医师表单

适用对象：第一诊断为艾滋病合并马尼菲青霉菌病（ICD-10：B20.501）

患者姓名：	性别：　年龄：　门诊号：	住院号：
住院日期：　　年　月　日	出院日期：　　年　月　日	标准住院日：14~21 天

日期	住院第 1~3 天	住院期间
主要诊疗工作	□ 询问病史及体格检查 □ 进行病情初步评估 □ 上级医师查房 □ 评估特定病原体的危险因素，进行初始抗蓝状菌感染治疗 □ 开实验室检查单，完成病历书写	□ 上级医师查房 □ 核查辅助检查的结果是否有异常 □ 病情评估，维持原有治疗或调整药物 □ 观察药物不良反应 □ 住院医师书写病程记录
重点医嘱	**长期医嘱：** □ 感染科护理常规 □ 一级/二级/三级护理（根据病情） □ 抗马尼菲青霉菌（蓝状菌）药物 **临时医嘱：** □ 血常规、尿常规、便常规 □ 肝功能、肾功能、电解质、血糖 □ 体液和血液涂片和真菌培养、血 G 试验 □ 脓肿或实质器官有病灶时，需要进行穿刺活检查 □ 胸正侧位 X 线片、心电图、超声 □ 对症处理	**长期医嘱：** □ 感染科护理常规 □ 一级/二级/三级护理（根据病情） □ 抗马尼菲青霉菌（蓝状菌）药物 □ 根据病情调整药物 **临时医嘱：** □ 对症处理 □ 复查血常规、电解质、肾功能 □ 复查体液和血液涂片和真菌培养、血 G 试验 □ X 线胸片检查（必要时） □ 异常指标复查
病情变异记录	□ 无　□ 有，原因： 1. 2.	□ 无　□ 有，原因： 1. 2.
医师签名		

日期	出院前 1~3 天	住院第 14~21 天 （出院日）
主要 诊疗 工作	□ 上级医师查房 □ 评估治疗效果、药物不良反应 □ 确定出院后治疗方案 □ 完成上级医师查房记录	□ 完成出院小结 □ 向患者交代出院后注意事项 □ 预约复诊日期
重 点 医 嘱	长期医嘱： □ 感染科护理常规 □ 二级或三级护理（根据病情） □ 抗蓝状菌药物 □ 根据病情调整 临时医嘱： □ 复查血常规、电解质、肾功能、肝功能 □ 超声、X 线胸片（必要时） □ 根据需要，复查有关检查	出院医嘱： □ 出院带药 □ 门诊随诊
病情 变异 记录	□ 无　□ 有，原因： 1. 2.	□ 无　□ 有，原因： 1. 2.
医师 签名		

（二）护士表单

艾滋病合并马尼菲青霉菌病临床路径护士表单

适用对象：第一诊断为艾滋病合并马尼菲青霉菌病（ICD-10：B20.501）

患者姓名：	性别： 年龄： 门诊号：	住院号：
住院日期： 年 月 日	出院日期： 年 月 日	标准住院日：14~21 天

时间	住院第 1~3 天	住院期间
健康宣教	□ 介绍主管医师、护士 □ 介绍环境、设施 □ 介绍住院注意事项	□ 指导患者正确留取痰培养标本 □ 主管护士与患者沟通，了解并指导心理应对 □ 宣教疾病知识、用药知识及特殊检查操作过程 □ 告知检查及操作前后饮食、活动及探视注意事项及应对方式
护理处置	□ 核对患者，佩戴腕带 □ 建立入院护理病历 □ 卫生处置：剪指甲、沐浴、更换病号服	□ 随时观察患者病情变化 □ 遵医嘱正确使用抗菌药物 □ 协助医师完成各项检查 □ 术前准备 □ 禁食、禁水
基础护理	□ 一级/二级/三级护理 □ 晨晚间护理 □ 患者安全管理	□ 一级/二级/三级护理 □ 晨晚间护理 □ 患者安全管理
专科护理	□ 护理查体 □ 呼吸频率、血氧饱和度监测 □ 需要时填写跌倒及压疮防范表 □ 需要时请家属陪伴 □ 心理护理	□ 呼吸频率、血氧饱和度监测 □ 遵医嘱完成相关检查 □ 心理护理 □ 必要时吸氧 □ 遵医嘱正确给药 □ 指导患者咳嗽并观察痰液性状 □ 提供并发症征象的依据
重点医嘱	□ 详见医嘱执行单	□ 详见医嘱执行单
病情变异记录	□ 无 □ 有，原因： 1. 2.	□ 无 □ 有，原因： 1. 2.
护士签名		

时间	出院前 1~3 天	住院第 14~21 天 （出院日）
健康宣教	□ 主管护士与患者沟通，了解并指导心理应对 □ 宣教疾病知识、用药知识及特殊检查操作过程 □ 告知检查及操作前后饮食、活动及探视注意事项及应对方式	□ 康复和锻炼 □ 定时复查 □ 出院带药服用方法 □ 饮食、休息等注意事项指导 □ 讲解增强体质的方法，减少感染的机会
护理处置	□ 随时观察患者病情变化 □ 遵医嘱正确使用抗菌药物 □ 协助医师完成各项检查	□ 办理出院手续 □ 书写出院小结
基础护理	□ 一级/二级/三级护理 □ 晨晚间护理 □ 患者安全管理	□ 三级护理 □ 晨晚间护理 □ 患者安全管理
专科护理	□ 呼吸频率、血氧饱和度监测 □ 遵医嘱完成相关检查 □ 心理护理 □ 必要时吸氧 □ 遵医嘱正确给药 □ 指导患者咳嗽并观察痰液性状 □ 提供并发症征象的依据	□ 病情观察：评估患者生命体征，特别是呼吸频率及血氧饱和度 □ 心理护理
重点医嘱	□ 详见医嘱执行单	□ 详见医嘱执行单
病情变异记录	□ 无　□ 有，原因： 1. 2.	□ 无　□ 有，原因： 1. 2.
护士签名		

（三）患者表单

艾滋病合并马尼菲青霉菌病临床路径患者表单

适用对象：第一诊断为艾滋病合并马尼菲青霉菌病（ICD-10：B20.501）

| 患者姓名： | 性别： | 年龄： | 门诊号： | 住院号： |
| 住院日期： | 年　月　日 | 出院日期： | 年　月　日 | 标准住院日：14~21天 |

时间	住院第1~3天	住院期间
医患配合	□ 配合询问病史、收集资料，请务必详细告知既往史、用药史、过敏史 □ 配合进行体格检查 □ 有任何不适告知医师	□ 配合完善相关检查，如采血、留尿、心电图、X线胸片等 □ 医师向患者及家属介绍病情，如有异常检查结果需进一步检查 □ 配合用药及治疗 □ 配合医师调整用药 □ 有任何不适告知医师
护患配合	□ 配合测量体温、脉搏、呼吸、血压、血氧饱和度、体重 □ 配合完成入院护理评估单（简单询问病史、过敏史、用药史） □ 接受入院宣教（环境介绍、病室规定、订餐制度、贵重物品保管等） □ 有任何不适告知护士	□ 配合测量体温、脉搏、呼吸，询问每日排便情况 □ 接受相关实验室检查宣教，正确留取标本，配合检查 □ 有任何不适告知护士 □ 接受输液、服药治疗 □ 注意活动安全，避免坠床或跌倒 □ 配合执行探视及陪伴 □ 接受疾病及用药等相关知识指导
饮食	□ 正常饮食	□ 正常饮食
排泄	□ 正常排尿便	□ 正常排尿便
活动	□ 适量活动	□ 适量活动

时间	出院前 1~3 天	住院第 14~21 天 （出院日）
医患配合	□ 配合完善相关检查，如采血、留尿、心电图、 　 X 线胸片等 □ 医师向患者及家属介绍病情，如有异常检查结 　 果需进一步检查 □ 配合用药及治疗 □ 配合医师调整用药 □ 有任何不适告知医师	□ 接受出院前指导 □ 知道复查程序 □ 获取出院诊断书
护患配合	□ 配合测量体温、脉搏、呼吸，询问每日排便 　 情况 □ 接受相关实验室检查宣教，正确留取标本，配 　 合检查 □ 有任何不适告知护士 □ 接受输液、服药治疗 □ 注意活动安全，避免坠床或跌倒 □ 配合执行探视及陪伴 □ 接受疾病及用药等相关知识指导	□ 接受出院宣教 □ 办理出院手续 □ 获取出院带药 □ 知道服药方法、作用、注意事项 □ 知道复印病历方法
饮食	□ 正常饮食	□ 正常饮食
排泄	□ 正常排尿便	□ 正常排尿便
活动	□ 适量活动	□ 适量活动

附：原表单（2012 年版）

艾滋病合并马尼菲青霉菌病临床路径表单

适用对象：第一诊断为马尼菲青霉菌病（ICD-10：B20.5）、第二诊断为艾滋病的患者

患者姓名：	性别： 年龄： 门诊号：	住院号：
住院日期： 年 月 日	出院日期： 年 月 日	标准住院日：14~21 天

时间	住院第 1~3 天	住院期间
主要诊疗工作	□ 询问病史及体格检查 □ 进行病情初步评估 □ 上级医师查房 □ 评估特定病原体的危险因素，进行初始抗蓝状菌感染治疗 □ 开实验室检查单，完成病历书写	□ 上级医师查房 □ 核查辅助检查的结果是否有异常 □ 病情评估，维持原有治疗或调整药物 □ 观察药物不良反应 □ 住院医师书写病程记录
重点医嘱	**长期医嘱：** □ 感染科护理常规 □ 一级/二级/三级护理（根据病情） □ 抗蓝状菌药物 **临时医嘱：** □ 血常规、尿常规、便常规 □ 肝功能、肾功能、电解质、血糖 □ 胸正侧位 X 线片、心电图、超声 □ 对症处理 □ 直接镜检取皮损刮取物、骨髓和淋巴结抽吸物、血培养、胸部 CT、腹部 CT	**长期医嘱：** □ 感染科护理常规 □ 一级/二级/三级护理（根据病情） □ 抗蓝状菌药物 □ 根据病情调整药物 **临时医嘱：** □ 对症处理 □ 复查血常规、电解质、肾功能 □ X 线胸片检查（必要时） □ 异常指标复查
护理工作	□ 介绍病房环境、设施和设备 □ 入院护理评估，护理计划 □ 随时观察患者情况 □ 静脉取血，用药指导 □ 健康教育 □ 协助患者完成实验室检查及辅助检查	□ 观察患者一般情况及病情变化 □ 观察治疗效果及药物反应 □ 疾病相关健康教育
病情变异记录	□ 无 □ 有，原因： 1. 2.	□ 无 □ 有，原因： 1. 2.
护士签名		
医师签名		

时间	出院前 1~3 天	住院第 14~21 天 （出院日）
主要 诊疗 工作	□ 上级医师查房 □ 评估治疗效果、药物不良反应 □ 确定出院后治疗方案 □ 完成上级医师查房记录	□ 完成出院小结 □ 向患者交代出院后注意事项 □ 预约复诊日期
重 点 医 嘱	长期医嘱： □ 感染科护理常规 □ 二级或三级护理（根据病情） □ 抗蓝状菌药物 □ 根据病情调整 临时医嘱： □ 复查血常规、电解质、肾功能、肝功能 □ 超声、X 线胸片（必要时） □ 根据需要，复查有关检查	出院医嘱： □ 出院带药 □ 门诊随诊
主要 护理 工作	□ 观察患者一般情况 □ 观察疗效、各种药物作用和不良反应 □ 恢复期生活和心理护理 □ 出院准备指导	□ 帮助患者办理出院手续 □ 出院指导
病情 变异 记录	□ 无　□ 有，原因： 1. 2.	□ 无　□ 有，原因： 1. 2.
护士 签名		
医师 签名		

第十二章

艾滋病合并细菌性肺炎临床路径释义

【医疗质量控制指标】（专家建议）

指标一、诊断需要有感染暴露史、肺部细菌感染的临床表现、影像学表现特点、艾滋病毒感染证据、细菌感染的病原学证据。

指标二、对临床诊断的重度病例需要入住感染或呼吸科专科病房；合并感染性休克及呼吸衰竭等重症病例尽早入住 ICU 治疗。

指标三、诊断明确的患者根据药物敏感试验选择抗感染治疗药物，缺乏病原学证据临床诊断重症患者可经验性抗感染治疗。

指标四、有呼吸衰竭的等患者需要使用糖皮质激素治疗。

指标五、体温正常、咳嗽咳痰好转，适时启动 ART 治疗。

一、艾滋病合并细菌性肺炎编码

1. 原编码：

疾病名称及编码：第一诊断为细菌性肺炎（ICD-10：J15.901），第二诊断为艾滋病的患者

2. 修改编码：

疾病名称及编码：艾滋病合并细菌性肺炎（ICD-10：B20.101）

二、临床路径检索方法

B20.101

三、国家医疗保障疾病诊断相关分组（GHS-DRG）

MDC 编码：MDCY（HIV 感染疾病及相关操作）

ADRG 编码：YR1（HIV 相关疾患）

四、艾滋病合并细菌性肺炎临床路径标准住院流程

（一）适用对象

第一诊断为细菌性肺炎（ICD-10：J15.901）、第二诊断为艾滋病的患者。

> **释义**
>
> ■ 细菌性肺炎系由细菌感染所致的终末气道、肺泡和肺间质炎症。艾滋病合并肺结核或已有慢性阻塞性肺疾病（COPD）、支气管扩张者，再合并细菌性肺炎时不宜进入本路径。艾滋病合并细菌性肺炎诊断应排除肺孢子菌病、肺弓形虫病、病毒性肺炎、支原体肺炎、真菌性肺炎等。

（二）诊断依据

根据《艾滋病诊疗指南》（中华医学会感染病学分会，2011 年）、《社区获得性肺炎诊断和治疗指南》及《医院获得性肺炎诊断和治疗指南》（中华医学会呼吸病学分会，2006

年）等。

1. 出现咳嗽、咳痰，或原有呼吸道疾病症状加重，并出现脓性痰，伴或不伴胸痛。

2. 发热。

3. 肺实变体征和/或闻及湿性啰音。

4. 白细胞数量 $> 10 \times 10^9/L$ 或 $< 4 \times 10^9/L$，或者白细胞计数在原基础上明显增高，伴或不伴细胞核左移。

5. 胸部影像学检查显示片状、斑片状浸润性阴影或间质性改变，可伴有胸腔积液或空洞性渗出。

患者出现第 5 项加第 1~4 项中任何 1 项，并除外肺部其他疾病后，可明确临床诊断。

释义

■ 始抗 HIV 治疗的患者，则继续治疗，但要注意药最新指导文件为根据《中国艾滋病诊疗指南》（中华医学会感染病学分会艾滋病和丙肝学组，2021 年）、《社区获得性肺炎诊断和治疗指南》及《医院获得性肺炎诊断和治疗指南》（中华医学会呼吸病学分会，2006 年）等。

■ 细菌性肺炎的诊断必须具备的条件有：①症状和体征；②胸部影像学异常；③细菌学证据。临床上对①和②的问诊、查体和影像学评估的结果判断比较统一；对③的证据采集存在比较大的问题。

■ 细菌性肺炎的微生物学证据是否可靠的关键是采集、送检的样本是否规范。一般来讲，不推荐对普通方式留取的痰进行培养，即使培养前已经涂片评估为合格的痰。目前，国际上普遍推荐对以下标本进行定量培养以期获得可靠的细菌学证据：①肺泡灌洗液；②保护性毛刷获得的标本；③胸腔积液培养；④肺穿刺获得的组织培养；⑤气管插管者深部吸取的呼吸道分泌物（即使这种标本也需要定量培养在 10^6 CFU/ml 才能判断为病原菌）；⑥患者死亡后即刻进行的肺穿刺组织培养以进行回顾性诊断。

■ 有 15% 的肺炎患者可以出现血培养阳性结果，因此，对肺炎（需住院的重症患者）应进行血培养，其结果是可以作为肺炎病原学诊断依据的。

■ 传统意义上的痰涂片除抗酸染色、墨汁染色等发现抗酸杆菌、隐球菌以作为肺炎病原学依据外，对上皮细胞和白细胞计数及比例进行分析的意义越来越低；可以考虑对深部吸取的呼吸道分泌物进行涂片、染色，计数白细胞吞噬细菌现象的百分比（>5% 的白细胞为阳性），阳性时，白细胞内吞噬细菌的革兰染色结果对病原和药敏的帮助虽然不及前述方法，但对有经验的医师来说，已经足够作为选择抗菌药物的依据了。

■ 可根据 CRB65 和 CURB65 评分对门诊和住院肺炎患者进行严重程度评价，参考 CRP、PCT 结果，对疑似病原微生物进行经验性治疗。

（三）治疗方案的选择

根据《艾滋病诊疗指南》（中华医学会感染病学分会，2011 年）、《社区获得性肺炎诊断和治疗指南》及《医院获得性肺炎诊断和治疗指南》（中华医学会呼吸病学分会，2006 年）等。

1. 支持、对症治疗。

2. 经验性抗菌治疗。

3. 根据病原学检查及治疗反应，调整抗菌治疗用药。

4. 如已开始抗 HIV 治疗的患者，则继续治疗，但要注意药物之间的相互影响。

> **释义**
>
> ■ 最新指导文件为根据 根据《中国艾滋病诊疗指南》（中华医学会感染病学分会，2021 年）、《社区获得性肺炎诊断和治疗指南》、《医院获得性肺炎诊断和治疗指南》（中华医学会呼吸病学分会，2016 年）及《国家抗微生物治疗指南》第 2 版等。
>
> ■ 为降低 IRIS 的发生率，对于未进行抗 HIV 治疗的患者，应积极控制细菌性肺炎后再进行 ART 治疗。
>
> ■ 在了解患者基础情况及感染常见病原体的基础上，尽早经验性使用抗菌药物。
>
> ■ 选择的初始经验性抗感染药物选择方案，治疗建议仅是原则性的，需结合患者具体情况（包括患者既往使用抗菌药物的情况）进行选择。获得病原学结果后，进行有针对性地抗感染治疗。
>
> ■ 早期识别艾滋病合并重症感染患者，一旦诊断为重症感染，应当尽早选用广谱而强有力的抗菌药物治疗方案，同时进行免疫支持和器官功能支持治疗。
>
> ■ 对于已经进行 ART 治疗的患者，使用抗菌药物需根据与抗 HIV 药物的相互作用而调整抗菌药物种类或剂量。
>
> ■ 抗菌治疗疗效判断：抗感染治疗开始后，如果体温在用药 3 天内呈下降趋势，或降钙素原（PCT）在治疗开始的 72 小时内，每日较前日下降 30% 以上，认为治疗有效，可继续使用原抗菌方案，否则应结合临床情况调整治疗方案。其他有效指标：痰量减少、痰色由黄转白；血白细胞总数下降及中性粒细胞比例下降；胸部影像学检查提示肺部浸润影减少或消失。
>
> ■ 对症支持治疗：如补液、祛痰、吸氧、纠正电解质及酸碱平衡失调等，必要时给予呼吸机辅助呼吸、营养支持、抗休克等治疗。

（四）标准住院日

一般为 7~14 天。

> **释义**
>
> ■ 艾滋病合并细菌性肺炎患者病情往往复杂多变，免疫力低下、耐药菌株增多，抗感染疗程应视病原体种类、感染严重程度、基础疾病情况以及治疗反应而异。通常应至少治疗 7~8 天。停药前应有证据表明病情好转：体温下降、氧合改善、白细胞及中性多核细胞恢复正常等。
>
> ■ 合并重症肺炎者可能增加医疗费用和延长住院时间。

（五）进入路径标准

1. 第一诊断为细菌性肺炎（ICD-10：J15.901）、第二诊断为艾滋病的患者。

2. 当患者合并其他疾病，但住院期间不需要特殊处理也不影响第一诊断的临床路径流程实施时，可以进入路径。

> **释义**
>
> ■ 第一诊断及第二诊断分别符合本临床路径（二）诊断依据中所列条款。
> ■ 入院后常规检查发现有基础疾病，如高血压、冠状动脉粥样硬化性心脏病、糖尿病等，经系统评估后对细菌性肺炎诊断治疗无特殊影响者，可进入本路径。但可能增加医疗费用，延长住院时间。

（六）入院后第 1~3 天

1. 必需的检查项目：

（1）血常规、尿常规、便常规。

（2）肝功能、肾功能、血糖、电解质、红细胞沉降率、C 反应蛋白（CRP）、结核抗体、PPD 试验、T 细胞亚群。

（3）痰涂片行抗酸染色、痰细菌培养、血培养。

（4）胸部正侧位 X 线片、心电图。

2. 根据患者情况进行：血气分析、痰涂片找肺孢子菌、胸部 CT、D-二聚体、超声、感染性疾病筛查（乙型肝炎、丙型肝炎、CMV、EBV、梅毒等）、纤维支气管镜等有创性检查等。

> **释义**
>
> ■ 血常规、尿常规、便常规是最基本的三大常规检查，进入路径的患者均需完成。
> ■ 肝肾功能、电解质、血糖、血气分析及心电图可评估有无其他基础疾病，是否影响住院时间、费用及其治疗预后。
> ■ 病原学检查项目的选择应根据患者年龄、基础疾病、免疫状况、疾病严重程度以及先期的抗感染治疗情况等进行选择，当经验性抗感染疗效不佳需要进行调整抗感染方案时，合理的病原学检查及药物敏感性试验尤为重要。
> ■ 呼吸道分泌物（包括痰、气管内吸出物、支气管肺泡灌洗液等合格下呼吸道标本）的涂片检查应包括对细菌、真菌、抗酸杆菌的检查，痰培养应同时进行细菌和真菌培养。结核筛查首选痰涂片查抗酸杆菌，有条件者可进行痰分枝杆菌培养及核酸检测。呼吸道病毒筛查项目为呼吸道病毒核酸检测（有条件时）、抗原或血清特异性抗体。CD4$^+$细胞 < 200/mm^3 或临床艾滋病患者常发生肺孢子菌病，痰涂片检测肺孢子菌的阳性率低，有条件的医院应进行 PCP 核酸检测。
> ■ 血培养应包括需氧菌培养和厌氧菌培养。艾滋病患者发生细菌性肺炎时，容易合并血源性感染，特别是有中高热的患者，血培养对于发现血源性感染以及确定有效的治疗方案至关重要。
> ■ X 线胸片检查为艾滋病合并细菌性肺炎提供直接的影像学证据。有条件可行胸部 CT 检查，高分辨薄层 CT 可以更清楚的观察肺部病变。
> ■ 有条件的实验室还可查降钙素原（PCT），PCT 是能准确反映细菌性感染的炎性标志物，并初步判断病原体的类别，鉴别细菌性或非细菌性肺炎。PCT 除用作细菌感染的诊断标志物外，还可以评估感染患者的病情和预后。病原学不明治疗效果差的肺炎患者，可进行纤维支气镜进行 BALF 培养、NGS 检查。

■ 艾滋病常合并乙型肝炎、丙型肝炎、梅毒，筛查乙型肝炎、丙型肝炎、梅毒标志物可评估有无合并此类疾病，是否影响住院时间、费用及其治疗预后。

■ 有条件的医院可检查 HIV 病毒载量及 CD4$^+$ 细胞绝对计数。

（七）治疗方案与药物选择

1. 评估特定病原体的危险因素，考虑肺炎的诊断后尽快（4~8 小时内）给予抗菌药物。

2. 药物选择：根据《抗菌药物临床应用指导原则》（卫医发〔2004〕285 号）、《国家抗微生物治疗指南》（第 2 版 2018）和《社区获得性肺炎诊断和治疗指南》及《医院获得性肺炎诊断和治疗指南》（中华医学会呼吸病学分会，2016 年），结合患者病情合理使用抗菌药物。

3. 初始治疗 2~3 天后进行临床评估，根据患者病情变化调整抗菌药物。

4. 对症支持治疗：退热、镇咳化痰、吸氧、营养支持。

释义

■ 诊断明确后一般推荐尽早给予抗菌治疗。对于危及生命的重症肺炎，建议早期采用广谱强效的抗菌药物治疗，待病情稳定后可根据病原学进行针对性治疗，或降阶梯治疗。症状显著改善后，胃肠外给药者可改用同类或抗菌谱相近、或对致病原敏感的制剂口服给药，采用序贯治疗。

■ 对于艾滋病合并 CAP 患者，推荐单用 β 内酰胺类或联合多西环素、米诺环素、大环内酯类或单用呼吸喹诺酮类。但与联合用药相比，呼吸喹诺酮类单药治疗不良反应少，且不需要皮试。目前头孢菌素也不需要皮试，对于中重度肺炎患者也可首选一代或二代头孢菌素。

■ 对于需要艾滋病合并重症 CAP 的患者，推荐青霉素类/酶抑制剂复合物、三代头孢菌素、厄他培南联合大环内酯类或呼吸喹诺酮类抗感染治疗。

■ 对有误吸风险的 CAP 患者应优先选择氨苄西林/舒巴坦、阿莫西林/克拉维酸、莫西沙星、碳青霉烯类等有抗厌氧菌活性的药物，或联合应用甲硝唑、克林霉素等。

■ 对于有产 ESBL 菌定植或感染史、曾使用三代头孢菌素、有反复或长期住院史的患者，要考虑产 ESBL 细菌感染的可能，经验性治疗可选择头霉素类、哌拉西林/他唑巴坦、头孢哌酮/舒巴坦或碳青霉烯类的亚胺培南、美洛培南或厄他培南等。

■ 经验性治疗 HAP，建议使用有抗金黄色葡萄球菌活性的抗菌药以及使用对铜绿假单胞菌、鲍曼不动杆菌和其他革兰阴性杆菌有抗菌活性的抗菌药。不建议单独使用氨基糖苷类作为抗假单胞菌感染的药物。

■ ART：患者病情好转后（体温正常、呼吸道症状好、血常规恢复正常，肺部影像学检查大部分吸收），启动 ART 治疗。

■ 中医治疗

1. 辨证选择口服中药汤剂或中成药

（1）风寒袭肺证。

治法：疏风散寒，宣肺止咳。

推荐方药：三拗汤合止嗽散加减。

麻黄 9g、杏仁 12g、甘草 12g、桔梗 12g、紫苑 20g、荆芥 12g、防风 12g、前胡 15g、百部 15g、白前 15g、陈皮 12g。

推荐中成药：三拗片等。

（2）风热犯肺证。

治法：清热宣肺。

推荐方药：银翘散加减。

银花9g、连翘9g、芦根30g、竹叶12g、荆芥9g、薄荷9g、豆豉12g、桔梗12g、甘草9g、牛蒡子12g。

若内热转甚，身热，恶寒不显，咯痰黄稠，口渴者，酌加石膏、黄芩、鱼腥草以清肺泄热；痰热蕴肺，咳甚痰多，配杏仁、浙贝母、桑白皮、冬瓜仁、枇杷叶肃肺化痰；肺气不利，胸痛，呼吸不畅者，配瓜蒌皮、郁金宽胸理气。

推荐中成药：银翘解毒片等。

（3）痰热蕴肺证。

治法：清肺化痰。

推荐方药：千金苇茎汤合清金化痰汤。

苇茎30g、薏苡仁30g、冬瓜仁30、桃仁12g、黄芩12g、山栀12g、竹茹15g、胆南星12g、生甘草9g、桔梗12g。

可酌加银花、蒲公英、紫花地丁、鱼腥草、败酱草等加强清热解毒；大便秘结者加大黄通腑泄热；热毒瘀结，咯脓浊痰，腥臭味甚者，可合犀黄丸以解毒化瘀；咯痰黄稠，酌配桑白皮、瓜蒌、射干、海蛤壳清化热痰；痰浊阻肺，咳而喘满，咯痰浓浊量多，不得平卧者，加葶苈子泻肺泄浊。

推荐中成药：痰热清胶囊等。

（4）痰湿蕴肺证。

治法：燥湿化痰，理气止咳。

推荐方药：二陈汤合三子养亲汤加减。

半夏15g、陈皮15g、茯苓15g、苍术15g、厚朴15g、杏仁12g、紫苏子12g、莱菔子12g、白芥子12g、紫菀20g、款冬花20g。

推荐中成药：二陈丸等。

（5）痰热瘀结证。

治法：清热化痰，消瘀排脓。

推荐方药：加味桔梗汤。

桔梗15g、薏苡仁30g、贝母15g、橘红15g、金银花12g、生甘草12g、葶苈子15g、白及12g。

可加黄芩、鱼腥草、野荞麦根、败酱草、蒲公英等清肺解毒排脓；咯血酌加丹皮、山栀、蒲黄、藕节、三七等凉血化瘀止血；痈脓排泄不畅，可加皂角刺以溃痈排脓，但咯血者禁用；气虚无力排脓者，加生黄芪益气托里排脓；津伤明显，口干舌燥者，可加玄参、麦冬、花粉以养阴生津。

推荐中成药：清肺化痰丸等。

（6）气阴两虚证。

治法：益气救阴清肺。

推荐方药：沙参清肺汤合竹叶石膏汤。

黄芪30g、太子参15g、北沙参15g、麦冬15g、石膏30g、桔梗12g、薏苡仁30g、冬瓜仁30g、半夏10g、白及10g、合欢皮15g。

低热可酌加地骨皮、白薇以清虚热，食少便溏者，加白术、茯苓、山药补益脾气，培土生金。

推荐中成药：参苓白术颗粒等。

2. 艾灸治疗

适应证：适用于治疗后期肺脾气虚证患者。

选穴：关元、神阙、足三里。

取穴：关元，在下腹部，前正中线上，当脐中下3寸。神阙，位于脐正中。足三里，在小腿前外侧，当犊鼻下3寸，距胫骨前缘一横指（中指）。

操作方法：艾条灸，每穴每次10~15分钟，一周为一疗程，连续使用2~4个疗程。

注意事项：控制距离，防止烫伤。

3. 穴位贴敷

根据患者的不同证型选择适宜的穴位进行贴敷，每天1次，每次2个小时，一个疗程7天。如痰湿内盛者可选足三里、丰隆、阴陵泉，后期肺脾气亏虚可贴敷肺俞、脾俞穴。

注意事项：控制贴敷时间，防止过敏。

（八）出院标准

1. 症状好转，体温正常且超过72小时。

2. 影像学提示肺部病灶明显吸收。

> **释义**
>
> ■ 包括血常规明显好转，呼吸道及全身症状、体征明显改善。体温正常超过72小时，且满足临床稳定的其他4项指标（心率≤100次/分，呼吸频率≤100次/分，收缩压≥90mmHg，氧饱和度≥90%或动脉血氧分压≥60mmHg），血白细胞及/或中性多核白细胞计数明显下降或正常，肺部炎症明显吸收好转，可以转为相应的口服药物治疗。

（九）变异及原因分析

1. 伴有影响本病治疗效果的合并症，需要进行相关诊断和治疗，导致住院时间延长。

2. 病情较重，符合重症肺炎标准，转入相应路径。

3. 常规治疗无效或加重，转入相应路径。

4. 合并其他感染如PCP、真菌、TB感染者转入相应路径。

> **释义**
>
> ■ 按标准治疗方案如患者主要呼吸道症状改善不明显甚至加重，病原学检查及药敏报告提示需调整药物，使住院时间延长及费用增加。

■ 治疗中合并二重感染（如真菌感染、假膜性肠炎）、气胸等其他并发症或合并症，需进一步诊断与治疗，使住院时间延长及费用增加。

■ 患者出现呼吸衰竭或心功能不全等严重情况，需要呼吸机支持，应归入相应路径。

■ 认可的变异原因主要是指患者入选路径后，在检查及治疗过程中发现患者合并存在事前未预知的、对本路径治疗可能产生影响的情况，需要中止执行路径或延长治疗时间、增加治疗费用。医师需在表单中明确说明。

■ 因患者方面的主观原因导致执行路径出现变异，需医师在表单中予以说明。

（十）参考费用标准

6000~12 000 元。

释义

■ 具体花费与疾病的严重程度相关。

五、艾滋病合并细菌性肺炎给药方案

（一）用药选择

由于细菌性肺炎的病原菌及药敏结果的不同，抗菌药物的选择具有较多的不确定性。如果可以确定病原，则应按药敏结果进行药物选择。对于某些细菌如铜绿假单胞菌、不动杆菌及肠球菌，天然情况下对某些药物耐药，不宜选择。如头孢菌对肠球菌无抗菌作用，头孢噻肟及头孢曲松对铜绿假单胞菌及不动杆菌抗菌作用差。

还应根据患者是否社区获得性/医院获得性肺炎考虑可能的病原及药敏趋势。对于经验用药来说，拟覆盖的细菌对拟选择的抗菌药物耐药性不足 20%，可以作为初始治疗方案的依据之一。

中医中药：依据中医辩证施治的原则进行，请中医科医师会诊协助诊治。

（二）药学提示

针对确定/疑似病原，根据所选药物的 PK/PD，结合患者的病生理状态，基础用药情况等，确定合适方案，包括剂量、间隔、输注方法（是否需要延长时间）、疗程。

某些药物使用在特殊人群需要进行血药浓度监测，如万古霉素等。

中医中药的药学提示：目前尚缺乏研究证据。

（三）注意事项

肺炎的治疗应在获得病原证据后及时调整为针对性治疗，疗程对于社区获得性肺炎可以为 5~7 天，医院获得性肺炎应为 10~14 天。注意复查胸部影像学。考虑到艾滋病患者的肺炎病原可能为机会性感染，因此，必要的复查很重要。

中医中药的注意事项：中药使用过程中需要观察副作用，同时关注与其他药物的相互作用。

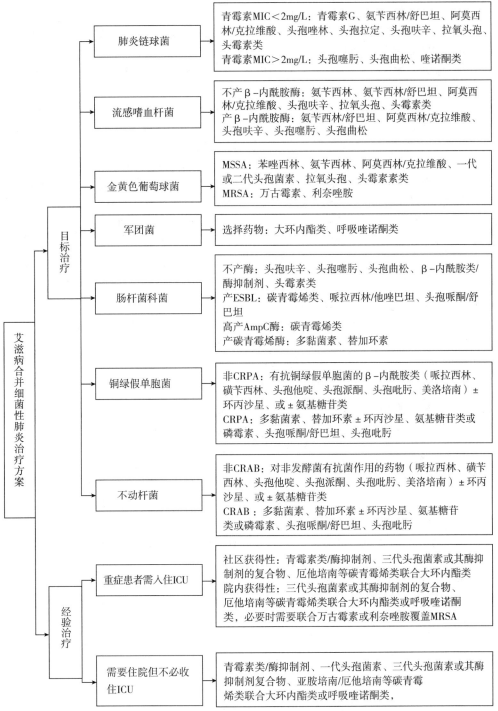

注：MSSA-甲氧西林敏感的金黄色葡萄球菌，MRSA-甲氧西林耐药的金黄色葡萄球菌，
CRPA-碳青霉烯类耐药的铜绿假单胞菌，CRAB-碳青霉烯耐药的鲍曼不动杆菌。

六、艾滋病合并细菌性肺炎护理规范

1. 隔离：在标准预防的基础上实施接触传播的隔离和预防。如果为 MRSA 或 CRE 需要实施多重耐药菌感染隔离原则，如单间病房或病房相对避静的区域，减少医务人员的流动，常规消毒，接触患者穿隔离衣，戴手套等。

2. 休息：卧床休息，协助患者采取舒适体位，将患者经常使用的物品置于患者触手可及的地方。病房保持适宜的温度和湿度。

3. 饮食护理：发热期间嘱患者进食足够热量，蛋白质和维生素的流质或半流质饮食。鼓励患者多饮水，以利于稀释痰液。

4. 病情观察：密切监测患者的生命体征，注意有无心率加快、脉搏细数、血压下降、脉压变小和呼吸困难等，必要进行电监护。观察有无重症肺炎相关的表现，如精神萎靡、表情淡漠、烦躁不安、神志模糊、发绀及肢端湿冷。记录出入量。

5. 高热护理：可采用物理降温，如温水擦浴、冰袋、冰帽等降温措施，以逐渐降温为宜，防止虚脱。患者大汗时，及时协助擦拭和更换衣服，避免受寒。必要时遵医嘱使用退热药。

6. 咳嗽和咳痰的护理：密切观察咳嗽、咳痰的情况，记录痰液的颜色、量及性质，采用深呼吸、有效咳嗽、胸部叩击、体位引流和机械吸痰等措施促进有效排痰。

7. 药物治疗的护理：使用抗生素的患者，应注意观察疗效和不良反应。使用头孢菌素类患者可出现皮疹、胃肠道不适、菌群失调等不良反应。喹诺酮类单药治疗不良反应少，患者偶可出现皮疹和恶心等。对开始 ART 治疗的患者，应注意药物之间的相互影响。

七、艾滋病合并细菌性肺炎营养治疗规范

1. 个体化营养补充，如有进食者，以肠内营养为主，不能进食者，可采用肠外营养。

2. 发热期间进食足够热量、蛋白质和维生素的流质或半流质饮食。

3. 多饮水，2.5~3L/d，以促进痰液水化。

4. 有条件的医疗机构可请营养科医师共同订营养补充方案。

八、艾滋病合并细菌性肺炎患者健康宣教

1. 告知患者疾病诊治方案，配合医师治疗的重要性。

2. 需要呼吸机辅助呼吸的患者，教会患者如何配合呼吸机辅助呼吸，保持良好情绪。

3. 卫生习惯指导：患者不要随地吐痰，咳出的痰液应该装在密闭容器内，由专人消毒处理。

4. 疾病预防指导：艾滋病本身患者免疫力差，应尽力避免细菌性肺炎各种诱发因素，如上呼吸道感染、淋雨受寒、过度疲劳和醉酒。同时，应加强体育锻炼，增加营养。每年流感季，HIV 感染者及时接种灭活的流感疫苗，因为细菌性肺炎常常作为流感的并发症发生。

5. 疾病知识指导：向患者及家属进行有关细菌性肺炎知识的教育，患者及家属了解肺炎的病因、诱因及相关表现，能及时就诊。

6. 按照医师建议定期进行复诊及随访。

九、推荐表单

(一)医师表单

艾滋病合并细菌性肺炎临床路径医师表单

适用对象:第一诊断为艾滋病合并细菌性肺炎(ICD-10:B20.101)

患者姓名:	性别: 年龄: 门诊号:	住院号:
住院日期: 年 月 日	出院日期: 年 月 日	标准住院日:7~14天

日期	住院第1~3天	住院期间
主要诊疗工作	□ 询问病史及体格检查 □ 24小时内完成病历书写 □ 进行病情初步评估 □ 上级医师查房 □ 评估可能病原体的危险因素,进行初始经验性抗感染治疗 □ 开实验室检查单	□ 三级医师查房 □ 核查辅助检查的结果是否有异常 □ 病情评估,维持原有治疗或调整抗菌药物 □ 观察药物不良反应 □ 住院医师书写病程记录
重点医嘱	**长期医嘱:** □ 艾滋病肺炎护理常规 □ 一级/二级/三级护理(根据病情) □ 吸氧(必要时) □ 抗菌药物 □ 祛痰剂 □ 基础用药(如ART药物) **临时医嘱:** □ 血常规、尿常规、便常规 □ 血糖、电解质、红细胞沉降率、C反应蛋白(CRP)、结核抗体、PPD试验、CD4T细胞 □ 病原学(肺孢子菌、细菌、结核杆菌)检查及药敏 □ 胸正侧位X线片、心电图 □ 血气分析、胸部CT、超声、D-二聚体,感染性疾病筛查(乙型肝炎、丙型肝炎、CMV、EBV、梅毒等)(必要时) □ 对症处理	**长期医嘱:** □ 艾滋病肺炎护理常规 □ 一级/二级/三级护理(根据病情) □ 吸氧(必要时) □ 抗菌药物(根据病情调整) □ 祛痰剂 □ 基础用药(如ART药物) **临时医嘱:** □ 对症处理 □ 监测血常规 □ X线胸片检查(必要时) □ 异常指标复查 □ 病原学检查(必要时) □ 有创性检查(必要时)
病情变异记录	□ 无 □ 有,原因: 1. 2.	□ 无 □ 有,原因: 1. 2.
医师签名		

日期	出院前 1~3 天	住院第 7~14 天（出院日）
主要诊疗工作	□ 三级医师查房 □ 评估治疗效果 □ 确定出院后治疗方案 □ 完成上级医师查房记录	□ 完成出院小结 □ 向患者交代出院后注意事项 □ 预约复诊日期
重点医嘱	长期医嘱： □ 艾滋病肺炎护理常规 □ 二级或三级护理（根据病情） □ 吸氧（必要时） □ 抗菌药物 □ 祛痰剂 □ ART 药物 □ 根据病情调整 临时医嘱： □ 复查血常规、X 线胸片（必要时） □ 根据需要，复查有关检查	出院医嘱： □ 出院带药 □ 门诊随诊
病情变异记录	□ 无　□ 有，原因： 1. 2.	□ 无　□ 有，原因： 1. 2.
护士签名		
医师签名		

（二）护士表单

艾滋病合并细菌性肺炎临床路径护士表单

适用对象：第一诊断为艾滋病合并细菌性肺炎（ICD-10：B20.101）

患者姓名：	性别：　　年龄：　　门诊号：	住院号：
住院日期：　　年　月　日	出院日期：　　年　月　日	标准住院日：7~14 天

时间	住院第 1~3 天	住院期间
健康宣教	□ 入院宣教：介绍主管医师、护士；病房环境、设施；住院规章制度及注意事项 □ 健康宣教：戒烟，戒酒，介绍相关药物如抗菌药物、祛痰药物的药理及注意事项 □ 疾病相关知识宣教：介绍疾病相关知识，提供有关艾滋病预防知识，包括传播途径、个人、家庭可采用的预防措施等 □ 检查相关知识宣教：正确留取标本及各种检查注意事项，按照医嘱提前告知或协助患者进行准备	□ 指导患者正确留取痰培养标本 □ 指导患者有效咳嗽、咳痰并观察痰液性状 □ 介绍用药的药理及注意事项 □ 介绍疾病知识及护理注意事项 □ 介绍特殊检查的目的、注意事项 □ 强调安全知识 □ 预防并发症的发生
护理处置	□ 核对患者，佩戴腕带 □ 建立入院护理病历 □ 卫生处置：剃须、剪指（趾）甲、沐浴、更换病号服等 □ 合理安排床位、卧位，训练患者床上大小便 □ 了解患者基础疾病，遵医嘱予以对应处理 □ 根据病情测量生命体征、血氧饱和度	□ 遵医嘱完成治疗及用药 □ 根据病情测量生命体征、血氧饱和度 □ 卫生处置：剃须、剪指（趾）甲，保证六洁到位 □ 协助完善相关检查，做好解释说明
基础护理	□ 一级/二级/三级护理（根据病情） □ 晨、晚间护理 □ 饮食（遵医嘱） □ 指导患者采取正确体位 □ 协助生活护理 □ 心理护理 □ 安全管理，必要时留陪伴	□ 一级/二级/三级护理（根据病情） □ 晨、晚间护理 □ 饮食（遵医嘱） □ 指导患者采取正确体位 □ 协助生活护理 □ 心理护理 □ 安全管理
专科护理	□ 采取隔离措施 □ 护理查体 □ 病情观察：意识、精神状态、生命体征、血氧饱和度、咳嗽及咳痰情况 □ 吸氧（必要时） □ 跌倒、压疮评估 □ 遵医嘱留取血液标本 □ 正确进行抗菌药物皮试 □ 遵医嘱使用抗菌药物、祛痰药物及基础药物（如 ART 药物）并进行用药指导	□ 采取隔离措施 □ 护理查体 □ 病情观察：意识、精神状态、生命体征、血氧饱和度、咳嗽及咳痰情况，观察有无药物相关不良反应 □ 吸氧（必要时） □ 遵医嘱正确使用抗菌药物 □ 注意各项检查的阳性结果 □ 密切观察病情变化，预防并发症发生

续　表

时间	住院第 1~3 天	住院期间
重点 医嘱	□ 详见医嘱执行单	□ 详见医嘱执行单
病情 变异 记录	□ 无　□ 有，原因： 1. 2.	□ 无　□ 有，原因： 1. 2.
护士 签名		

时间	出院前 1~3 天	住院第 7~14 天 （出院日）
健康宣教	□ 评价以前宣教效果 □ 指导康复锻炼	□ 指导办理出院手续 □ 出院带药服用方法 □ 活动、休息指导 □ 饮食指导 □ 提供有关艾滋病预防知识，包括传播途径，个人、家庭可采用的预防措施等 □ 出现不适症状及时就诊 □ 遵医嘱定期复诊
护理处置	□ 遵医嘱完成治疗及用药 □ 根据病情测量生命体征 □ 卫生处置：剃须、剪指（趾）甲，保证六洁到位 □ 协助完善相关复查	□ 办理出院手续 □ 书写出院小结
基础护理	□ 二级或三级护理（根据病情） □ 晨、晚间护理 □ 饮食（遵医嘱） □ 协助生活护理 □ 心理护理 □ 安全管理	□ 二级或三级护理（根据病情） □ 晨、晚间护理 □ 饮食（遵医嘱） □ 协助生活护理 □ 心理护理 □ 安全管理
专科护理	□ 采取隔离措施 □ 护理查体 □ 病情观察：意识、精神状态、生命体征、血氧饱和度、咳嗽及咳痰情况，观察有无药物相关不良反应 □ 指导康复锻炼 □ 心理护理 □ 出院准备指导	□ 采取隔离措施 □ 护理查体 □ 病情观察：意识、精神状态、生命体征、血氧饱和度、咳嗽及咳痰情况，观察有无药物相关不良反应 □ 指导康复锻炼 □ 心理护理
重点医嘱	□ 详见医嘱执行单	□ 详见医嘱执行单
病情变异记录	□ 无 □ 有，原因： 1. 2.	□ 无 □ 有，原因： 1. 2.
护士签名		

（三）患者表单

艾滋病合并细菌性肺炎临床路径患者表单

适用对象：第一诊断为艾滋病合并细菌性肺炎（ICD-10：B20.101）

患者姓名：	性别：	年龄：	门诊号：	住院号：

住院日期：　　年　月　日	出院日期：　　年　月　日	标准住院日：7~14 天

时间	住院第 1~3 天	住院期间
医患配合	□ 配合询问病史、体格检查，详细告知既往史、用药史、过敏史 □ 查看既往辅助检查：胸部 CT 或 MRI □ 交代病情及相关注意事项 □ 开实验室检查单及相关检查单 □ 如有不适告知医师 □ 性伴通知，让患者所有的性伴都接受检查和治疗	□ 上级医师查房 □ 介绍病情、治疗方案 □ 介绍用药作用、不良反应 □ 必要时相应科室会诊 □ 配合医师调整用药 □ 如有不适告知医师
护患配合	□ 配合测量体温、脉搏、呼吸、血压、血氧饱和度、体重，查体 □ 配合完成入院护理评估 □ 接受入院宣教 □ 接受卫生处置：剃须、剪指（趾）甲、沐浴、更换病号服 □ 如有不适告知护士	□ 配合完成治疗及用药 □ 配合测量体温、脉搏、呼吸、血压、血氧饱和度、体重，查体，每日询问大便 □ 接受卫生处置：剃须、剪指（趾）甲，保证六洁到位 □ 配合遵守医院制度 □ 遵医嘱采取正确卧位 □ 如有不适告知护士 □ 接受进食、饮水、排便等生活护理
饮食	□ 遵医嘱 □ 低盐低脂饮食	□ 遵医嘱 □ 低盐低脂饮食
排泄	□ 正常大小便 □ 告知大便次数	□ 正常大小便 □ 告知大便次数
活动	□ 适量活动 □ 遵医嘱	□ 适量活动 □ 遵医嘱

时间	出院前 1~3 天	住院第 7~14 天 （出院日）
医患配合	□ 配合完成出院前各项检查 □ 交代病情及了解出院后治疗方案 □ 如有不适告知医师	□ 交代出院后注意事项，预约复诊时间 □ 介绍出院后注意事项，指导做好家庭隔离和消毒 □ 介绍出院后用药注意事项 □ 办理出院手续，出院
护患配合	□ 配合完成治疗、用药及出院前各项检查 □ 配合测量体温、脉搏、呼吸、血压、血氧饱和度、体重，查体，每日询问大便 □ 接受卫生处置：剃须、剪指（趾）甲，保证六洁到位 □ 配合遵守医院制度 □ 遵医嘱采取正确卧位 □ 如有不适请告知护士 □ 接受进食、饮水、排便等生活护理	□ 办理出院手续 □ 出院用药指导 □ 活动与休息指导 □ 饮食及生活指导 □ 出现不适症状及时就诊 □ 遵医嘱定期复诊
饮食	□ 遵医嘱 □ 低盐低脂饮食	□ 遵医嘱 □ 低盐低脂饮食
排泄	□ 正常大小便 □ 告知大便次数	□ 正常大小便
活动	□ 适量活动 □ 遵医嘱	□ 适量活动，避免疲劳

附：原表单（2012 年版）

艾滋病合并细菌性肺炎临床路径表单

适用对象：第一诊断为细菌性肺炎（ICD-10：J15.901）、第二诊断为艾滋病的患者

患者姓名：	性别： 年龄： 门诊号：	住院号：
住院日期： 年 月 日	出院日期： 年 月 日	标准住院日：7~14 天

时间	住院第 1~3 天	住院期间
主要诊疗工作	□ 询问病史及体格检查 □ 24 小时内完成病历书写 □ 进行病情初步评估 □ 上级医师查房 □ 评估可能病原体的危险因素，进行初始经验性抗感染治疗 □ 开实验室检查单	□ 三级医师查房 □ 核查辅助检查的结果是否有异常 □ 病情评估，维持原有治疗或调整抗菌药物 □ 观察药物不良反应 □ 住院医师书写病程记录
重点医嘱	长期医嘱： □ 艾滋病肺炎护理常规 □ 一级/二级/三级护理（根据病情） □ 吸氧（必要时） □ 抗菌药物 □ 祛痰剂 □ 基础用药（如 ART 药物） 临时医嘱： □ 血常规、尿常规、便常规 □ 血糖、电解质、红细胞沉降率、C 反应蛋白（CRP）、结核抗体、PPD 试验、CD4 □ 病原学（肺孢子菌、细菌、结核杆菌）检查及药敏 □ 胸正侧位 X 线片、心电图 □ 血气分析、胸部 CT、超声、PCT，感染性疾病筛查（乙型肝炎、丙型肝炎、CMV、EBV、梅毒等）（必要时） □ 对症处理	长期医嘱： □ 艾滋病肺炎护理常规 □ 一级/二级/三级护理（根据病情） □ 吸氧（必要时） □ 抗菌药物（根据病情调整） □ 祛痰剂 □ 基础用药（如 ART 药物） 临时医嘱： □ 对症处理 □ 监测血常规 □ X 线胸片检查（必要时） □ 异常指标复查 □ 病原学检查（必要时） □ 有创性检查（必要时）
护理工作	□ 入院护理评估，护理计划 □ 随时观察患者情况 □ 进行艾滋病患者的心理护理 □ 进行戒烟、戒酒的建议和教育 □ 协助患者完成实验室检查及辅助检查	□ 观察患者一般情况及病情变化 □ 注意痰液变化 □ 观察治疗效果及药物反应 □ 疾病相关健康教育
病情变异记录	□ 无 □ 有，原因： 1. 2.	□ 无 □ 有，原因： 1. 2.
护士签名		
医师签名		

时间	出院前 1~3 天	住院第 7~14 天 （出院日）
主要 诊疗 工作	□ 三级医师查房 □ 评估治疗效果 □ 确定出院后治疗方案 □ 完成上级医师查房记录	□ 完成出院小结 □ 向患者交代出院后注意事项 □ 预约复诊日期
重 点 医 嘱	**长期医嘱：** □ 艾滋病肺炎护理常规 □ 二级或三级护理（根据病情） □ 吸氧（必要时） □ 抗菌药物 □ 祛痰剂 □ ART 药物 □ 根据病情调整 **临时医嘱：** □ 复查血常规、X 线胸片（必要时） □ 根据需要，复查有关检查	**出院医嘱：** □ 出院带药 □ 门诊随诊
主要 护理 工作	□ 观察患者一般情况 □ 观察疗效、各种药物作用和不良反应 □ 恢复期生活和心理护理 □ 出院准备指导	□ 帮助患者办理出院手续 □ 出院指导 □ ART 依从性教育
病情 变异 记录	□ 无　□ 有，原因： 1. 2.	□ 无　□ 有，原因： 1. 2.
护士 签名		
医师 签名		

第十三章

艾滋病合并新型隐球菌性脑膜炎临床路径释义

【医疗质量控制指标】（专家建议）

指标一、诊断需要有感染暴露史、脑膜炎的临床表现、艾滋病毒感染证据、新型隐球菌检测阳性。

指标二、对临床诊断的病例尽早住院治疗。

指标三、诊断明确或临床诊断患者，无严重的肝肾疾病者，尽早应用静脉滴注两性霉素 B 及口服氟胞嘧啶抗真菌治疗。

指标四、积极降颅压及糖皮质激素治疗缓解病情。

指标五、脑膜炎症明显好，颅内压力降低，脑脊液隐球菌明显减少，启动 ART 治疗。

一、艾滋病合并新型隐球菌性脑膜炎编码

1. 原编码：

疾病名称及编码：第一诊断为新型隐球菌性脑膜炎（ICD-10：B45.102+），第二诊断为艾滋病的患者

2. 修改编码：

疾病名称及编码：艾滋病合并新型隐球菌性脑膜炎（ICD-10：B20.502）

二、临床路径检索方法

B20.502

三、国家医疗保障疾病诊断相关分组（GHS-DRG）

MDC 编码：MDCY（HIV 感染疾病及相关操作）

ADRG 编码：YR1（HIV 相关疾患）

四、艾滋病合并新型隐球菌性脑膜炎临床路径标准住院流程

（一）适用对象

第一诊断为新型隐球菌性脑膜炎（ICD-10：B45.102+）、第二诊断为艾滋病的患者。

> **释义**
>
> ■ 本路径仅适用于第一诊断为新型隐球菌性脑膜炎，并同时感染 HIV 的患者。
>
> ■ 新型隐球菌性脑膜炎（cryptococcus neoformans meningitis）是指由新型隐球菌感染脑膜和/或脑实质所致的炎症性疾病。新型隐球菌颅内感染是 AIDS 患者主要的机会性感染和常见死亡原因之一。HIV 感染患者隐球菌感染率为 6%~10%。

（二）诊断依据

根据《艾滋病诊疗指南》（中华医学会感染病学分会，2011 年），《重症患者侵袭性真菌感染诊断与治疗指南》（中华医学会重症医学分会，2007 年）等。

1. 临床表现：发热并具有中枢神经系统的症状或体征（剧烈头痛、恶心、呕吐、脑膜刺激征阳性或精神异常、癫痫、偏瘫等）。
2. 脑脊液检查显示生化或细胞数异常，压力明显增高。
3. 脑脊液墨汁染色见到新型隐球菌或隐球菌抗原检测阳性。

释义

■ 最新指导文件为根据《中国艾滋病诊疗指南》（中华医学会感染病学分会，2021年），《重症患者侵袭性真菌感染诊断与治疗指南》（中华医学会重症医学分会，2021年）等。隐球菌性脑膜炎诊治专家共识［J］，中国内科杂志，2018，57（5）：317-323。

■ 隐球菌性脑膜炎症状上与结核性脑膜炎很难区别，应注意鉴别。

■ 脑脊液培养、脑脊液墨汁染色、外周血和脑脊液隐球菌抗原检测对诊断具有决定意义；显微镜下隐球菌形态学特点对于疾病严重程度、治疗效果具有重要意义；为避免与大淋巴细胞在镜下混淆，墨汁染色前宜进行10%氢氧化钠处理标本。一次病原学检测阴性，不能诊断隐球菌脑膜炎，需要多次脑脊液检测。

■ 隐球菌荚膜多糖抗原滴度检测敏感性及特异性均高于涂片及隐球菌培养。

■ 确诊后，仍需规律进行腰椎穿刺检查，以评估疗效，严重病例尚可以引流病原体及进行脊髓膜脑给药以提高治疗效果。

（三）选择治疗方案的依据

根据《艾滋病诊疗指南》（中华医学会感染病学分会，2011年）、《重症患者侵袭性真菌感染诊断与治疗指南》（中华医学会重症医学分会，2007年）。
1. 一般治疗：卧床休息，维持生命体征和内环境稳定，防治感染。
2. 积极降低颅内压治疗。
3. 抗真菌治疗。
4. 严密监测，预防脑疝的发生。

释义

■ 最新指导文件为根据《中国艾滋病诊疗指南》（中华医学会感染病学分会艾滋病及丙肝学组，2021年）、《重症患者侵袭性真菌感染诊断与治疗指南》（中华医学会重症医学分会，2021年）。隐球菌性脑膜炎诊治专家共识［J］，中国内科杂志，2018，57（5）：317-323。

■ 根据全身症状给予一般处理，包括生命体征检测，高热者物理降温或药物降温。必要时可予以吸氧以改善脑组织氧消耗。监测血气及电解质。考虑颅脑感染患者可能出现误吸而导致呼吸道感染，应注意调整合适的营养方式及抬高床头预防误吸。如有合并其他病原的感染需同时治疗。

■ 隐球菌性脑膜炎患者颅内高压非常常见，及时有效控制颅内高压也是决定患者预后的最为关键因素之一。反复腰椎穿刺引流及使用甘露醇、甘油果糖、呋塞米、50%葡萄糖等脱水药物均是常规选择，如颅内高压仍不能控制也可考虑腰大池或脑室置管外引流。

■ 抗真菌治疗可参考相关指南在两性霉素B及其脂质体、氟胞嘧啶、唑类药物（氟康唑、伏立康唑）中根据患者具体身体和经济情况进行选择和组合。注意相关药物不良反应的监测和治疗。

■抗炎治疗，头痛严重及发热患者可以适当给予奈普生等药，如果使用两性霉素B出现寒战及高热者可以适当使用地塞米松，地塞米松也具有减轻脑水肿及防止脑膜粘连的作用，可在疾病初期短时使用，可能在前3周受益。但由于可能降低免疫力，诱发感染等副作用，不推荐常规使用。

■脑脊液引流治疗：腰穿引流、腰大池置管引流、侧脑室外引流、脑室-腹腔分流术、留置Ommaya囊（贮液囊）等。置管持续外引流降颅压需严格无菌操作，加强护理，防止继发感染。

（四）临床路径标准住院日

一般为42~56天。

> 释义
>
> ■根据指南和专家共识，HIV感染患者隐球菌性脑膜炎抗真菌治疗方案分为诱导治疗期（≥4周），巩固治疗期（≥6周）和维持治疗期（≥1年）。其中诱导治疗和巩固治疗期需要住院治疗。除诱导及巩固治疗外，还需要维持治疗，治疗到CD4细胞计数＞100个/μl，并且连续3个月以上HIV-RNA低于检测下限或非常低（按照最新治疗要求＜50拷贝/ml），可停止维持治疗。
>
> ■疗效判断需要结合症状体征，脑脊液压力、常规生化及病原学检查进行评判。

（五）进入路径标准

1. 第一诊断为新型隐球菌性脑膜炎（ICD-10：B45.102+）、第二诊断为艾滋病。
2. 当患者合并其他疾病，但住院期间不需要特殊处理也不影响第一诊断的临床路径流程实施时，可以进入路径。

> 释义
>
> ■结合病史和辅助检查，新型隐球菌性脑膜炎为第一诊断明确，同时确诊HIV感染者，使用本路径。
>
> ■当患者合并其他疾病，如结核或病毒性疾病等，对新型隐球菌性脑膜炎发生发展有影响，或鉴别诊断不清时，不建议进入本路径。
>
> ■当患者合并其他疾病，但住院期间不需要特殊处理也不影响临床路径流程实施时，可以进入本路径。但当其他疾病出现衍变，需要特殊处理时，退出本路径，进入其他相应疾病的诊疗路径。

（六）住院后检查的项目

1. 必需的检查项目：
（1）血常规、尿常规、便常规。

（2）肝功能、肾功能、电解质、红细胞沉降率、腰椎穿刺测脑脊液压力。

（3）脑脊液生化、常规、墨汁染色、抗酸染色、革兰染色。

（4）X 线胸片、心电图。

2. 根据患者具体情况选择的检查项目：脑脊液细菌、真菌培养；血培养、隐球菌抗原、头颅 CT、头颅 MRI。

> **释义**
>
> ■ 必需的检查项目可增加真菌培养、隐球菌荚膜多糖抗原。
> ■ 有条件的医院可检查血隐球菌抗原（定量或定性）、NGS、脑脊液细胞学检查等。

（七）选择用药

1. 降颅压药物：甘露醇、甘油果糖、呋塞米、50% 葡萄糖注射液等。

2. 抗真菌药物：《按重症患者侵袭性真菌感染诊断与治疗指南》（中华医学会重症医学分会，人民卫生出版社，2007 年）首选两性霉素 B 与 5-FC 联合应用。不能耐受或对标准治疗无反应的患者，使用氟康唑联合氟胞嘧啶替换治疗。

3. 纠正水、电解质紊乱药物。

> **释义**
>
> ■ 降颅压药物使用需注意药物相关不良反应。另外，除以上药物外，减少脑脊液生成的药物，如乙酰唑胺、醋甲唑胺等也偶有使用。减轻脑脊液分泌的药物如醋氮酰胺等对降低颅内压也有帮助。
>
> ■ 抗真菌药物：《按重症患者侵袭性真菌感染诊断与治疗指南》（中华医学会重症医学分会，人民卫生出版社，2021 年）、隐球菌性脑膜炎诊治专家共识［J］，中国内科杂志，2018。
>
> 诱导期治疗：首选两性霉素 B 与 5-FC 联合应用。不能耐受或对标准治疗无反应的患者，使用氟康唑联合氟胞嘧啶、伊曲康唑注射液±氟胞嘧啶、伏立康唑±氟胞嘧啶替换治疗。
>
> 巩固期治疗：首选氟康唑±氟胞嘧啶，伊曲康唑±氟胞嘧啶
>
> 维持期治疗：首选氟康唑，次选伊曲康唑。
>
> ■ 目前抗隐球菌治疗仍以两性霉素 B 或两性霉素 B 脂质体为基础联合其他抗真菌药物的方案为主。如患者不能耐受两性霉素 B，诱导期可应用足量氟康唑联合氟胞嘧啶或高剂量单独的氟康唑治疗，但建议诱导治疗期时间延长。诱导期治疗时间以脑膜炎症状减轻、颅内压基本正常、脑脊液隐球菌量明显减少、荚膜多糖抗原滴度明显下降为标准。
>
> ■ 治疗 3 周以后依据患者的隐球菌脑膜炎好转情况启动 ART 治疗，ART 方案要考虑到药物的相互作用。
>
> ■ 中医治疗
>
> 新型隐球菌性脑膜炎起病隐匿，临床常见头痛、恶心、呕吐、发热、癫痫发作等症状。中医根据患者头痛、发热、恶心呕吐，或兼意识障碍，辨病属传统医学"头痛、呕吐"范畴，病机为外感邪毒基础上内蕴湿热，痰瘀互结，上扰脑络致经络失于濡养，症见颅神经损伤，又因使用组织脱水剂耗竭伤阴，抗真菌药苦寒败胃，

因此呈现寒热错杂、虚实夹杂的情况，治疗上可采取中药口服、针刺、穴位贴敷等治疗，辨证论治如下：

1. 辨证选择口服中药汤剂或中成药

（1）风寒阻络证。

治法：祛风散寒通络。

推荐方药：桂枝加葛根汤加减。

桂枝 15g、白芍 15g、粉葛 30g、生姜 9g、大枣 9g、川芎 15g、羌活 15g、藁本 15g、甘草 9g。

推荐中成药：葛根汤颗粒等。

（2）热毒上扰证。

治法：治宜清热解毒。

推荐方药：黄连解毒汤和银翘白虎汤加减。

黄连 9g、黄柏 9g、栀子 12g、黄芩 15g、金银花 12g、连翘 9g、石膏 30g、知母 15g、粳米 12g。

推荐中成药：银翘解毒片等。

（3）痰瘀阻络证。

治法：燥湿化痰，活血通络。

推荐方药：半夏白术天麻汤合通窍活血汤加减。

法半夏 15g、炒白术 15g、天麻 15g、橘红 15g、茯苓 15g、菖蒲 12g、桃仁 12g、红花 9g、生姜 9g。

推荐中成药：二陈丸合血府逐瘀丸等。

（4）气血两虚证。

治法：补益气血。

推荐方药：八珍汤加减。

党参 15g、黄芪 30g、白术 15g、茯苓 15g、陈皮 10g、熟地黄 15g、当归 15g、白芍 15g、川芎 10g、炙甘草 10g。

推荐中成药：八珍颗粒等。

（5）肾虚精亏证。

治法：补肾填精。

推荐方药：大补元煎加减。

党参 15g、熟地黄 15g、山茱萸 10g、山药 30g、枸杞子 15g、杜仲 30g、当归 15g、怀牛膝 15g、炙甘草 10g。

阴虚阳亢者，可加天麻、钩藤、石决明、川牛膝等。

推荐中成药：参芪地黄丸等。

2. 针灸治疗

根据辨证酌情选穴。热毒上扰：太阳、合谷、大椎、天柱；痰瘀阻络：内关、合谷、中脘、攒竹、列缺、气海、大椎、丰隆、百会、印堂、脾俞、足三里；气血两虚：上星、气海、血海、足三里、三阴交、肝俞、脾俞、肾俞；肾虚精亏：足三里、三阴交、脾俞、肾俞。

（八）监测神经功能和生命体征

1. 生命体征监测、意识、头痛程度、球结膜水肿程度及瞳孔大小。
2. 对精神异常、癫痫、偏瘫等神经功能进行监测。

> **释义**
>
> ■对于隐球菌感染累及生命中枢和脑水肿或颅内实质占位造成颅内压力增高患者必须监测生命体征及颅内高压的临床表现。
>
> ■40%以上隐脑患者有精神症状，如抑郁、淡漠、易激惹、谵妄等。一旦出现神志意识改变往往预后不佳。部分患者累及脑实质和脑神经可出现失明、失聪、眼球运动异常，以及面部、口咽部或躯体运动感觉异常等。其他还可并发脑梗死、血管炎和静脉窦血栓形成。通过对脑神经或躯体神经系统定位症状体征的监测可以判断颅内感染的部位，症状变化也可做疗效预估。

（九）出院标准

1. 患者病情稳定。
2. 脑脊液检查显示脑脊液压力正常，脑脊液常规、生化正常，病原学检查（涂片及培养）阴性。
3. 没有需要住院治疗的并发症。

> **释义**
>
> ■脑脊液检查显示脑脊液常规、生化正常，病原学检查阴性（初治培养阴性者，参考墨汁染色涂片结合血和脑脊液隐球菌抗原定量结果）、脑脊液压力接近正常。

（十）变异及原因分析

1. 病情危重者需转入 ICU，转入相应路径。
2. 辅助检查结果异常，需要复查，导致住院时间延长和住院费用增加。
3. 住院期间病情加重，出现并发症，需要进一步诊治，导致住院时间延长和住院费用增加。
4. 同时合并其他并发症，如结核性脑膜炎、肺部感染、皮肤压疮等，导致住院时间延长和住院费用增加。

> **释义**
>
> ■保守治疗不能有效控制颅内压需外科引流或分流者作为变异因素。

（十一）参考费用标准

约 20 000~25 000 元。

> **释义**
>
> ■假设患者50kg，仅就两性霉素 B［约70元/支，25毫克/支，0.7~1mg/（kg·d）］，诱导期4周计算需约4000元。氟康唑（400mg/d，70元/支）巩固期8周，约5600元。如不考虑其他对症药物如甘露醇、甘油果糖，并且不考虑检查监护等费用可能会>10 000元。否则极难控制于2万元以内。

五、艾滋病合并新型隐球菌性脑膜炎给药方案

（一）用药选择

隐球菌性脑膜炎分为两个阶段：强化治疗和巩固治疗。

初始治疗方案（强化治疗阶段）

1. 隐球菌性脑膜炎首选治疗方案推荐静脉注射两性霉素 B（脱氧胆酸盐）（0.7~1.0mg/kg）配伍氟胞嘧啶100mg/（kg·d），分4次口服。此为强化治疗阶段，至少2周。后续可以改为口服或静脉注射氟康唑6mg/（kg·d）（400mg/d）。如果患者对两性霉素 B 耐受不好，可以试用脂质体剂型的两性霉素 B，如两性霉素 B 脂质体、脂质体复合物。

如患者对两性霉素 B 及其脂质体剂型无法耐受，可以考虑增加氟康唑剂量到800~1200mg/d，配伍氟胞嘧啶。伊曲康唑也可作为备选药物。强化阶段治疗疗程至少4周。

2. 巩固治疗阶段：氟康唑（600~800 mg/d）口服，进行巩固期治疗，巩固治疗至少6周。

3. 维持期治疗：在强化阶段治疗病情明显好转，转为维持期治疗，氟康唑或伊曲康唑200mg qd，可进行维持治疗毒载量低于可检测水平至少3周（隐球菌治疗至少1年）可以考虑终止维持治疗。一旦 CD4$^+$细胞< 100/μl，则仍需考虑重新开始隐球菌治疗。

4. ART 治疗：上述治疗3~10周后，可以开始 ART 治疗 HIV 病毒。CD4$^+$细胞> 100/μl 且 HIV 病。

5. 中医中药：中药对艾滋病合并新型隐球菌脑炎的治疗效果缺乏有效证据，可请中医科医师会诊协助治疗。

（二）药学提示

参见前述有关章节。

（三）注意事项

参见前述有关章节。

中医中药的注意事项：注意观察使用中药过程中的副作用，同时关注与其他药物之间的相互作用。

六、艾滋病合并新型隐球菌性脑膜炎护理规范

1. 隔离：在标准预防的基础上实施接触传播的隔离和预防，注意避免患者血液及体液污染环境，有创性操作时防止锐器损伤及分泌物喷溅到眼口鼻内。有创性操作时如腰椎穿刺术、外科手术、气管插管、吸痰等，佩戴护目镜，穿隔离衣或防水围裙。

2. 休息：卧床休息，避免情绪激动，以免血压骤升而增加颅内高压。

3. 饮食：进食高热量、高蛋白、高维生素、营养丰富的清淡饮食。多吃新鲜蔬菜、水果等纤维素丰富的食物，保持大便通畅。颅内高压时，适当限制入液量，神志清楚者可进普食，但应适当限盐，注意水、电解质平衡。

4. 病情观察：监测患者生命体征、瞳孔、意识及颅内高压的症状。如患者出现剧烈头疼、恶心、呕吐等症状时，要立即报告医生。患者呕吐时，记录呕吐物的性质和量。

5. 颅内高压患者的护理：颅内高压时，应抬高床头 15°~30°，以利于颅内静脉回流，减轻脑水肿。呕吐时，协助其取侧卧位或平卧，头偏向一侧，防止误吸。持续或间断吸氧以改善脑缺氧，使脑血管收缩，降低脑血流量。遵医嘱静脉快速滴入甘露醇。

6. 腰椎穿刺术护理：术前测量血压，观察有无颅高压情况，必要时可脱水后再行穿刺，排空大小便，协助摆好体位。术后患者要绝对平卧 4~6 小时，禁止抬高头部，注意观察患者的瞳孔、神志、生命体征的变化。

7. 用药的护理：两性霉素 B 的用药护理（见艾滋病合并马尼菲篮状菌的用药护理）。

8. 心理护理：本病治疗周期长，转归慢，费用高，药物不良反应多，脑膜刺激症带来的痛苦让患者难以忍受，反复腰椎穿刺增加了患者的痛苦，护士一定要随时关注患者的动态，对患者给予及时的关心和帮助，并及时交代患者家属一些注意事项，让其能带给患者更多来自家人的帮助和鼓励，让患者可以得到更佳的治疗。

七、艾滋病合并新型隐球菌性脑膜炎营养治疗规范

1. 给予热量、高蛋白、高维生素、营养丰富的清淡饮食。

2. 根据机体缺乏情况合理补充维生素和矿物质，多吃新鲜蔬菜、水果等纤维素丰富的食物，以保持大便通畅。

3. 发热期间选择易消化、易吸收的高能量密度食物。

4. 颅内高压时，适当限制入液量，适当限盐，注意水、电解质平衡。

八、艾滋病合并新型隐球菌性脑膜炎患者健康宣教

1. 充分讲解本病的预后和治疗周期以取得患者及家属的配合。

2. 腰椎穿刺术的目的及意义，打消患者及家属的顾虑。

3. 告知患者使用两性霉素后的不良反应多，静滴过程中或静滴后可能发生寒颤、高热、严重头痛、食欲缺乏、恶心、呕吐，有时可出现血压下降、眩晕等。如静滴过快时可引起心室颤动或心搏骤停。本品静滴时易发生血栓性静脉炎。长期使用可出现不同程度的肾功能损害、肝毒性、贫血，低钾血症，偶可有白细胞或血小板减少、过敏性休克和皮疹。鞘内注射本品可引起严重头痛、发热、呕吐、颈项强直、下肢疼痛及尿潴留等，严重者可发生下肢截瘫等。如出现相关不良反应请及时反映。同时，告知患者不良反应的监测措施以便配合。

4. 按照医师建议定期进行复诊及随访。

九、推荐表单

（一）医师表单

艾滋病合并新型隐球菌性脑膜炎临床路径医师表单

适用对象：第一诊断为艾滋病合并新型隐球菌性脑膜炎（ICD-10：B20.502）

患者姓名：		性别： 　年龄： 　门诊号：	住院号：
住院日期： 　年　月　日		出院日期： 　年　月　日	标准住院日：42~56 天

日期	住院第 1 天	住院第 2 天	住院第 3 天
主要诊疗工作	□ 询问病史与体格检查 □ 评估神经系统受损情况 □ 查看既往辅助检查 □ 初步诊断，对症治疗 □ 向患者及家属交代病情 □ 开实验室检查单及相关检查单 □ 行腰椎穿刺，测定颅内压力，可给予脱水后治疗后再留取脑脊液检查 □ 早期脑疝积极考虑手术治疗 □ 完成首次病程记录和病历记录	□ 主治医师查房，书写上级医师查房记录 □ 评价神经功能状态 □ 评估辅助检查结果 □ 评估患者免疫功能状况 □ 向患者及家属介绍病情、需要进行的检测及治疗方案 □ 确定药物治疗方案 □ 必要时相应科室会诊 □ 严重颅内高压内科治疗不能控制者，需手术者转神经外科	□ 主任医师查房，书写上级医师查房记录 □ 继续积极脱水、防治脑疝 □ 评估抗真菌治疗的不良反应并严密监测 □ 必要时相应科室会诊 □ 需手术者转神经外科
重点医嘱	**长期医嘱：** □ AIDS 合并新型隐球菌性脑膜炎护理常规 □ 一级护理 □ 饮食 □ 脱水药物 □ 抗真菌药物 □ 既往基础用药 **临时医嘱：** □ 血常规、尿常规、便常规 □ 腰椎穿刺 □ 脑脊液生化、常规、墨汁染色、抗酸染色、革兰染色、隐球菌荚膜多糖抗原 □ 脑脊液细菌、真菌培养、荚膜多糖抗原滴度（酌情） □ 肝功能、肾功能、电解质、红细胞沉降率、CD4、VL、其他感染性疾病筛查 □ X 线胸片、心电图 □ 根据病情选择：头颅 CT 或 MRI	**长期医嘱：** □ AIDS 合并新型隐球菌性脑膜炎护理常规 □ 一级护理 □ 饮食 □ 脱水药物 □ 抗真菌药物 □ 既往基础用药 **临时医嘱：** □ 复查异常实验室检查（除 CD4、VL） □ 监测血生化，防治低钾血症等 □ 对症处理药物不良反应 □ 酌情腰椎穿刺放脑脊液 □ 必要时复查脑脊液	**长期医嘱：** □ AIDS 合并新型隐球菌性脑膜炎护理常规 □ 一级护理 □ 饮食 □ 脱水药物 □ 抗真菌药物 □ 既往基础用药 **临时医嘱：** □ 复查异常实验室检查（除 CD4、VL） □ 复查腰椎穿刺测脑脊液压力 □ 依据病情需要下达
病情变异记录	□无　□有，原因： 1. 2.	□无　□有，原因： 1. 2.	□无　□有，原因： 1. 2.
医师签名			

日期	住院期间	出院前第 1~3 天	第 42~56 天 （出院日）
主要诊疗工作	□ 三级医师查房 □ 评估辅助检查结果 □ 间断复查腰椎穿刺，评估抗真菌治疗效果，评价脑脊液压力状态 □ 脑脊液压力高治疗效果差者，可进行脑脊引流 □ 病原菌阴转慢者，可鞘内注射两性霉素 B 治疗 □ 防治并发症 □ 必要时相关科室会诊	□ 三级医师查房 □ 评估辅助检查结果 □ 复查腰椎穿刺，评估抗真菌治疗效果，必要时调整治疗方案 □ 防治并发症 □ 1~2 复查腰椎穿刺 1 次，了解抗真菌治疗效果，评价脑脊液压力状态	□ 三级医师查房 □ 向患者及家属介绍出院后注意事项 □ 患者办理出院手续，出院 □ 转科患者办理转科手续
重点医嘱	长期医嘱： □ AIDS 合并新型隐球菌性脑膜炎护理常规 □ 一级护理 □ 饮食 □ 脱水药物 □ 抗真菌药物 □ 既往基础用药 □ 既往如未抗病毒治疗，开始 ART 药物，指征：颅内压基本正常，脑脊液的隐球菌明显减少，荚膜多糖抗原滴度明显下降 临时医嘱： □ 异常检查复查 □ 监测血常规、肾功能、血糖、电解质等 □ 间断复查腰椎穿刺 □ 依据病情需要下达	长期医嘱： □ AIDS 合并新型隐球菌性脑膜炎护理常规 □ 二级/三级护理 □ 饮食 □ 脱水药物，酌情调整 □ 抗真菌药物 临时医嘱： □ 异常检查复查 □ 必要时复查腰椎穿刺 □ 必要时复查 CT	出院医嘱： □ 出院带药 □ ART 依从性教育
病情变异记录	□ 无　□ 有，原因： 1. 2.	□ 无　□ 有，原因： 1. 2.	□ 无　□ 有，原因： 1. 2.
医师签名			

（二）护士表单

艾滋病合并新型隐球菌性脑膜炎临床路径医师表单

适用对象：第一诊断为艾滋病合并新型隐球菌性脑膜炎（ICD-10：B20.502）

患者姓名：	性别：　年龄：　门诊号：	住院号：
入院日期：　　年　月　日	出院日期：　　年　月　日	标准住院日：42~56天

时间	住院第1天	住院第2天	住院第3天
健康宣教	□ 入院宣教：介绍主管医师、护士；病房环境、设施；住院规章制度及注意事项 □ 健康宣教：戒烟、戒酒、介绍相关药物如脱水剂、抗真菌药物及腰椎穿刺等相关注意事项 □ 疾病相关知识宣教：介绍疾病相关知识，提供有关艾滋病预防知识，包括传播途径，个人、家庭可采用的预防措施等 □ 检查相关知识宣教：正确测量体温，正确留取标本及各种检查注意事项，按照医嘱提前告知或协助患者进行准备	□ 介绍特殊检查的目的、注意事项 □ 介绍用药的药理作用及注意事项 □ 介绍疾病知识及护理注意事项 □ 强调安全知识 □ 预防并发症（脑疝）的发生	□ 预防并发症（脑疝）的发生 □ 健康宣教：疾病、药物及检查相关知识
护理处置	□ 核对患者，佩戴腕带 □ 建立入院护理病历 □ 卫生处置：剃须、剪指（趾）甲、沐浴，更换病号服 □ 合理安排床位、卧位，训练患者床上大小便 □ 了解患者基础疾病，遵医嘱予以对应处理 □ 根据病情测量生命体征	□ 遵医嘱完成治疗及用药 □ 根据病情测量生命体征 □ 卫生处置：剃须、剪指（趾）甲，保证六洁到位 □ 协助生活护理 □ 协助完善相关检查，做好解释说明	□ 遵医嘱完成治疗及用药 □ 根据病情测量生命体征 □ 卫生处置：剃须、剪指（趾）甲，保证六洁到位 □ 协助生活护理 □ 协助完善相关检查，做好解释说明
基础护理	□ 一级护理 □ 晨、晚间护理 □ 普通饮食 □ 指导患者采取正确体位 □ 准确记录出入量 □ 心理护理 □ 安全管理，必要时留陪伴	□ 一级护理 □ 晨、晚间护理 □ 普通饮食 □ 指导患者采取正确体位 □ 准确记录出入量 □ 心理护理 □ 安全管理	□ 一级护理 □ 晨、晚间护理 □ 普通饮食 □ 指导患者采取正确体位 □ 准确记录出入量 □ 心理护理 □ 安全管理

时间	住院第 1 天	住院第 2 天	住院第 3 天
专科护理	□ 采取隔离措施 □ 护理查体 □ 病情观察：意识、精神状态、瞳孔、生命体征、肢体活动、听力及视力 □ 跌倒、压疮评估 □ 评价意识水平、精神状态，必要时放置胃管、尿管 □ 评价血管及患者凝血状况，必要行 PICC 或 CVC 置管 □ 遵医嘱留取血液标本	□ 采取隔离措施 □ 护理查体 □ 病情观察：意识、精神状态、瞳孔、生命体征、肢体活动、听力及视力 □ 管路（胃管、尿管、静脉置管）护理 □ 注意患者各项检验阳性结果，特别是血钾情况 □ 密切观察病情变化，预防脑疝发生	□ 采取隔离措施 □ 护理查体 □ 病情观察：意识、精神状态、瞳孔、生命体征、肢体活动、听力及视力 □ 指导康复锻炼 □ 管路（胃管、尿管、静脉置管）护理 □ 关注患者检查结果 □ 密切观察病情变化，预防脑疝发生
重点医嘱	□ 详见医嘱执行单	□ 详见医嘱执行单	□ 详见医嘱执行单
病情变异记录	□ 无　□ 有，原因： 1. 2.	□ 无　□ 有，原因： 1. 2.	□ 无　□ 有，原因： 1. 2.
护士签名			

时间	住院期间	出院前第 1~3 天	第 42~56 天 （出院日）
健康宣教	□ 评价以前宣教效果 □ 如患者加用抗病毒药物，行相关药物指导	□ 评价以前宣教效果	□ 指导办理出院手续 □ 出院用药指导，包括抗真菌及抗病毒药物 □ 活动与休息指导 □ 饮食指导 □ 提供有关艾滋病预防知识，包括传播途径，个人、家庭可采用的预防措施等 □ 出现不适症状及时就诊 □ 遵医嘱定期复诊
护理处置	□ 遵医嘱完成治疗及用药 □ 根据病情测量生命体征 □ 卫生处置：剃须、剪指（趾）甲，保证六洁到位 □ 协助生活护理	□ 遵医嘱完成治疗及用药 □ 根据病情测量生命体征 □ 卫生处置：剃须、剪指（趾）甲，保证六洁到位 □ 协助生活护理 □ 协助完善相关复查	□ 办理出院手续 □ 书写出院小结
基础护理	□ 一级护理 □ 晨、晚间护理 □ 协助生活护理 □ 心理护理 □ 安全管理	□ 二级护理 □ 晨、晚间护理 □ 协助生活护理 □ 心理护理 □ 安全管理	□ 二级护理 □ 晨、晚间护理 □ 协助生活护理 □ 心理护理 □ 安全管理
专科护理	□ 采取隔离措施 □ 护理查体 □ 病情观察：意识、精神状态、瞳孔、生命体征、肢体活动、听力及视力，观察有无药物相关不良反应 □ 指导康复锻炼 □ 评估胃管、尿管拔出条件 □ 密切观察病情变化，预防脑疝发生	□ 采取隔离措施 □ 护理查体 □ 病情观察：意识、精神状态、瞳孔、生命体征、肢体活动、听力及视力，观察有无药物相关不良反应 □ 指导康复锻炼 □ 心理护理 □ 评估胃管、尿管、静脉置管拔出条件 □ 密切观察病情变化，预防脑疝发生	□ 采取隔离措施 □ 护理查体 □ 病情观察：意识、精神状态、瞳孔、生命体征、肢体活动、听力及视力，观察有无药物相关不良反应 □ 指导康复锻炼 □ 心理护理 □ 根据医嘱拔出导管，如不能拔出，做好知情同意及健康宣教
重点医嘱	□ 详见医嘱执行单	□ 详见医嘱执行单	□ 详见医嘱执行单
病情变异记录	□ 无　□ 有，原因： 1. 2.	□ 无　□ 有，原因： 1. 2.	□ 无　□ 有，原因： 1. 2.
护士签名			

（三）患者表单

艾滋病合并新型隐球菌性脑膜炎临床路径医师表单

适用对象：第一诊断为艾滋病合并新型隐球菌性脑膜炎（ICD-10：B20.502）

患者姓名：	性别：　　年龄：　　门诊号：	住院号：
入院日期：　　年　月　日	出院日期：　　年　月　日	标准住院日：42~56天

时间	入院	住院	出院
医患配合	□ 询问病史，体格检查，评估神经系统情况 □ 查看既往辅助检查：头颅CT或MRI □ 交代病情及腰椎穿刺相关注意事项 □ 开实验室检查单及相关检查单 □ 性伴通知。让患者所有的性伴都接受检查和治疗	□ 上级医师查房 □ 介绍病情、治疗方案 □ 介绍用药作用、不良反应 □ 必要时相应科室会诊 □ 评价神经功能状态	□ 交代出院后注意事项，预约复诊日期 □ 介绍出院后注意事项，指导做好家庭隔离和消毒 □ 介绍出院后用药注意事项 □ 办理出院手续，出院
护患配合	□ 配合测量体温、脉搏、呼吸、血压、体重、查体 □ 配合完成入院护理评估 □ 接受入院宣教 □ 接受卫生处置：剃须、剪指（趾）甲、沐浴，更换病号服 □ 如有不适告知护士	□ 配合完成治疗及用药 □ 配合测量体温、脉搏、呼吸、血压，查体，每日询问大便 □ 接受卫生处置：剃须、剪指（趾）甲，保证六洁到位 □ 配合遵守医院制度 □ 遵医嘱采取正确卧位 □ 如有不适告知护士 □ 接受进食、进水、排便等生活护理	□ 办理出院手续 □ 出院用药指导 □ 活动与休息指导 □ 饮食及生活指导 □ 出现不适症状及时就诊 □ 遵医嘱定期复诊
饮食	□ 遵医嘱 □ 低盐低脂 □ 糖尿病	□ 遵医嘱 □ 低盐低脂 □ 糖尿病	□ 遵医嘱 □ 低盐低脂 □ 糖尿病
排泄	□ 计尿量，必要时记出入量 □ 告知大便次数	□ 计尿量，必要时记出入量 □ 告知大便次数	□ 正常大小便 □ 避免便秘
活动	□ 卧床休息 □ 遵医嘱	□ 卧床休息 □ 遵医嘱	□ 正常适度活动，避免疲劳

附：原表单（2012 年版）

艾滋病合并新型隐球菌性脑膜炎临床路径表单

适用对象：第一诊断为新型隐球菌性脑膜炎（ICD-10：B45.102+）、第二诊断为艾滋病的患者

患者姓名：	性别： 年龄： 门诊号：	住院号：
住院日期： 年 月 日	出院日期： 年 月 日	标准住院日：42~56 天

时间	住院第 1 天	住院第 2 天	住院第 3 天
主要诊疗工作	□ 询问病史与体格检查 □ 评估神经系统受损情况 □ 查看既往辅助检查 □ 初步诊断，对症治疗 □ 向患者及家属交代病情 □ 开实验室检查单及相关检查单 □ 脱水后即行腰椎穿刺 □ 早期脑疝积极考虑手术治疗 □ 完成首次病程记录和病历记录	□ 主治医师查房，书写上级医师查房记录 □ 评价神经功能状态 □ 评估辅助检查结果 □ 评估患者免疫功能状况 □ 向患者及家属介绍病情 □ 确定药物治疗方案 □ 必要时相应科室会诊 □ 需手术者转神经外科	□ 主任医师查房，书写上级医师查房记录 □ 继续积极脱水、防治脑疝 □ 评估抗真菌治疗的毒不良反应并严密监测 □ 必要时相应科室会诊 □ 需手术者转神经外科
重点医嘱	**长期医嘱：** □ AIDS 合并新型隐球菌性脑膜炎护理常规 □ 一级护理 □ 饮食 □ 脱水药物 □ 抗真菌药物 □ 既往基础用药 **临时医嘱：** □ 血常规、尿常规、便常规 □ 腰椎穿刺 □ 血、脑脊液隐球菌抗原（定量或定性） □ 脑脊液常规、生化、墨汁染色、抗酸染色、革兰染色 □ 脑脊液细菌、真菌培养（酌情） □ 肝功能、肾功能、电解质、红细胞沉降率、CD4、VL、其他感染性疾病筛查 □ X 线胸片、心电图 □ 根据病情选择：头颅 CT 或 MRI	**长期医嘱：** □ AIDS 合并新型隐球菌性脑膜炎护理常规 □ 一级护理 □ 饮食 □ 脱水药物 □ 抗真菌药物 □ 既往基础用药 **临时医嘱：** □ 复查异常实验室检查（除 CD4、VL） □ 监测血生化，防治低钾血症等 □ 对症处理药物不良反应 □ 酌情腰椎穿刺放脑脊液 □ 必要时复查脑脊液	**长期医嘱：** □ AIDS 合并新型隐球菌性脑膜炎护理常规 □ 一级护理 □ 饮食 □ 脱水药物 □ 抗真菌药物 □ 既往基础用药 **临时医嘱：** □ 复查异常实验室检查（除 CD4、VL） □ 复查腰椎穿刺测脑脊液压力 □ 依据病情需要下达

时间	住院第1天	住院第2天	住院第3天
主要 护理 工作	□ 入院宣教及护理评估 □ 正确执行医嘱 □ 严密观察患者病情变化	□ 正确执行医嘱 □ 严密观察患者病情变化	□ 正确执行医嘱 □ 严密观察患者病情变化
病情 变异 记录	□ 无　□ 有，原因： 1. 2.	□ 无　□ 有，原因： 1. 2.	□ 无　□ 有，原因： 1. 2.
护士 签名			
医师 签名			

时间	住院期间	出院前第 1~3 天	第 42~56 天 （出院日）
主要诊疗工作	□ 三级医师查房 □ 评估辅助检查结果 □ 间断复查腰椎穿刺，评估抗真菌治疗效果，评价脑脊液压力状态 □ 防治并发症 □ 必要时相关科室会诊	□ 三级医师查房 □ 评估辅助检查结果 □ 间断复查腰椎穿刺，评估抗真菌治疗效果，必要时调整治疗方案 □ 防治并发症 □ 1~2 周复查腰椎穿刺 1 次，了解抗真菌治疗效果，评价脑脊液压力状态	□ 三级医师查房 □ 向患者及家属介绍出院后注意事项 □ 患者办理出院手续，出院 □ 转科患者办理转科手续
重点医嘱	长期医嘱： □ AIDS 合并新型隐球菌性脑膜炎护理常规 □ 一级护理 □ 饮食 □ 脱水药物 □ 抗真菌药物 □ 既往基础用药 □ 既往如未抗病毒治疗，开始 ART 药物 临时医嘱： □ 异常检查复查 □ 监测血常规、肾功能、血糖、电解质等 □ 间断复查腰椎穿刺 □ 依据病情需要下达	长期医嘱： □ AIDS 合并新型隐球菌性脑膜炎护理常规 □ 二级或三级护理 □ 饮食 □ 脱水药物，酌情调整 □ 抗真菌药物 临时医嘱： □ 异常检查复查 □ 必要时复查腰椎穿刺 □ 必要时复查 CT	出院医嘱： □ 出院带药 □ ART 依从性教育
主要护理工作	□ 正确执行医嘱 □ 观察患者病情变化 □ 特殊护理指导 □ 交代常见的药物不良反应	□ 正确执行医嘱 □ 观察患者病情变化	□ 正确执行医嘱 □ 观察患者病情变化 □ 出院时嘱其定期门诊复诊 □ 进行出院带药服用指导 □ 告知复诊时间和地点
病情变异记录	□ 无　□ 有，原因： 1. 2.	□ 无　□ 有，原因： 1. 2.	□ 无　□ 有，原因： 1. 2.
护士签名			
医师签名			

第十四章

初治菌阳肺结核临床路径释义

【医疗质量控制指标】（专家建议）

指标一、诊断需结合流行病学史、临床表现和病原学检查。

指标二、对确诊病例尽早隔离。

指标三、尽早给予规范化抗结核治疗。

指标四、化学治疗应遵循"早期、规律、全程、联合、适量"的原则。

一、初治菌阳肺结核编码

1. 原编码：

疾病名称及编码：初治菌阳肺结核（ICD-10：A15.001）

2. 修改编码：

疾病名称及编码：初治菌阳肺结核（ICD-10：A15.0/A15.1/A15.2/A15.3）

二、临床路径检索方法

A15.0/A15.1/A15.2/A15.3

三、国家医疗保障疾病诊断相关分组（GHS-DRG）

MDC 编码：MDCE（呼吸系统疾病及功能障碍）

ADRG 编码：ES1（呼吸系统结核）

四、初治菌阳肺结核临床路径标准住院流程

（一）适用对象

第一诊断为初治菌阳肺结核（ICD-10：A15.018，A15.019）。

> **释义**
>
> ■ 菌阳肺结核是指：直接涂片抗酸杆菌阳性2次，或1次阳性且X线胸片显示活动性肺结核病变，或涂片1次阳性加培养阳性1次，或肺部有结核病变，涂片阴性，痰培养阳性。
>
> ■ 初治肺结核是指初次发现、尚未开始抗结核治疗的患者，或虽经不规律、不合理抗结核治疗，但疗程不超过1个月的患者。

（二）诊断依据

根据《中华人民共和国卫生行业标准肺结核诊断标准（WS288-2008）》《中国结核病防治规划实施工作指南（2008年版）》《临床诊疗指南·结核病分册》。

1. 临床症状：可出现发热（多为低热）、盗汗、咳嗽、咳痰、咯血或血痰、胸痛等。部分患者可无临床症状。

2. 体征：可出现呼吸频率增快、呼吸音减低或粗糙、肺部啰音等。轻者可无体征。

3. 影像学检查：显示活动性肺结核病变特征。

4. 痰液检查：痰抗酸杆菌涂片镜检或分枝杆菌培养阳性。

5. 既往未经抗结核治疗，或抗结核治疗时间少于 1 个月。

> **释义**
>
> ■痰抗酸染色阳性或分枝杆菌培养阳性不能区分是结核分枝杆菌还是非结核分枝杆菌。若具备条件，应进一步行菌种鉴定。结核/非结核分枝杆菌核酸检测、Xper MTB/PIF 等分子生物学检测方法对于诊断结核以及区分结核与非结核分枝杆菌具有一定价值。

（三）治疗方案的选择

根据《中国结核病防治规划实施工作指南（2008 年版）》《临床诊疗指南·结核病分册》。

1. 药物治疗：

（1）推荐治疗方案：2HRZE/4HR 或 $2H_3R_3Z_3E_3/4H_3R_3$（H：异烟肼；R：利福平；Z：吡嗪酰胺；E：乙胺丁醇）。强化期使用 HRZE 方案治疗 2 个月，继续期使用 HR 方案治疗 4 个月。

（2）疗程一般 6 个月。对于病情严重或存在影响预后的合并症的患者，可适当延长疗程。

（3）特殊患者（如儿童、老年人、孕妇、使用免疫抑制以及发生药物不良反应等）可以在上述方案基础上调整药物剂量或药物。

2. 根据患者存在的并发症或合并症进行对症治疗。

> **释义**
>
> ■对肺结核患者进行及时合理的抗结核治疗是有效治愈患者、消除传染性和阻断传播的关键措施。
>
> ■治疗原则：要对所有能够进行药物敏感性检测，有条件的地区，要开展分子生物学耐药检测，根据药物敏感结果对患者有针对性的开展治疗。抗结核病治疗应遵循"早期、规律、全程、联合、适量"的原则。
>
> ■利福平敏感或利福平耐药未知肺结核患者采用推荐治疗方案。
>
> ■利福平敏感、异烟肼耐药肺结核患者采用 6~9RZELfx 方案治疗 6~9 个月（Lfx：左氧氟沙星）。
>
> ■治疗期间需严密观察并及时处理药物不良反应。

（四）标准住院日

21~28 天。

> **释义**
>
> ■如果患者条件允许，住院时间可以低于上述住院天数。

（五）进入路径标准

1. 第一诊断必须符合 ICD-10：A15.018，A15.019 初治菌阳肺结核疾病编码。

2. 当患者合并其他疾病，但住院期间不需要特殊处理也不影响第一诊断的临床路径流程实施时，可以进入路径。

> **释义**
>
> ■ 需要经过痰液镜检或痰培养确诊为菌阳肺结核后方可进入本路径。若患者不规律用药时间已经超过 1 个月，不适合进入本路径。
>
> ■ 患者肺结核已经引起严重并发症（如大咯血、气胸、呼吸衰竭等），或合并重要脏器的肺外结核，或同时具有其他疾病（如其他病原菌引起的肺炎、不稳定型心绞痛、恶性肿瘤等），如果影响第一诊断的临床路径流程实施时均不适合进入本路径。

（六）住院期间检查项目

1. 必需的检查项目：

（1）血常规、尿常规。

（2）感染性疾病筛查（乙型肝炎、丙型肝炎、艾滋病等）。

（3）肝肾功能、电解质、血糖、红细胞沉降率、C 反应蛋白、血尿酸。

（4）痰抗酸杆菌涂片及镜检、痰分枝杆菌培养。

（5）心电图、X 线胸片。

> **释义**
>
> ■ 血常规、尿常规为基本检查项目。血常规的外周血白细胞总数一般正常或略高。
>
> ■ 感染性疾病筛查：抗结核药物主要是出现药物性肝损伤，因而在治疗前进行病毒性肝炎筛查。
>
> ■ 艾滋病常并发结核病，按照《中国结核病防治规划实施工作指南（2020 年版）》要求对艾滋病和结核病进行双向筛查。排除 HIV/TB 双重感染。
>
> ■ 糖尿病常并发结核病，根据《中国结核病防治规划实施工作指南（2020 年版）》要求对糖尿病患者开展结核病症状筛查。其次，对糖尿病并结核病患者适当延长疗程。
>
> ■ 治疗过程中需定期复查血常规、肝肾功能、血尿酸等，以监测药物不良反应。
>
> ■ X 线胸片、痰抗酸杆菌涂片及镜检、痰分枝杆菌培养：X 线胸片可以由胸部 CT 替代。在治疗后相应的时间需要复查，以评价治疗效果。
>
> ■ 心电图为基本检查项目。

2. 根据患者病情可选择检查项目：

（1）视力及视野检测、腹部超声检查。

（2）抗结核药物敏感试验及菌种鉴定（痰分枝杆菌培养阳性者选做）。

（3）支气管镜检查（怀疑存在支气管结核或肿瘤患者）。

（4）胸部 CT 检查（需与其他疾病鉴别诊断或 X 线胸片显示不良者）。

(5) 胸部超声（怀疑胸腔积液、心包积液患者）。

(6) 尿妊娠试验（育龄期妇女）。

(7) 细胞免疫功能检查（怀疑免疫异常患者）。

(8) 痰查癌细胞、血液肿瘤标志物（癌胚抗原等）（怀疑合并肿瘤患者）。

> **释义**
>
> ■ 经过检查确诊合并存在其他疾病，如果影响第一诊断的临床路径流程实施，则应退出本路径；如果不影响第一诊断的临床路径流程实施，则可继续进行本路径。

(七) 出院标准

1. 临床症状好转。

2. 患者可耐受制订的抗结核治疗方案。

> **释义**
>
> ■ 如果出现并发症，是否需要继续住院处理，由主管医师具体决定。

(八) 变异及原因分析

1. 出现严重的抗结核药物不良反应。

2. 治疗过程中出现严重并发症或合并症，如肺外结核、咯血、气胸、呼吸衰竭等，需要进一步诊疗，或需要转入其他路径。

3. 进一步诊断为耐多药结核病，需要转入其他路径。

4. 原有病情明显加重，导致住院时间延长。

> **释义**
>
> ■ 变异分为微小变异和重大变异两大类，前者是不出路径、偏离预定轨迹的病例，后者是需要退出本路径或进入其他路径的病例。
>
> ■ 微小变异包括：
>
> 并发症：因为使用抗结核药物所引起的轻度药物不良反应，如白细胞、血小板计数的轻度降低，肝功能轻度异常，轻度胃肠道反应，经过对症治疗后可缓解。出现肺结核并发症但症状较轻，如痰中带血。
>
> 医院原因：因为医院检验项目的及时性，不能按照要求完成检查；因为节假日不能按照要求完成检查。
>
> 个人原因：患者不愿配合完成相应检查，短期不愿按照要求出院随诊。
>
> ■ 重大变异包括：
>
> 疾病本身原因：因基础疾病需要进一步诊断和治疗，如肿瘤；因为合并其他疾病需要进一步诊断和治疗，如合并其他病原菌引起的感染；因出现耐药结核需更换用药；因各种原因需要其他治疗措施等。

并发症：因使用抗结核药物所引起的严重不良反应，如导致粒细胞缺乏、肝功能严重异常、患者不能耐受的严重恶心呕吐等，需暂时停用或更换抗结核药物治疗。因出现肺结核严重的并发症，如大咯血、气胸、呼吸衰竭等，需进一步诊治。

医院原因：与患者或家属发生医疗纠纷。

个人原因：患者要求离院或转院；不愿按照要求出院随诊而导致入院时间明显延长。

五、初治利福平敏感或耐药未知菌阳肺结核临床路径给药方案

1. 利福平敏感肺结核给药方案：2HRZE/4HR。
2. 利福平敏感异烟肼耐药肺结核给药方案：6-9RZELfx。
3. 未知利福平耐药给药方案：2HRZE/4HR。

（一）用药选择

1. 药物名称前数字表示用药月数。H：异烟肼；R：利福平；Z：吡嗪酰胺；E：乙胺丁醇；Lfx：左氧氟沙星。
2. 抗结核药物品种类及用药剂量。

常见抗结核药物剂量

药名	每日疗法		
	成人（g）		儿童
	＜50kg	≥50kg	mg/kg
INH	0.3	0.3	10~15
RFP	0.45	0.6	10~20
EMG	0.75	1.0	15~25
PZA	1.5	1.5	30~40
Lfx	0.4~0.75	0.5~1.0	—

3. 任何方案包括两个不同的治疗阶段：①强化治疗阶段，以 3~4 种药物联用 8 周，以期达到尽快杀灭各种菌群保证治疗成功的目的；②巩固治疗阶段，以 2~3 种药物联用，其目的巩固强化阶段取得的疗效，继续杀灭残余菌群。
4. 中医中药：辨证论治。根据疾病和证候诊断给予相应中医治疗在动态观察患者的基础上动态选用方药。肺阴亏虚可选用滋阴润肺，如月华丸加减；阴虚火旺可选用滋阴降火，如百合固金汤加减；气阴耗伤可选用益气养阴，如保真汤加减；阴阳两虚可选用滋阴补阳，补天大造丸加减。

（二）药学提示

1. 异烟肼：其主要不良反应是末梢神经炎、中枢神经系统障碍和肝损害。常规用量无须并用维生素 B_6，以免降低异烟肼的抗菌能力。营养不良、酗酒、孕妇及伴有糖尿病的患者易发生末梢神经炎，需加用维生素 B_6。
2. 利福平：主要不良反应是肝损害、过敏反应、流感样综合征和胃肠道反应。
3. 乙胺丁醇：主要不良反应是视神经损害和末梢神经炎。
4. 吡嗪酰胺：主要不良反应是肝损害、胃肠道反应和痛风性关节炎。

5. 左氧氟沙星：主要不良反应是中枢神经损害和关节痛严重者可致肌腱断裂。

6. 所用中医中药的药学提示：重视辩证施治。

（三）注意事项

1. 根据老年人体重、肝肾功能状况及各种基础病及其并发症，如糖尿病肾病、周围神经病、视网膜病等情况可酌减抗结核药物的剂量。

2. 儿童慎用左氧氟沙星。

3. 治疗中如痰菌持续不阴转，可适当延长疗程并及时做耐多药结核病筛查。

4. 血行播散性结核需延长疗程至 12 个月为宜。

5. 中医中药的注意事项：注意监测肝肾功能及过敏反应。

六、初治菌阳肺结核护理规范

1. 发热期应卧床休息，多饮开水，定期监测体温。必要时给予服用解热镇痛类药物。

2. 伴有肺部炎症或心肺功能不全者应严密监测生命体征，呼吸困难或发绀者应取半卧位给予吸氧，及时清除呼吸道分泌物；加强支持治疗，注意维护心血管功能中毒症状明显可采用有效的抗生素药物或激素治疗。

3. 室内要加强通风，对患者呼吸道分泌物要及时消毒；对食具、用具及衣服可采用煮沸或暴晒等方法消毒。

七、初治菌阳肺结核营养治疗规范

1. 确诊结核病的住院患者应进行营养风险筛查，对有营养风险患者开展营养治疗。

2. 对结核病患者实施营养治疗前进行营养评定，包括膳食调查（既往和近期进食情况、食物安全等）、人体测量（身高、体重和皮褶厚度等）、实验室检测（临床和营养相关检测）、临床症状和体征 4 个方面。

3. 服药期间，饮食宜清淡、忌食生冷、肥甘、厚腻食物；进食少者及高热者，适量补液。

八、初治菌阳肺结核患者健康宣教

1. 疾病传播途径：结核病是一种主要经呼吸道传播的传染病；传染期患者尽量减少外出，必须外出或与健康人密切接触时应当佩戴外科口罩。

严格处理排泄物，尤其是痰涎，要消毒或深埋。不直接面向他人大声说话、咳嗽或打喷嚏。改善生活环境的通风、采光条件，有条件的可定期或不定期消毒。适时晒太阳，经常晾晒衣被。

2. 疾病预后：经过正确治疗，约 60% 患者可以治愈，不规则治疗可演变为广泛耐多药结核病，有终身不能治愈的风险。

3. 规范治疗的重要性：按时服药、确保治疗不中断是治愈的重要保证。出现药物不良反应时，应当及时报告医师。

九、推荐表单

（一）医师表单

初治菌阳肺结核临床路径医师表单

适用对象：第一诊断为初治菌阳肺结核（ICD-10：A15.0/A15.1/A15.2/A15.3）

患者姓名：	性别： 年龄： 门诊号：	住院号：
住院日期： 年 月 日	出院日期： 年 月 日	标准住院日：21~28 天

时间	住院第 1~3 天	住院期间
主要诊疗工作	□ 询问病史及进行体格检查 □ 初步评估病情 □ 完成病历书写 □ 完善必要检查 □ 根据病情对症、支持治疗 □ 上级医师查房，制订诊疗计划 □ 确定抗结核治疗方案，签署药物治疗知情同意书，开始抗结核治疗	□ 全科病案讨论，上级医师定期查房，完善诊疗计划 □ 处理基础性疾病及对症治疗 □ 根据患者病情调整、制订合理治疗方案 □ 观察药品不良反应 □ 住院医师书写病程记录
重点医嘱	**长期医嘱：** □ 肺结核护理常规 □ 二级或三级护理 □ 普通饮食 □ 抗结核药物治疗 **临时医嘱：** □ 血常规、尿常规 □ 肝肾功能检查（含胆红素）、电解质、血糖、血尿酸、相关感染性疾病筛查、红细胞沉降率（或 C 反应蛋白） □ 痰抗酸杆菌涂片镜检，痰分枝杆菌培养 □ 心电图、X 线胸片 □ 既往基础用药 □ 对症治疗 □ 进行其他相关检查	**长期医嘱：** □ 肺结核护理常规 □ 二级或三级护理 □ 普通饮食 □ 抗结核药物治疗 **临时医嘱：** □ 既往基础用药 □ 对症治疗 □ 抗结核治疗 14 天后复查血常规、肝肾功能（含胆红素） □ X 线胸片检查（必要时） □ 异常指标复查
病情变异记录	□ 无 □ 有，原因： 1. 2.	□ 无 □ 有，原因： 1. 2.
医师签名		

时间	出院前 1~3 天	出院日
主要诊疗工作	□ 上级医师查房 □ 评估患者病情及治疗效果 □ 确定出院日期及治疗方案 □ 出院前 1 天开具出院医嘱 □ 完成上级医师查房记录	□ 完成常规病程记录、上级医师查房记录、病历首页及出院小结 □ 和患者或家属协商出院后治疗管理机构（本院门诊或患者所在地结核病防治机构或医疗机构） □ 向患者或家属交代出院后服药方法及注意事项 □ 预约复诊日期
重点医嘱	**长期医嘱：** □ 肺结核护理常规 □ 二级或三级护理 □ 普通饮食 □ 抗结核药物治疗 **临时医嘱：** □ 复查肝肾功能、血尿常规（必要时） □ 痰抗酸杆菌涂片检查 □ X 线胸片（必要时） □ 根据需要，复查相关检查项目	**出院医嘱：** □ 开具出院带药 □ 定期复查肝肾功能、血、尿常规、痰菌检查、X 线胸片等 □ 注意药品不良反应 □ 病情变化随时就诊
病情变异记录	□ 无 □ 有，原因： 1. 2.	□ 无 □ 有，原因： 1. 2.
医师签名		

（二）护士表单

初治菌阳肺结核临床路径护士表单

适用对象：第一诊断为初治菌阳肺结核（ICD-10：A15.0/A15.1/A15.2/A15.3）

患者姓名：	性别： 年龄： 门诊号：	住院号：
住院日期： 年 月 日	出院日期： 年 月 日	标准住院日：21~28 天

时间	住院第 1 天	住院期间	出院前 1~3 天 （出院日）
健康宣教	□ 入院宣教 　介绍主管医师、护士 　介绍环境、设施 　介绍住院注意事项 □ 向患者宣教戒烟、戒酒的重要性，及减少剧烈活动 □ 介绍疾病知识	□ 主管护士与患者沟通，了解并指导心理应对 □ 宣教疾病知识 □ 使用药物宣教 □ 正确留取标本及各种检查注意事项宣教 □ 给予患者及家属心理支持 □ 指导患者活动 □ 恢复期生活护理	□ 出院宣教 　复查时间 　服药方法 　活动休息 　指导饮食 □ 指导办理出院手续
护理处置	□ 核对患者、佩戴腕带 □ 建立入院护理病历 □ 卫生处置：剪指甲、沐浴、更换病号服	□ 随时观察患者病情变化 □ 遵医嘱氧疗 □ 遵医嘱完成用药 □ 协助医师完成各项检查化验	□ 办理出院手续 □ 书写出院小结
基础护理	□ 二级护理 □ 流质饮食或普通饮食 □ 晨晚间护理 □ 患者安全管理 □ 心理护理	□ 二级护理 □ 半流质饮食或普通饮食 □ 晨晚间护理 □ 患者安全管理 □ 心理护理	□ 三级护理 □ 普通饮食 □ 晨晚间护理 □ 患者安全管理
专科护理	□ 护理查体 □ 体温、呼吸频率 □ 需要时填写跌倒及压疮防范表 □ 需要时请家属陪伴 □ 心理护理	□ 体温、呼吸频率 □ 遵医嘱完成相关检查 □ 随时观察患者病情变化及药物疗效 □ 必要时吸氧 □ 遵医嘱正确给药 □ 观察患者药物不良反应 □ 提供并发症征象的依据 □ 心理护理	病情观察： □ 评估患者生命体征，特别是体温和呼吸频率 □ 心理护理
重点医嘱	□ 详见医嘱执行单	□ 详见医嘱执行单	□ 详见医嘱执行单
病情变异记录	□ 无 □ 有，原因： 1. 2.	□ 无 □ 有，原因： 1. 2.	□ 无 □ 有，原因： 1. 2.
护士签名			

（三）患者表单

初治菌阳肺结核临床路径患者表单

适用对象：第一诊断为初治菌阳肺结核（ICD-10：A15.0/A15.1/A15.2/A15.3）

患者姓名：	性别： 年龄： 门诊号：	住院号：
住院日期： 年 月 日	出院日期： 年 月 日	标准住院日：21~28 天

时间	住院第 1 天	住院期间	出院前 1~3 天 （出院日）
医患配合	□ 配合询问病史、收集资料，务必详细告知既往史、用药史、过敏史 □ 配合进行体格检查 □ 有任何不适告知医师	□ 配合完善相关检查，如采血、留尿、心电图、X 线胸片等 □ 医师与患者及家属介绍病情，如有异常检查结果需进一步检查 □ 配合医师调整用药 □ 有任何不适告知医师	□ 接受出院前指导 □ 知道复查程序 □ 获取出院诊断书
护患配合	□ 配合测量体温、脉搏、呼吸、血压、血氧饱和度、体重 □ 配合完成入院护理评估单（简单询问病史、过敏史、用药史） □ 接受入院宣教（环境介绍、病室规定、订餐制度、贵重物品保管等）及疾病知识相关教育 □ 有任何不适告知护士	□ 正确留取标本，配合检查 □ 配合用药及治疗 □ 配合定时测量生命体征，每日询问大便 □ 接受输液、服药治疗，并告知用药后效果 □ 注意活动安全，避免坠床或跌倒 □ 配合执行探视及陪伴	□ 接受出院宣教 □ 办理出院手续 □ 获取出院带药 □ 指导服药方法、作用、注意事项 □ 知道复印病历方法及复诊时间
饮食	□ 正常饮食 □ 遵医嘱饮食	□ 正常饮食 □ 遵医嘱饮食	□ 正常饮食 □ 遵医嘱饮食
排泄	□ 正常排尿便 □ 避免便秘	□ 正常排尿便 □ 避免便秘	□ 正常排尿便 □ 避免便秘
活动	□ 正常适度活动，避免疲劳	□ 正常适度活动，避免疲劳	□ 正常适度活动，避免疲劳

附：原表单（2016 年版）

初治菌阳肺结核临床路径表单

适用对象：第一诊断为初治菌阳肺结核（ICD-10：A15.001）

患者姓名：	性别：	年龄：	门诊号：	住院号：
住院日期：　　年　月　日	出院日期：　　年　月　日			标准住院日：21~28 天

时间	住院第 1~3 天	住院期间
主要诊疗工作	□ 询问病史及进行体格检查 □ 初步评估病情 □ 完成病历书写 □ 完善必要检查 □ 根据病情对症、支持治疗 □ 上级医师查房，制订诊疗计划 □ 确定抗结核治疗方案，签署药物治疗知情同意书，开始抗结核治疗	□ 全科病案讨论，上级医师定期查房，完善诊疗计划 □ 处理基础性疾病及对症治疗 □ 根据患者病情调整、制订合理治疗方案 □ 观察药品不良反应 □ 住院医师书写病程记录
重点医嘱	**长期医嘱：** □ 肺结核护理常规 □ 二级或三级护理 □ 普通饮食 □ 抗结核药物治疗 **临时医嘱：** □ 血常规、尿常规 □ 肝肾功能检查（含胆红素）、电解质、血糖、血尿酸、相关感染性疾病筛查、红细胞沉降率（或 C 反应蛋白） □ 痰抗酸杆菌涂片镜检，痰分枝杆菌培养 □ 心电图、X 线胸片 □ 既往基础用药 □ 对症治疗 □ 进行其他相关检查	**长期医嘱：** □ 肺结核护理常规 □ 二级或三级护理 □ 普通饮食 □ 抗结核药物治疗 **临时医嘱：** □ 既往基础用药 □ 对症治疗 □ 抗结核治疗 14 天后复查血常规、肝肾功能（含胆红素） □ X 线胸片检查（必要时） □ 异常指标复查
护理工作	□ 病房环境、医院制度及医护人员介绍 □ 入院护理评估 □ 告知各项检查注意事项并协助患者完成 □ 指导留痰 □ 静脉取血 □ 入院健康宣教 □ 心理护理 □ 通知营养科新患者饮食 □ 完成护理记录书写 □ 执行医嘱，用药指导	□ 观察患者一般情况及病情变化 □ 检验、检查前的宣教 □ 做好住院期间的健康宣教 □ 正确落实各项治疗性护理措施 □ 观察治疗效果及药品反应 □ 护理安全措施到位 □ 给予正确的饮食指导 □ 了解患者心理需求和变化，做好心理护理

续　表

时间	住院第1~3天	住院期间
病情 变异 记录	□无　□有，原因： 1. 2.	□无　□有，原因： 1. 2.
护士 签名		
医师 签名		

时间	出院前 1~3 天	出院日
主要诊疗工作	□ 上级医师查房 □ 评估患者病情及治疗效果 □ 确定出院日期及治疗方案 □ 出院前 1 天开具出院医嘱 □ 完成上级医师查房记录	□ 完成常规病程记录、上级医师查房记录、病历首页及出院小结 □ 和患者或家属协商出院后治疗管理机构（本院门诊或患者所在地结核病防治机构或医疗机构） □ 向患者或家属交代出院后服药方法及注意事项 □ 预约复诊日期
重点医嘱	**长期医嘱：** □ 肺结核护理常规 □ 二级或三级护理 □ 普通饮食 □ 抗结核药物治疗 **临时医嘱：** □ 复查肝肾功能、血尿常规（必要时） □ 痰抗酸杆菌涂片检查 □ X 线胸片（必要时） □ 根据需要，复查相关检查项目	**出院医嘱：** □ 开具出院带药 □ 定期复查肝肾功能、血常规、尿常规、痰菌检查、X 线胸片等 □ 注意药品不良反应 □ 病情变化随时就诊
主要护理工作	□ 观察患者一般情况 □ 观察疗效及药品不良反应 □ 恢复期生活和心理护理 □ 出院准备指导	□ 协助患者办理出院手续 □ 出院指导
病情变异记录	□ 无 □ 有，原因： 1. 2.	□ 无 □ 有，原因： 1. 2.
护士签名		
医师签名		

第十五章

初治菌阴肺结核临床路径释义

【医疗质量控制指标】（专家建议）

指标一、诊断需结合流行病学史、临床表现和实验室相关检查。

指标二、对临床诊断病例尽早隔离。

指标三、尽早给予规范化抗结核治疗。

指标四、化学治疗应遵循"早期、规律、全程、联合、适量"的原则。

一、初治菌阴肺结核编码

1. 原编码：

疾病名称及编码：初治菌阳肺结核（ICD-10：A16.0）

2. 修改编码：

疾病名称及编码：初治菌阳肺结核（ICD-11：1B10.Z）

二、临床路径检索方法

1B10.Z

三、国家医疗保障疾病诊断相关分组（GHS-DRG）

MDC 编码：MDCE（呼吸系统疾病及功能障碍）

ADRG 编码：ES1（呼吸系统结核）

四、初治菌阴肺结核临床路径标准住院流程

（一）适用对象

第一诊断为初治菌阴肺结核（ICD-10：A16.0）。

> **释义**
>
> ■ 初治肺结核是指初次发现、尚未开始抗结核治疗的患者，或虽经不规律、不合理抗结核治疗，但疗程不超过 1 个月的患者。
>
> ■ 菌阴肺结核是指临床诊断病例：①3 次痰涂片阴性，胸部影像学检查显示与活动性肺结核相符的病变，且伴有咳嗽、咳痰、咯血等肺结核可疑症状；②3 次痰涂片阴性，胸部影像学检查显示与活动性肺结核相符的病变，且结核菌素试验强阳性；③3 次痰涂片阴性，胸部影像学检查显示与活动性肺结核相符的病变，且抗结核抗体检查阳性；④3 次痰涂片阴性，胸部影像学检查显示与活动性肺结核相符的病变，且肺外组织病理检查证实为结核病变者；⑤3 次痰涂片阴性的疑似肺结核病例，经诊断性治疗或随访观察可排除其他肺部疾病者。

（二）诊断依据

根据《中华人民共和国卫生行业标准肺结核诊断标准（WS288-2008）》《中国结核病防治规

划实施工作指南（2008 年版）》《临床诊疗指南·结核病分册》。

1. 临床症状：可出现发热（多为低热）、盗汗、乏力、咳嗽、咳痰、咯血或血痰、胸痛等。部分患者可无临床症状。

2. 体征：可出现呼吸频率增快、呼吸音减低或粗糙、肺部啰音等。轻者可无体征。

3. 影像学检查：显示活动性肺结核病变特征。

4. 细菌学检查：痰涂片及痰培养阴性。

5. 抗结核治疗有效。

6. 临床可排除其他非结核性肺部疾患。

7. 痰结核分枝杆菌分子生物学检测阳性。

8. 结核菌素（PPD 5TU）皮肤试验强阳性或 γ-干扰素释放试验阳性或血清抗结核抗体阳性。

9. 肺外组织病理检查证实结核病变。

10. 支气管或肺部组织病理检查证实结核性改变。

11. 支气管肺泡灌洗液（BALF）检出抗酸杆菌。

既往未经抗结核治疗或抗结核治疗时间少于 1 个月、肺内有病变且痰抗酸杆菌涂片镜检或分枝杆菌培养阴性，同时具备 1~9 项中 3 项或 10~11 项中任何 1 项可诊断为初治菌阴肺结核。

> **释义**
>
> ■ 涂阴肺结核患者的诊断必须由放射医师和结核科医师联合病案讨论确认，必要时请涂阴诊断小组会诊后确定。
>
> ■ 对暂时不能确诊而疑似肺炎的患者，可进行诊断性抗感染治疗（一般观察 2 周）或使用其他检查方法进一步确诊。诊断性抗感染治疗不应选择喹诺酮类、氨基糖苷类等具有明显抗结核活性的药品。
>
> ■ 对经抗感染治疗仍怀疑患有活动性肺结核的患者，可进行诊断性抗结核治疗，推荐使用初治活动性肺结核治疗方案，一般治疗 1~2 个月。

（三）治疗方案的选择

根据《中国结核病防治规划实施工作指南（2008 年版）》《临床诊疗指南·结核病分册》。

1. 药物治疗：

（1）推荐治疗方案：2HRZE/4HR 或 $2H_3R_3Z_3E_3/4H_3R_3$（H：异烟肼；R：利福平；Z：吡嗪酰胺；E：乙胺丁醇）。强化期使用 HRZE 方案治疗 2 个月，继续期使用 HR 方案治疗 4 个月。

（2）疗程一般 6 个月。对于病情严重或存在影响预后的合并症的患者，可适当延长疗程。

（3）特殊患者（如儿童、老年人、孕妇、使用免疫抑制剂以及发生药物不良反应等）可以在上述方案基础上调整药物剂量或药物。

2. 根据患者存在的并发症或合并症进行对症治疗。

> **释义**
>
> ■ 对肺结核患者进行及时合理的抗结核治疗是有效治愈患者、消除传染性和阻断传播的关键措施。

■ 治疗原则：要对所有能够进行药物敏感性检测，有条件的地区，要开展分子生物学耐药检测，根据药物敏感结果对患者有针对性的开展治疗。抗结核病治疗应遵循"早期、规律、全程、联合、适量"的原则。
■ 菌阴肺结核属于利福平耐药未知肺结核患者应采用推荐治疗方案。
■ 治疗期间需严密观察并及时处理药物不良反应。

（四）标准住院日

7~14 天。

释义

■ 如果患者条件允许，住院时间可以低于或高于上述住院天数。

（五）进入路径标准

1. 第一诊断必须符合初治菌阴肺结核（ICD-10：A16.001）。
2. 当患者合并其他疾病，但住院期间不需要特殊处理也不影响第一诊断的临床路径流程实施时，可以进入路径。

释义

■ 经临床诊断为菌阴肺结核后方始进入路径。若患者不规律用药时间已经超过 1 个月，不适合进入本路径。
■ 患者肺结核已经引起严重并发症（如大咯血、气胸、呼吸衰竭等），或合并重要脏器的肺外结核，或同时具有其他疾病（如其他病原菌引起的肺炎、不稳定型心绞痛、恶性肿瘤等），如果影响第一诊断的临床路径流程实施时均不适合进入本路径。

（六）住院期间检查项目

1. 必需的检查项目：
（1）血常规、尿常规、便常规。
（2）感染性疾病筛查（乙型肝炎、丙型肝炎、艾滋病等）。
（3）肝肾功能、电解质、血糖、红细胞沉降率、C反应蛋白、血尿酸。
（4）痰抗酸杆菌涂片及镜检、痰分枝杆菌培养。
（5）X线胸片检查。
（6）视力及视野检测。
（7）心电图。

> **释义**
>
> ■ 血常规、尿常规为基本检查项目。血常规的外周血白细胞总数一般正常或略高。
>
> ■ 感染性疾病筛查：抗结核药物主要是出现药物性肝损伤，因而在治疗前进行病毒性肝炎筛查。
>
> ■ 艾滋病常并发结核病，按照《中国结核病防治规划实施工作指南（2020年版）》要求对艾滋病和结核病进行双向筛查。排除 HIV/TB 双重感染。
>
> ■ 糖尿病常并发结核病，根据《中国结核病防治规划实施工作指南（2020年版）》要求对糖尿病患者开展结核病症状筛查。其次，对糖尿病并结核病患者适当延长疗程。
>
> ■ 治疗过程中需定期复查血常规、肝肾功能、血尿酸等，以监测药物不良反应。
>
> ■ X 线胸片、痰抗酸杆菌涂片及镜检、痰分枝杆菌培养：X 线胸片可以由胸部 CT 替代。在治疗后相应的时间需要复查，以评价治疗效果。

2. 根据患者病情可选择检查项目：

（1）支气管镜检查。

（2）痰分子生物学检测。

（3）结核菌素皮肤试验。

（4）γ-干扰素释放试验。

（5）胸部 CT 检查（需与其他疾病鉴别诊断或 X 线胸片显示不良者）。

（6）血清抗结核抗体检测。

（7）胸部超声（怀疑胸腔积液、心包积液患者）。

（8）尿妊娠试验（育龄期妇女）。

（9）相关免疫功能检查（怀疑免疫异常患者）。

（10）痰查癌细胞、血液肿瘤标志物（癌胚抗原等）（怀疑合并肿瘤患者）。

> **释义**
>
> ■ 支气管镜检查：排除合并气管、支气管结核或肺部肿瘤。
>
> ■ 痰分子生物学检测、结核菌素皮肤试验、γ-干扰素释放试验、血清抗结核抗体检测：排除非结核分枝杆菌肺病。
>
> ■ 经过检查确诊合并存在其他疾病，如果影响第一诊断的临床路径流程实施，则应退出本路径；如果不影响第一诊断的临床路径流程实施，则可继续进行本路径。

（七）出院标准

1. 临床症状好转。

2. 患者可耐受制订的抗结核治疗方案。

> **释义**
>
> ■ 如果出现并发症，是否需要继续住院处理，由主管医师具体决定。

（八）变异及原因分析

1. 出现严重的抗结核药物不良反应。
2. 治疗过程中出现严重并发症或合并症，如肺外结核、咯血、气胸、呼吸衰竭等，需要进一步诊疗，或需要转入其他路径。
3. 原有病情明显加重，导致住院时间延长。

> **释义**
>
> ■ 变异分为微小变异和重大变异两大类，前者是不出路径、偏离预定轨迹的病例，后者是需要退出本路径或进入其他路径的病例。
>
> ■ 微小变异包括：
>
> 并发症：因为使用抗结核药物所引起的轻度药物不良反应，如白细胞、血小板计数的轻度降低，肝功能轻度异常，轻度胃肠道反应，经过对症治疗后可缓解。出现肺结核并发症但症状较轻，如痰中带血。
>
> 医院原因：因为医院检验项目的及时性，不能按照要求完成检查；因为节假日不能按照要求完成检查。
>
> 个人原因：患者不愿配合完成相应检查，短期不愿按照要求出院随诊。
>
> ■ 重大变异包括：
>
> 疾病本身原因：因基础疾病需要进一步诊断和治疗，如肿瘤；因为合并其他疾病需要进一步诊断和治疗，如合并其他病原菌引起的感染；因出现耐药结核需更换用药；因各种原因需要其他治疗措施等。
>
> 并发症：因使用抗结核药物所引起的严重不良反应，如导致粒细胞缺乏、肝功能严重异常、患者不能耐受的严重恶心呕吐等，需暂时停用或更换抗结核药物治疗。因出现肺结核严重的并发症，如大咯血、气胸、呼吸衰竭等，需进一步诊治。
>
> 医院原因：与患者或家属发生医疗纠纷。
>
> 个人原因：患者要求离院或转院；不愿按照要求出院随诊而导致入院时间明显延长。

五、初治菌阴肺结核临床路径给药方案

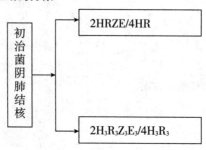

（一）用药选择

1. 药物名称前数字表示用药月数，药物名称后面数字表示每周用药次数。H：异烟肼；R：利福平；Z：吡嗪酰胺；E：乙胺丁醇。

2. 抗结核药物品种类及用药剂量。

常见抗结核药物剂量

药名	每日疗法		儿童
	成人（g）		
	＜50kg	≥50kg	mg/kg
INH	0.3	0.3	10~15
RFP	0.45	0.6	10~20
EMG	0.75	1.0	15~25
PZA	1.5	1.5	30~40

3. 任何方案包括二个不同的治疗阶段：①强化治疗阶段，以 3~4 种药物联用 8 周，以期达到尽快杀灭各种菌群保证治疗成功的目的；②巩固治疗阶段，以 2~3 种药物联用，其目的巩固强化阶段取得的疗效，继续杀灭残余菌群。

4. 中医中药：辨证论治。根据疾病和证候诊断给予相应中医治疗在动态观察患者的基础上动态选用方药。肺阴亏虚可选用滋阴润肺，如月华丸加减；阴虚火旺可选用滋阴降火，如百合固金汤加减；气阴耗伤可选用益气养阴，如保真汤加减；阴阳两虚可选用滋阴补阳，补天大造丸加减。

（二）药学提示

1. 异烟肼：成人口服 1 次 0.3g，每日 1 次顿服。其主要不良反应是末梢神经炎、中枢神经系统障碍和肝损害。常规用量无须并用维生素 B_6，以免降低异烟肼的抗菌能力。营养不良、酗酒、孕妇及伴有糖尿病的患者易发生末梢神经炎，需加用维生素 B_6。

2. 利福平：成人口服 1 次 0.45g（体重＜55kg）或 0.6g（体重≥55kg），每日 1 次空腹顿服。主要不良反应是肝损害、过敏反应、流感样综合征和胃肠道反应。

3. 乙胺丁醇：成人口服 1 次 0.75g（体重＜55kg）或 1g（体重≥55kg），每日 1 次顿服。主要不良反应是视神经损害和末梢神经炎。

4. 吡嗪酰胺：成人口服 1 次 1.5g（体重＜55kg）或 1.75g（体重≥55kg），每日 1 次。主要不良反应是肝损害、胃肠道反应和痛风样关节炎。

5. 所用中医中药的药学提示：重视辨证施治。

（三）注意事项

1. 根据老年人体重、肝肾功能状况及各种基础病及其并发症，如糖尿病肾病、周围神经病、视网膜病等情况可酌减抗结核药物的剂量。

2. 治疗中病灶吸收较慢者，可适当延长疗程。血行播散性结核需增加疗程至 12 个月为宜。

3. 中医中药的注意事项：注意监测肝肾功能及过敏反应。

六、初治菌阴肺结核护理规范

1. 发热期应卧床休息，多饮开水，定期监测体温。必要时给予服用解热镇痛类药物。

2. 伴有肺部炎症或心肺功能不全者应严密监测生命体征，呼吸困难或发绀者应取半卧位给予吸氧，及时清除呼吸道分泌物；加强支持治疗，注意维护心血管功能中毒症状明显可采用有效的抗生素药物或激素治疗。

3. 室内要加强通风，对患者呼吸道分泌物要及时消毒；对食具、用具及衣服可采用煮沸或日光暴晒等方法消毒。

七、初治菌阴肺结核营养治疗规范

1. 确诊结核病的住院患者应进行营养风险筛查。对有营养风险患者开展营养治疗。

2. 对结核病患者实施营养治疗前进行营养评定，包括膳食调查（既往和近期进食情况、食物安全等）、人体测量（身高、体重和皮褶厚度等）、实验室检测（临床和营养相关检测）、临床症状和体征4个方面。

3. 服药期间，饮食宜清淡、忌食生冷、肥甘、厚腻食物；进食少者及高热者，适量补液。

八、初治菌阴肺结核患者健康宣教

1. 疾病传播途径：结核病是一种主要经呼吸道传播的传染病；传染期患者尽量减少外出，必须外出或与健康人密切接触时应当佩戴外科口罩。

严格处理排泄物，尤其是痰涎，要消毒或深埋。不直接面向他人大声说话、咳嗽或打喷嚏。改善生活环境的通风、采光条件，有条件的可定期或不定期消毒。适时晒太阳，经常晾晒衣被。

2. 疾病预后：经过正确治疗，约60%患者可以治愈，不规则治疗可演变为广泛耐多药结核病，有终身不能治愈的风险。

3. 规范治疗的重要性：按时服药、确保治疗不中断是治愈的重要保证。出现药物不良反应时，应当及时报告医师。

九、推荐表单

（一）医师表单

初治菌阴肺结核临床路径医师表单

适用对象：第一诊断为初治菌阴肺结核（ICD-10：A16.0）

患者姓名：	性别：	年龄：	门诊号：	住院号：
住院日期： 年 月 日	出院日期： 年 月 日			标准住院日：7~14 天

时间	住院第 1~3 天	住院期间
主要诊疗工作	□ 询问病史及进行体格检查 □ 初步评估病情 □ 完成病历书写 □ 完善必要检查 □ 根据病情对症、支持治疗 □ 上级医师查房，制订诊疗计划 □ 确定抗结核治疗方案，签署药物治疗知情同意书，开始抗结核治疗	□ 全科病案讨论，上级医师定期查房，完善诊疗计划 □ 处理基础性疾病及对症治疗 □ 根据患者病情调整、制订合理治疗方案 □ 观察药品不良反应 □ 住院医师书写病程记录
重点医嘱	**长期医嘱：** □ 肺结核护理常规 □ 二级或三级护理 □ 普通饮食 □ 抗结核药物治疗 **临时医嘱：** □ 血常规、尿常规 □ 肝肾功能检查（含胆红素）、电解质、血糖、血尿酸、相关感染性疾病筛查、红细胞沉降率（或 C 反应蛋白） □ 痰抗酸杆菌涂片镜检，痰分枝杆菌培养 □ 心电图、X 线胸片 □ 既往基础用药 □ 对症治疗 □ 进行其他相关检查	**长期医嘱：** □ 肺结核护理常规 □ 二级或三级护理 □ 普通饮食 □ 抗结核药物治疗 **临时医嘱：** □ 既往基础用药 □ 对症治疗 □ 抗结核治疗 14 天后复查血常规、肝肾功能（含胆红素） □ X 线胸片检查（必要时） □ 异常指标复查
病情变异记录	□ 无 □ 有，原因： 1. 2.	□ 无 □ 有，原因： 1. 2.
医师签名		

时间	出院前1~3天	出院日
主要诊疗工作	□ 上级医师查房 □ 评估患者病情及治疗效果 □ 确定出院日期及治疗方案 □ 出院前1天开具出院医嘱 □ 完成上级医师查房记录	□ 完成常规病程记录、上级医师查房记录、病历首页及出院小结 □ 和患者或家属协商出院后治疗管理机构（本院门诊或患者所在地结核病防治机构或医疗机构） □ 向患者或家属交代出院后服药方法及注意事项 □ 预约复诊日期
重点医嘱	长期医嘱： □ 肺结核护理常规 □ 二级或三级护理 □ 普通饮食 □ 抗结核药物治疗 临时医嘱： □ 复查肝肾功能、血尿常规（必要时） □ 痰抗酸杆菌涂片检查 □ X线胸片（必要时） □ 根据需要，复查相关检查项目	出院医嘱： □ 开具出院带药 □ 定期复查肝肾功能、血常规、尿常规、痰菌检查、X线胸片等 □ 注意药品不良反应 □ 病情变化随时就诊
病情变异记录	□ 无　□ 有，原因： 1. 2.	□ 无　□ 有，原因： 1. 2.
医师签名		

（二）护士表单

初治菌阴肺结核临床路径护士表单

适用对象：第一诊断为初治菌阴肺结核（ICD-10：A16.0）

患者姓名：		性别： 年龄： 门诊号：	住院号：
住院日期： 年 月 日		出院日期： 年 月 日	标准住院日：7~14天

时间	住院第 1 天	住院期间	出院前 1~3 天 （出院日）
健康宣教	□ 入院宣教 　介绍主管医师、护士 　介绍环境、设施 　介绍住院注意事项 □ 向患者宣教戒烟、戒酒的重要性，及减少剧烈活动 □ 介绍疾病知识	□ 主管护士与患者沟通，了解并指导心理应对 □ 宣教疾病知识 □ 使用药物宣教 □ 正确留取标本及各种检查注意事项宣教 □ 给予患者及家属心理支持 □ 指导患者活动 □ 恢复期生活护理	□ 出院宣教 　复查时间 　服药方法 　活动休息 　指导饮食 □ 指导办理出院手续
护理处置	□ 核对患者、佩戴腕带 □ 建立入院护理病历 □ 卫生处置：剪指甲、沐浴、更换病号服	□ 随时观察患者病情变化 □ 遵医嘱氧疗 □ 遵医嘱完成用药 □ 协助医师完成各项检查化验	□ 办理出院手续 □ 书写出院小结
基础护理	□ 二级护理 □ 流质饮食或普通饮食 □ 晨晚间护理 □ 患者安全管理 □ 心理护理	□ 二级护理 □ 半流质饮食或普通饮食 □ 晨晚间护理 □ 患者安全管理 □ 心理护理	□ 三级护理 □ 普通饮食 □ 晨晚间护理 □ 患者安全管理
专科护理	□ 护理查体 □ 体温、呼吸频率 □ 需要时填写跌倒及压疮防范表 □ 需要时请家属陪伴 □ 心理护理	□ 体温、呼吸频率 □ 遵医嘱完成相关检查 □ 随时观察患者病情变化及药物疗效 □ 必要时吸氧 □ 遵医嘱正确给药 □ 观察患者药物不良反应 □ 提供并发症征象的依据 □ 心理护理	病情观察： □ 评估患者生命体征，特别是体温和呼吸频率 □ 心理护理
重点医嘱	□ 详见医嘱执行单	□ 详见医嘱执行单	□ 详见医嘱执行单
病情变异记录	□ 无 □ 有，原因： 1. 2.	□ 无 □ 有，原因： 1. 2.	□ 无 □ 有，原因： 1. 2.
护士签名			

（三）患者表单

初治菌阴肺结核临床路径患者表单

适用对象：第一诊断为初治菌阴肺结核（ICD-10：A16.0）

患者姓名：	性别： 年龄： 门诊号：	住院号：
住院日期： 年 月 日	出院日期： 年 月 日	标准住院日：7~14 天

时间	住院第 1 天	住院期间	出院前 1~3 天 （出院日）
医患配合	□ 配合询问病史、收集资料，务必详细告知既往史、用药史、过敏史 □ 配合进行体格检查 □ 有任何不适告知医师	□ 配合完善相关检查，如采血、留尿、心电图、X 线胸片等 □ 医师与患者及家属介绍病情，如有异常检查结果需进一步检查 □ 配合医师调整用药 □ 有任何不适告知医师	□ 接受出院前指导 □ 知道复查程序 □ 获取出院诊断书
护患配合	□ 配合测量体温、脉搏、呼吸、血压、血氧饱和度、体重 □ 配合完成入院护理评估单（简单询问病史、过敏史、用药史） □ 接受入院宣教（环境介绍、病室规定、订餐制度、贵重物品保管等）及疾病知识相关教育 □ 有任何不适告知护士	□ 正确留取标本，配合检查 □ 配合用药及治疗 □ 配合定时测量生命体征，每日询问大便 □ 接受输液、服药治疗，并告知用药后效果 □ 注意活动安全，避免坠床或跌倒 □ 配合执行探视及陪伴	□ 接受出院宣教 □ 办理出院手续 □ 获取出院带药 □ 知道服药方法、作用、注意事项 □ 知道复印病历方法及复诊时间
饮食	□ 正常饮食 □ 遵医嘱饮食	□ 正常饮食 □ 遵医嘱饮食	□ 正常饮食 □ 遵医嘱
排泄	□ 正常排尿便 □ 避免便秘	□ 正常排尿便 □ 避免便秘	□ 正常排尿便 □ 避免便秘
活动	□ 正常适度活动，避免疲劳	□ 正常适度活动，避免疲劳	□ 正常适度活动，避免疲劳

附：原表单（2016 年版）

初治菌阴肺结核临床路径表单

适用对象：第一诊断为初治菌阴肺结核

患者姓名：	性别：	年龄：	门诊号：	住院号：
住院日期：　　年　月　日	出院日期：　　年　月　日			标准住院日：7~14 天

时间	住院第 1~3 天	住院期间
主要诊疗工作	□ 询问病史及进行体格检查 □ 初步评估病情 □ 完成病历书写 □ 完善必要检查 □ 根据病情对症、支持治疗 □ 上级医师查房，制订诊疗计划 □ 确定抗结核治疗方案，签署化疗知情同意书，开始抗结核治疗	□ 全科病案讨论，上级医师定期查房，完善诊疗计划 □ 处理基础性疾病及对症治疗 □ 根据患者病情调整、制订合理化疗方案 □ 观察药品不良反应 □ 住院医师书写病程记录
重点医嘱	**长期医嘱：** □ 肺结核护理常规 □ 二级或三级护理 □ 普通饮食 □ 抗结核药物治疗 **临时医嘱：** □ 血常规、尿常规、便常规 □ 肝肾功能检查（含胆红素）、电解质、血糖、血尿酸、相关感染性疾病筛查、红细胞沉降率、C 反应蛋白 □ 痰抗酸杆菌涂片镜检，痰分枝杆菌培养 □ X 线胸片及胸部 CT 检查 □ 支气管镜检查 □ 结核菌素皮肤试验 □ 血清抗结核抗体检测 □ 痰结核分枝杆菌分子生物学检测 □ 心电图、腹部超声检查 □ 视力、视野检测 □ 既往基础用药 □ 对症治疗 □ 进行其他相关检查	**长期医嘱：** □ 肺结核护理常规 □ 二级或三级护理 □ 普通饮食 □ 抗结核药物治疗 **临时医嘱：** □ 既往基础用药 □ 对症治疗 □ 抗结核治疗 7~14 天后复查血常规、肝肾功能（含胆红素） □ 异常指标复查
护理工作	□ 病房环境、医院制度及医护人员介绍 □ 入院护理评估 □ 告知各项检查注意事项并协助患者完成 □ 指导留痰 □ 静脉取血 □ 入院健康宣教 □ 心理护理 □ 通知营养科新患者饮食 □ 完成护理记录书写 □ 执行医嘱，用药指导	□ 观察患者一般情况及病情变化 □ 检验、检查前的宣教 □ 做好住院期间的健康宣教 □ 正确落实各项治疗性护理措施 □ 观察治疗效果及药品反应 □ 护理安全措施到位 □ 给予正确的饮食指导 □ 了解患者心理需求和变化，做好心理护理

续　表

时间	住院第1~3天	住院期间
病情 变异 记录	□无　□有，原因： 1. 2.	□无　□有，原因： 1. 2.
护士 签名		
医师 签名		

时间	出院前 1~3 天	出院日
主要诊疗工作	□ 上级医师查房 □ 评估患者病情及治疗的不良反应 □ 确定出院日期及治疗方案 □ 出院前一天开具出院医嘱 □ 完成上级医师查房记录	□ 完成常规病程记录、上级医师查房记录、病历首页及出院小结 □ 和患者或家属协商出院后治疗管理机构（本院门诊或患者所在地结核病防治机构或医疗机构） □ 向患者或家属交代出院后服药方法及注意事项 □ 预约复诊日期
重点医嘱	**长期医嘱：** □ 肺结核护理常规 □ 二级或三级护理 □ 普通饮食 □ 抗结核药物治疗 **临时医嘱：** □ 复查肝肾功能、血尿常规（必要时） □ 痰抗酸杆菌涂片检查 □ 根据需要，复查相关检查项目	**出院医嘱：** □ 开具出院带药 □ 定期复查肝肾功能、血常规、尿常规、痰菌检查、X 线胸片或 CT 等 □ 注意药品不良反应 □ 病情变化随时就诊
主要护理工作	□ 观察患者一般情况 □ 观察疗效及药品不良反应 □ 恢复期生活和心理护理 □ 出院准备指导	□ 协助患者办理出院手续 □ 出院指导
病情变异记录	□ 无　□ 有，原因： 1. 2.	□ 无　□ 有，原因： 1. 2.
护士签名		
医师签名		

第十六章
复治菌阳肺结核临床路径释义

【医疗质量控制指标】（专家建议）

指标一、诊断需结合流行病学史、临床表现和病原学检查。

指标二、对确诊病例尽早隔离。

指标三、尽早给予规范化抗结核治疗。

指标四、化学治疗应遵循"早期、规律、全程、联合、适量"的原则。

一、复治菌阳肺结核编码

疾病名称及编码：复治菌阳肺结核（ICD-10：A15.0/A15.1/A15.2/A15.3）

二、临床路径检索方法

A15.0/A15.1/A15.2/A15.3

三、国家医疗保障疾病诊断相关分组（GHS-DRG）MDC 编码：

MDC 编码：MDCE（呼吸系统疾病及功能障碍）

ADRG 编码：ES1（呼吸系统结核）

四、复治菌阳肺结核临床路径标准住院流程

（一）适用对象

第一诊断为复治肺结核（ICD-10：A15.028，A15.029）。

> **释义**
>
> ■ 菌阳肺结核是指：直接涂片抗酸杆菌阳性2次，或1次阳性且X线胸片显示活动性肺结核病变，或涂片1次阳性加培养阳性1次，或肺部有结核病变，涂片阴性，痰培养阳性。
>
> ■ 以下几种情况均属于复治菌阳肺结核：
>
> 初治复发：过去曾经完成预定的初治化疗疗程并治愈，目前痰菌又出现阳性。
>
> 初治失败：应用初治菌阳短程化疗方案，规律用药，并完成疗程，但疗程结束时，痰菌仍然阳性的肺结核患者。
>
> 慢性排菌者：再次或多次复发，持续或间歇排菌1年以上者。
>
> 其他复治：除上述3者以外，规律抗结核治疗≥1个月，且已中断治疗1个月或不规律治疗≥1个月的所有菌阳肺结核患者。

（二）诊断依据

根据《中华人民共和国卫生行业标准肺结核诊断标准（WS288-2008）》《中国结核病防治规划实施工作指南（2008年版）》《临床诊疗指南·结核病分册》。

1. 临床症状：可出现发热（多为低热）、盗汗、咳嗽、咳痰、咯血或血痰、胸痛等。部分患

者可无临床症状。

2. 体征：可出现呼吸频率增快、呼吸音减低或粗糙、肺部啰音等。轻者可无体征。

3. 影像学检查：显示活动性肺结核病变特征。

4. 痰液检查：痰抗酸杆菌涂片镜检或分枝杆菌培养阳性。

5. 既往抗结核治疗时间＞1个月。

> **释义**
>
> ■ 痰抗酸染色阳性或分枝杆菌培养阳性不能区分是结核分枝杆菌还是非结核分枝杆菌。若具备条件，应进一步行菌种鉴定。结核/非结核分枝杆菌核酸检测、Xper MTB/PIF 等分子生物学检测方法对于诊断结核，以及区分结核与非结核分枝杆菌具有一定价值。

（三）治疗方案的选择

根据《中国结核病防治规划实施工作指南（2008年版）》《临床诊疗指南·结核病分册》《耐药结核病化学治疗指南（2010年版）》。

1. 药物治疗方案：

（1）推荐治疗方案：2SHRZE/6HRE 或 $2H_3R_3Z_3E_3S_3/6H_3R_3E_3$ 或 3HRZE/6HRE（H：异烟肼；R：利福平；Z：吡嗪酰胺；E：乙胺丁醇；S：链霉素）。强化期使用 SHRZE 方案治疗2个月，继续期使用 HRE 方案治疗6个月；或强化期使用 HRZE 方案治疗3个月，继续期使用 HRE 方案治疗6个月。

（2）若患者既往多次抗结核治疗或治疗失败，根据用药史选择二线抗结核药物制订经验性治疗方案。

（3）获得患者抗结核药物敏感试验结果后，耐多药结核病患者应转为耐多药结核病临床路径进行治疗；其他耐药类型患者根据耐药谱以及既往治疗史选择合理治疗方案。

（4）疗程一般8个月。对于病情严重或存在影响预后的合并症的患者，可适当延长疗程。

（5）特殊患者（如儿童、老年人、孕妇、使用免疫抑制以及发生药物不良反应等）可以在上述方案基础上调整药物剂量或药物。

2. 根据患者存在的并发症或合并症进行对症治疗。

> **释义**
>
> ■ 对肺结核患者进行及时合理的抗结核治疗是有效治愈患者、消除传染性和阻断传播的关键措施。
>
> ■ 治疗原则：要对所有能够进行药物敏感性检测，有条件的地区，要开展分子生物学耐药检测，根据药物敏感结果对患者有针对性地开展治疗。抗结核病治疗应遵循"早期、规律、全程、联合、适量"的原则。
>
> ■ 利福平敏感或利福平耐药未知肺结核患者采用推荐治疗方案。
>
> ■ 利福平敏感、异烟肼耐药肺结核患者采用 6-9RZELfx 方案治疗6~9个月（Lfx：左氧氟沙星）。
>
> ■ 治疗期间需严密观察并及时处理药物不良反应。
>
> ■ 对于复治菌阳肺结核患者，应尽可能行耐多药结核病筛查；对于耐多药或利福平耐药患者及时更改治疗方案。

（四）标准住院日

28~35 天。

> 释义
>
> ■ 如果患者条件允许，住院时间可以低于上述住院天数。

（五）进入路径标准

1. 第一诊断必须符合 ICD-10：A15.028，A15.029 复治肺结核疾病编码。
2. 当患者合并其他疾病，但住院期间不需要特殊处理也不影响第一诊断的临床路径流程实施时，可以进入路径。

> 释义
>
> ■ 需要经过痰液镜检或痰培养确诊目前仍为菌阳肺结核后，方可进入本路径。
>
> ■ 患者肺结核已经引起严重并发症（如大咯血、气胸、呼吸衰竭等），或合并重要脏器的肺外结核，或同时具有其他疾病（如其他病原菌引起的肺炎、不稳定型心绞痛、恶性肿瘤等），如果影响第一诊断的临床路径流程实施时均不适合进入本路径。

（六）住院期间检查项目

1. 必需的检查项目：
（1）血常规、尿常规、便常规。
（2）感染性疾病筛查（乙型肝炎、丙型肝炎、艾滋病等）。
（3）肝肾功能、电解质、血糖、红细胞沉降率、C 反应蛋白、血尿酸。
（4）痰抗酸杆菌涂片及镜检，痰分枝杆菌培养和菌种鉴定（培养阳性者进行药物敏感试验）。
（5）心电图、X 线胸片。

> 释义
>
> ■ 血常规、尿常规为基本检查项目。血常规的外周血白细胞计数总数一般正常或略高。
>
> ■ 感染性疾病筛查：抗结核药物主要是出现药物性肝损伤，因而在治疗前进行病毒性肝炎筛查。
>
> ■ 艾滋病常并发结核病，按照《中国结核病防治规划实施工作指南（2020 年版）》要求对艾滋病和结核病进行双向筛查。排除 HIV/TB 双重感染。
>
> ■ 糖尿病常并发结核病，根据《中国结核病防治规划实施工作指南（2020 年版）》要求对糖尿病患者开展结核病症状筛查。其次，对糖尿病并结核病患者适当延长疗程。
>
> ■ 治疗过程中需定期复查血常规、肝肾功能、血尿酸等，以监测药物不良反应。
>
> ■ X 线胸片、痰抗酸杆菌涂片及镜检、痰分枝杆菌培养：X 线胸片可以由胸部 CT 替代。在治疗后相应的时间需要复查，以评价治疗效果。

> ■ 心电图为基本检查项目。

2. 根据患者病情可选择检查项目：
(1) 听力、视力、视野检测，腹部超声检查。
(2) 耐药结核病检查。
(3) 支气管镜检查（怀疑存在支气管结核或肿瘤患者）。
(4) 胸部 CT 检查（需与其他疾病鉴别诊断或 X 线胸片显示不良者）。
(5) 胸部超声（怀疑胸腔积液、心包积液患者）。
(6) 尿妊娠试验（育龄期妇女）。
(7) 细胞免疫功能检查（怀疑免疫异常患者）。
(8) 痰查癌细胞，血液肿瘤标志物（癌胚抗原等）（怀疑合并肿瘤患者）。

> 释义
>
> ■ 经过选择性检查确诊合并存在其他疾病，如果影响第一诊断的临床路径流程实施，则应退出本路径；如果不影响第一诊断的临床路径流程实施，则可继续进行本路径。
> ■ 建议行耐药结核检查，以指导抗结核药物的选择。

（七）出院标准

1. 临床症状好转。
2. 患者可耐受制订的抗结核治疗方案。

> 释义
>
> ■ 如果出现并发症，是否需要继续住院处理，由主管医师具体决定。

（八）变异及原因分析

1. 出现严重的药物不良反应。
2. 治疗过程中出现严重合并症或并发症，如肺外结核、咯血、气胸、呼吸衰竭等，需要进一步诊疗，或需转入其他路径。
3. 进一步诊断为耐多药结核病，需要转入其他路径。
4. 原有病情明显加重，导致住院时间延长。

> 释义
>
> ■ 变异分为微小变异和重大变异两大类，前者是不出路径、偏离预定轨迹的病例，后者是需要退出本路径或进入其他路径的病例。

■ 微小变异包括：

并发症：因为使用抗结核药物所引起的轻度药物不良反应，如白细胞、血小板让计数的轻度降低，肝功能轻度异常，轻度胃肠道反应，经过对症治疗后可缓解。出现肺结核并发症但症状较轻，如痰中带血。

医院原因：因为医院检验项目的及时性，不能按照要求完成检查；因为节假日不能按照要求完成检查。

个人原因：患者不愿配合完成相应检查，短期不愿按照要求出院随诊。

■ 重大变异包括：

疾病本身原因：因基础疾病需要进一步诊断和治疗，如肿瘤；因为合并其他疾病需要进一步诊断和治疗，如合并其他病原菌引起的感染；因出现耐药结核需更换用药；因各种原因需要其他治疗措施等。

并发症：因使用抗结核药物所引起的严重不良反应，如导致粒细胞缺乏、肝功能严重异常、患者不能耐受的严重恶心呕吐等，需暂时停用或更换抗结核药物治疗。因出现肺结核严重的并发症，如大咯血、气胸、呼吸衰竭等，需进一步诊治。

医院原因：与患者或家属发生医疗纠纷。

个人原因：患者要求离院或转院；不愿按照要求出院随诊而导致入院时间明显延长。

五、复治菌阳肺结核临床路径给药方案

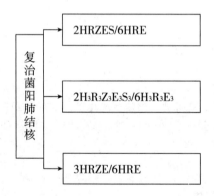

根据中国结核病预防控制技术规范（2020 年版）要求，肺结核治疗方案分利福平耐药与利福平敏感治疗方案。

1. 利福平敏感肺结核给药方案：2HRZE/4HR。

2. 利福平敏感异烟肼耐药肺结核给药方案：6-9RZELfx。

3. 未知利福平耐药给药方案：2HRZE/4HR。

（一）用药选择

1. 药物名称前数字表示用药月数，药物名称后面数字表示每周用药次数。H：异烟肼；R：利福平；Z：吡嗪酰胺；E：乙胺丁醇；S：链霉素。

2. 抗结核药物品种类及用药剂量。

常见抗结核药物剂量

药名	每日疗法		
	成人（g）		儿童
	＜50kg	≥50kg	mg/kg
INH	0.3	0.3	10~15
RFP	0.45	0.6	10~20
EMG	0.75	1.0	15~25
PZA	1.5	1.5	30~40
Lfx	0.4~0.75	0.5~1.0	—

3. 任何方案包括 2 个不同的治疗阶段：①强化治疗阶段，以 4~5 种药物联用 8~12 周，以期达到尽快杀灭各种菌群保证治疗成功的目的；②巩固治疗阶段，以 2~3 种药物联用，其目的巩固强化阶段取得的疗效，继续杀灭残余菌群。

4. 中医中药：辨证论治。根据疾病和证候诊断给予相应中医治疗在动态观察患者的基础上动态选用方药。肺阴亏虚可选用滋阴润肺，如月华丸加减；阴虚火旺可选用滋阴降火，如百合固金汤加减；气阴耗伤可选用益气养阴，如保真汤加减；阴阳两虚可选用滋阴补阳，补天大造丸加减。

（二）药学提示

1. 异烟肼：其主要不良反应是末梢神经炎、中枢神经系统障碍和肝损害。常规用量无须并用维生素 B_6，以免降低异烟肼的抗菌能力。营养不良、酗酒、孕妇及伴有糖尿病的患者易发生末梢神经炎，需加用维生素 B_6。

2. 利福平：主要不良反应是肝损害、过敏反应、流感样综合征和胃肠道反应。

3. 乙胺丁醇：主要不良反应是视神经损害和末梢神经炎。

4. 吡嗪酰胺：主要不良反应是肝损害、胃肠道反应和痛风性关节炎。

5. 左氧氟沙星：主要不良反应是中枢神经损害和关节痛严重者可致肌腱断裂。

6. 所用中医中药的药学提示：重视辨证施治。

（三）注意事项

1. 根据老年人体重、肝肾功能状况及各种基础病及其并发症，如糖尿病肾病、周围神经病、视网膜病等情况可酌减抗结核药物的剂量。

2. 儿童慎用左氧氟沙星。

3. 治疗中如痰菌持续不阴转，可适当延长疗程并及时做耐多药结核病筛查。

4. 血行播散性结核需延长疗程至 12 个月为宜。

5. 中医中药的注意事项：注意监测肝肾功能及过敏反应。

六、初治菌阳肺结核护理规范

1. 发热期应卧床休息，多饮开水，定期监测体温。必要时给予服用解热镇痛类药物。

2. 伴有肺部炎症或心肺功能不全者应严密监测生命体征，呼吸困难或发绀者应取半卧位给予吸氧，及时清除呼吸道分泌物；加强支持治疗，注意维护心血管功能中毒症状明显可采用有效的抗生素药物或激素治疗。

3. 室内要加强通风，对患者呼吸道分泌物要及时消毒；对食具、用具及衣服可采用煮沸或日光暴晒等方法消毒。

七、初治菌阳肺结核营养治疗规范

1. 确诊结核病的住院患者应进行营养风险筛查。对有营养风险患者开展营养治疗。

2. 对结核病患者实施营养治疗前进行营养评定，包括膳食调查（既往和近期进食情况、食物安全等）、人体测量（身高、体重和皮褶厚度等）、实验室检测（临床和营养相关检测）、临床症状和体征4个方面。

3. 服药期间，饮食宜清淡、忌食生冷、肥甘、厚腻食物；进食少者及高热者，适量补液。

八、初治菌阳肺结核患者健康宣教

1. 疾病传播途径：结核病是一种主要经呼吸道传播的传染病；传染期患者尽量减少外出，必须外出或与健康人密切接触时应当佩戴外科口罩。

严格处理排泄物，尤其是痰涎，要消毒或深埋。不直接面向他人大声说话、咳嗽或打喷嚏。改善生活环境的通风、采光条件，有条件的可定期或不定期消毒。适时晒太阳，经常晾晒衣被。

2. 疾病预后：经过正确治疗，约60%患者可以治愈，不规则治疗可演变为广泛耐多药结核病，有终身不能治愈的风险。

3. 规范治疗的重要性：按时服药、确保治疗不中断是治愈的重要保证。出现药物不良反应时，应当及时报告医师。

九、推荐表单

（一）医师表单

复治肺结核临床路径医师表单

适用对象：第一诊断为复治肺结核（ICD-10：A15.0/A15.1/A15.2/A15.3）

患者姓名：	性别： 年龄： 门诊号：	住院号：
住院日期： 年 月 日	出院日期： 年 月 日	标准住院日：28~35 天

时间	住院第 1~3 天	住院期间
主要诊疗工作	□ 询问病史及进行体格检查 □ 完善必要检查，初步评估病情 □ 完成病历书写 □ 根据病情对症、支持治疗 □ 上级医师查房，制订诊疗计划 □ 确定抗结核治疗方案，签署药物治疗知情同意书，开始抗结核治疗	□ 全科病案讨论，上级医师定期查房，完善诊疗计划 □ 处理基础性疾病及对症治疗 □ 根据患者病情调整、制订合理治疗方案 □ 观察药品不良反应 □ 住院医师书写病程记录
重点医嘱	**长期医嘱：** □ 肺结核护理常规 □ 二级或三级护理 □ 普通饮食 □ 抗结核药物治疗 **临时医嘱：** □ 血常规、尿常规 □ 肝肾功能（含胆红素）、电解质、血糖、传染性疾病筛查、红细胞沉降率（或 C 反应蛋白） □ 痰抗酸杆菌涂片镜检，痰分枝杆菌培养和菌种鉴定（培养阳性者进行药物敏感试验） □ 心电图、X 线胸片 □ 听力、视力、视野检查（有条件时） □ 既往基础用药 □ 对症治疗 □ 其他相关检查（必要时）	**长期医嘱：** □ 肺结核护理常规 □ 二级或三级护理 □ 普通饮食 □ 抗结核药物治疗 **临时医嘱：** □ 既往基础用药 □ 对症治疗 □ 抗结核治疗 14 天后复查血常规、肝肾功能（含胆红素） □ X 线胸片检查（必要时） □ 异常指标复查
病情变异记录	□ 无 □ 有，原因： 1. 2.	□ 无 □ 有，原因： 1. 2.
医师签名		

时间	出院前 1~3 天	出院日
主要诊疗工作	□ 上级医师查房 □ 评估患者病情及治疗效果 □ 确定出院日期及治疗方案 □ 出院前 1 天开具出院医嘱 □ 完成上级医师查房记录	□ 完成常规病程记录、上级医师查房记录、病历首页及出院小结 □ 和患者或家属确定出院后治疗管理机构（本院门诊或患者所在地结核病防治机构或医疗机构） □ 向患者或家属交代出院后服药方法及注意事项 □ 预约复诊日期
重点医嘱	长期医嘱： □ 肺结核护理常规 □ 二级或三级护理 □ 普通饮食 □ 抗结核药物治疗 临时医嘱： □ 复查肝肾功能、血常规、尿常规（必要时） □ X 线胸片（必要时） □ 复查痰抗酸杆菌涂片镜检 □ 根据需要，复查相关检查项目	出院医嘱： □ 开具出院带药 □ 定期复查肝肾功能、血尿常规、痰菌、X 线胸片等 □ 注意药品不良反应 □ 病情变化随时就诊
病情变异记录	□ 无 □ 有，原因： 1. 2.	□ 无 □ 有，原因： 1. 2.
医师签名		

（二）护士表单

复治肺结核临床路径护士表单

适用对象：第一诊断为复治肺结核（ICD-10：A15.0/A15.1/A15.2/A15.3）

患者姓名：	性别： 年龄： 门诊号：	住院号：
住院日期： 年 月 日	出院日期： 年 月 日	标准住院日：28~35天

时间	住院第1天	住院期间	出院前1~3天（出院日）
健康宣教	□ 入院宣教 　介绍主管医师、护士 　介绍环境、设施 　介绍住院注意事项 □ 向患者宣教戒烟、戒酒的重要性，减少剧烈活动 □ 介绍疾病知识	□ 主管护士与患者沟通，了解并指导心理应对 □ 宣教疾病知识 □ 使用药物宣教 □ 正确留取标本及各种检查注意事项宣教 □ 给予患者及家属心理支持 □ 指导患者活动 □ 恢复期生活护理	□ 出院宣教 　复查时间 　服药方法 　活动休息 　指导饮食 □ 指导办理出院手续
护理处置	□ 核对患者、佩戴腕带 □ 建立入院护理病历 □ 卫生处置：剪指甲、沐浴、更换病号服	□ 随时观察患者病情变化 □ 遵医嘱氧疗 □ 遵医嘱完成用药 □ 协助医师完成各项检查化验	□ 办理出院手续 □ 书写出院小结
基础护理	□ 二级护理 □ 普通饮食 □ 晨晚间护理 □ 患者安全管理 □ 心理护理	□ 二级护理 □ 普通饮食 □ 晨晚间护理 □ 患者安全管理 □ 心理护理	□ 三级护理 □ 普通饮食 □ 晨晚间护理 □ 患者安全管理
专科护理	□ 护理查体 □ 体温、呼吸频率 □ 需要时填写跌倒及压疮防范表 □ 需要时请家属陪伴 □ 心理护理	□ 体温、呼吸频率 □ 遵医嘱完成相关检查 □ 随时观察患者病情变化及药物疗效 □ 必要时吸氧 □ 遵医嘱正确给药 □ 观察患者药物不良反应 □ 提供并发症征象的依据 □ 心理护理	**病情观察：** □ 评估患者生命体征，特别是体温和呼吸频率 □ 心理护理
重点医嘱	□ 详见医嘱执行单	□ 详见医嘱执行单	□ 详见医嘱执行单
病情变异记录	□ 无 □ 有，原因： 1. 2.	□ 无 □ 有，原因： 1. 2.	□ 无 □ 有，原因： 1. 2.
护士签名			

（三）患者表单

复治肺结核临床路径患者表单

适用对象：第一诊断为复治肺结核（ICD-10：A15.0/A15.1/A15.2/A15.3）

患者姓名：	性别： 年龄： 门诊号：	住院号：
住院日期： 年 月 日	出院日期： 年 月 日	标准住院日：28~35天

时间	住院第 1 天	住院期间	出院前 1~3 天 （出院日）
医患配合	□ 配合询问病史、收集资料，务必详细告知既往史、用药史、过敏史 □ 配合进行体格检查 □ 有任何不适告知医师	□ 配合完善相关检查，如采血、留尿、心电图、X 线胸片等 □ 医师与患者及家属介绍病情，如有异常检查结果需进一步检查 □ 配合医师调整用药 □ 有任何不适告知医师	□ 接受出院前指导 □ 知道复查程序 □ 获取出院诊断书
护患配合	□ 配合测量体温、脉搏、呼吸、血压、血氧饱和度、体重 □ 配合完成入院护理评估单（简单询问病史、过敏史、用药史） □ 接受入院宣教（环境介绍、病室规定、订餐制度、贵重物品保管等）及疾病知识相关教育 □ 有任何不适告知护士	□ 正确留取标本，配合检查 □ 配合用药及治疗 □ 配合定时测量生命体征，每日询问大便 □ 接受输液、服药治疗，并告知用药后效果及有无出凝血征象 □ 注意活动安全，避免坠床或跌倒 □ 配合执行探视及陪伴	□ 接受出院宣教 □ 办理出院手续 □ 获取出院带药 □ 知道服药方法、作用、注意事项 □ 知道复印病历方法及复诊时间
饮食	□ 正常饮食 □ 遵医嘱饮食	□ 正常饮食 □ 遵医嘱饮食	□ 正常饮食 □ 遵医嘱饮食
排泄	□ 正常排尿便 □ 避免便秘	□ 正常排尿便 □ 避免便秘	□ 正常排尿便 □ 避免便秘
活动	□ 正常适度活动，避免疲劳	□ 正常适度活动，避免疲劳	□ 正常适度活动，避免疲劳

附：原表单（2016 年版）

复治肺结核临床路径表单

适用对象：第一诊断为复治肺结核（ICD-10：A16.2）

患者姓名：	性别： 年龄： 门诊号：	住院号：
住院日期： 年 月 日	出院日期： 年 月 日	标准住院日：28~35 天

时间	住院第 1~3 天	住院期间
主要诊疗工作	□ 询问病史及进行体格检查 □ 完善必要检查，初步评估病情 □ 完成病历书写 □ 根据病情对症、支持治疗 □ 上级医师查房，制订诊疗计划 □ 确定抗结核治疗方案，签署药物治疗知情同意书，开始抗结核治疗	□ 全科病案讨论，上级医师定期查房，完善诊疗计划 □ 处理基础性疾病及对症治疗 □ 根据患者病情调整、制订合理治疗方案 □ 观察药品不良反应 □ 住院医师书写病程记录
重点医嘱	**长期医嘱：** □ 肺结核护理常规 □ 二级或三级护理 □ 普通饮食 □ 抗结核药物治疗 **临时医嘱：** □ 血常规、尿常规 □ 肝肾功能（含胆红素）、电解质、血糖、传染性疾病筛查、红细胞沉降率（或 C 反应蛋白） □ 痰抗酸杆菌涂片镜检，痰分枝杆菌培养和菌种鉴定（培养阳性者进行药物敏感试验） □ 心电图、X 线胸片 □ 听力、视力、视野检查（有条件时） □ 既往基础用药 □ 对症治疗 □ 其他相关检查（必要时）	**长期医嘱：** □ 肺结核护理常规 □ 二级或三级护理 □ 普通饮食 □ 抗结核药物治疗 **临时医嘱：** □ 既往基础用药 □ 对症治疗 □ 抗结核治疗 14 天后复查血常规、肝肾功能（含胆红素） □ X 线胸片检查（必要时） □ 异常指标复查
护理工作	□ 病房环境、医院制度及医护人员介绍 □ 入院护理评估（生命体征测量，病史询问及体格检查） □ 告知各项检查注意事项并协助患者完成 □ 指导留痰 □ 静脉取血 □ 入院健康宣教 □ 心理护理 □ 通知营养科新患者饮食 □ 完成护理病历书写 □ 执行医嘱，用药指导	□ 观察患者一般情况及病情变化 □ 检查检验前的宣教 □ 做好住院期间的健康宣教 □ 正确落实各项治疗性护理措施 □ 观察治疗效果及药品反应 □ 护理安全措施到位 □ 给予正确的饮食指导 □ 了解患者心理需求和变化，做好心理护理

续　表

时间	住院第 1~3 天	住院期间
病情 变异 记录	□无　□有，原因： 1. 2.	□无　□有，原因： 1. 2.
护士 签名		
医师 签名		

时间	出院前 1~3 天	出院日
主要诊疗工作	□ 上级医师查房 □ 评估患者病情及治疗效果 □ 确定出院日期及治疗方案 □ 出院前 1 天开具出院医嘱 □ 完成上级医师查房记录	□ 完成常规病程记录、上级医师查房记录、病历首页及出院小结 □ 和患者或家属确定出院后治疗管理机构（本院门诊或患者所在地结核病防治机构或医疗机构） □ 向患者或家属交代出院后服药方法及注意事项 □ 预约复诊日期
重点医嘱	长期医嘱： □ 肺结核护理常规 □ 二级或三级护理 □ 普通饮食 □ 抗结核药物治疗 临时医嘱： □ 复查肝肾功能、血常规、尿常规（必要时） □ X 线胸片（必要时） □ 复查痰抗酸杆菌涂片镜检 □ 根据需要，复查相关检查项目	出院医嘱： □ 开具出院带药 □ 定期复查肝肾功能、血尿常规、痰菌、X 线胸片等 □ 注意药品不良反应 □ 病情变化随时就诊
主要护理工作	□ 观察患者一般情况 □ 观察疗效、各种药物不良反应 □ 恢复期生活和心理护理 □ 出院准备指导	□ 协助患者办理出院手续 □ 出院指导
病情变异记录	□ 无　□ 有，原因： 1. 2.	□ 无　□ 有，原因： 1. 2.
护士签名		
医师签名		

第十七章

流行性腮腺炎临床路径释义

一、流行性腮腺炎编码

疾病名称及编码：流行性腮腺炎（ICD-10：B26）

二、临床路径检索方法

B26

三、国家医疗保障疾病诊断相关分组（GHS-DRG）

MDC 编码：MDCE（呼吸系统疾病及功能障碍）

ADRG 编码：ES2（呼吸系统感染/炎症）

四、标准住院流程

（一）适用对象

第一诊断为流行性腮腺炎（ICD-10：B26）。

（二）诊断依据

根据原卫生部"十二五"规划教材、全国高等学校教材《传染病学》（李兰娟、任红主编，人民卫生出版社，2013 年，第 8 版）。

1. 发病前 2~3 周有与流行性腮腺炎患者接触史或当地有本病流行。
2. 发热和以耳垂为中心的腮腺非化脓性肿大，进食酸性食物胀痛加剧。
3. 可以伴有剧烈头痛、嗜睡、呕吐、脑膜刺激征阳性。
4. 可以伴有恶心呕吐、伴中上腹部疼痛与压痛，局部肌紧张。
5. 可以伴有睾丸肿痛（常为单侧）。

释义

■ 本路径的制订主要参考国内权威参考书和诊疗指南。

■ 病史和症状及典型体征是诊断流行性腮腺炎的基本依据，接触流行性腮腺炎患者后出现腮腺肿大、疼痛是最典型的表现，可以伴有发热等全身表现，并发脑膜炎时可以出现头痛，并发胰腺炎时可以出现严重腹痛，男性可发生睾丸炎，出现睾丸肿痛。

■ 本病好发于儿童，多数情况下根据临床表现即可确诊。但近年青少年乃至成人病例所占比重由上升趋势。临床表现可不太典型，必要时也需要靠实验室检查帮助鉴别，如血清抗腮腺炎病毒-IgM 抗体。

（三）治疗方案选择

1. 隔离：呼吸道传染病消毒隔离。
2. 一般治疗：适当休息，清淡饮食，忌酸性饮食，做好口腔护理。

3. 对高热、头痛、呕吐者给予解热镇痛、脱水剂等对症治疗。

4. 抗病毒治疗。

5. 肾上腺皮质激素治疗：主要用于重症或同时伴有脑膜脑炎或心肌炎者。

6. 预防睾丸炎。

7. 中医中药。

> 释义
>
> ■ 本病确诊后应立即给予呼吸道隔离。
>
> ■ 无有效抗病毒药物，治疗以对症支持为主，饮食清淡、软、易消化，刺激性饮食会加重症状。
>
> ■ 发热较高时（超过38℃以上）可以予解热镇痛药物，并发的脑膜炎、胰腺炎等通常较轻，糖皮质激素适用于出现心肌炎、脑膜脑炎的重症病例。

（四）标准住院日

3~7天。

> 释义
>
> ■ 普通病例通常无须住院，居家隔离即可。
>
> ■ 病情较重，如高热或者出现脑膜炎、胰腺炎等并发症患者需住院治疗，至症状明显缓解即可出院。

（五）进入路径标准

1. 第一诊断必须符合流行性腮腺炎诊断标准。

2. 当患者同时具有其他疾病诊断时，但在住院期间不需要特殊处理也不影响第一诊断的临床路径流程实施时，可以进入路径。

> 释义
>
> ■ 进入路径患者第一诊断为急性腮腺炎，如患者同时诊断其他疾病如糖尿病、支气管哮喘、风湿免疫病等，需全面评估，如果对急性腮腺炎治疗无明显影响，可以进入路径，但住院期间变异可能增多，也可能延长住院时间，增加花费。

（六）住院期间的检查项目

1. 必需的检查项目：

（1）血常规、尿常规、便常规。

（2）血、尿淀粉酶，血脂肪酶。

（3）肝肾功能、心肌酶谱同工酶。

（4）肝胆脾肾胰超声、X线胸片、心电图。

2. 根据患者病情进行的检查项目：脑脊液检查、颈部及甲状腺超声等。

> 释义
>
> ■ 肝肾功能、淀粉酶、心肌酶谱等项目对于病情评估是必需的。
> ■ 血常规、尿常规、便常规、心电图、胸部 X 线时住院患者最基本的一些检查；血常规对于排除细菌性腮腺炎有一定意义，腹部超声有助于了解胰腺情况。不能排除细菌性脑膜炎是可以行腰椎穿刺脑脊液检查。

（七）治疗方案与药物选择

1. 按呼吸道传染病隔离。
2. 一般治疗：适当休息，清淡饮食，忌酸性饮食，做好口腔护理。
3. 对高热、头痛、呕吐者给予解热镇痛、脱水剂等对症治疗。适当补充液体。
4. 抗病毒治疗：早期可试用利巴韦林注射液。
5. 肾上腺皮质激素治疗：主要用于重症或同时伴有脑膜脑炎或心肌炎者。
6. 预防睾丸炎：男性成人患者，为预防睾丸炎的发生，早期可应用己烯雌酚。
7. 中医中药。

> 释义
>
> ■ 流行性腮腺炎通常是一种急性自限性疾病，不出现并发症者可自行康复，无须特殊治疗。
> ■ 无胰腺炎、脑膜炎表现，食欲尚可，首先考虑口服解热镇痛药物及利巴韦林。并发胰腺炎者可以短期静脉用药并营养支持。
> ■ 重症或伴有脑部或心肌受累者可考虑应地塞米松 5~10mg/d。

（八）出院标准

患者自觉症状消失，血尿淀粉酶基本正常。

> 释义
>
> ■ 患者出院前应症状好转，并确定并发的胰腺炎、脑膜炎等均明显好转。

（九）变异及原因分析

患者因其他疾病需治疗或出现重症腮腺炎病毒性脑炎者退出本路径，进入相关临床路径。

> 释义
>
> ■ 患者出现高热、意识障碍等重症脑炎表现，应中止本路径，转入病毒性脑炎治疗流程。
> ■ 住院期间发现患者存在进入路径前未知的严重疾病，影响流行性腮腺炎治疗的，需根据具体情况或终止路径，或延长治疗时间。
> ■ 无论何种原因出现变异，应在医师表单中予以说明。

五、流行性腮腺炎临床路径给药方案

（一）用药选择

1. 抗病毒药：疗效不确定，发病早期的住院患者可以试用，每日 15~30mg/kg，分 2~3 次使用。

2. 解热镇痛药物：退热，缓解疼痛等症状。

3. 糖皮质激素：脑膜炎等重症患者应有，通常地塞米松 5~10mg/d，疗程 3~5 天。

4. 中药：主要治法为清热解毒，软坚消痛，可内服板蓝根制剂等，局部外敷青黛粉、如意黄金散等，有助于消肿镇痛。

（二）药学提示

利巴韦林可引发溶血性贫血，应密切监测。幼儿退热药禁用阿司匹林。糖皮质激素的不良反应，包括水钠潴留、低钾血症、血压升高等。

（三）注意事项

如患者已存在贫血状况如地中海贫血或营养性贫血等，应用利巴韦林应慎重。

六、推荐表单

(一) 医师表单

流行性腮腺炎临床路径医师表单

适用对象: 第一诊断为流行性腮腺炎

患者姓名:	性别:	年龄:	门诊号:	住院号:
住院日期: 年 月 日	出院日期: 年 月 日			标准住院日3~7天

时间	住院第1天	住院第2~6天	住院第3~7天 (出院日)
诊疗工作	□ 完成询问病史和体格检查 □ 完成入院病历及首次病程记录 □ 拟定检查项目 □ 制订初步治疗方案 □ 对家属进行有关的宣教,及时填报疫情卡及上报院感科	□ 上级医师查房 □ 明确下一步诊疗计划 □ 完成上级医师查房记录 □ 向家属交代病情	□ 上级医师查房,确定患者可以出院 □ 完成上级医师查房记录、出院记录、出院证明书和病历首页的填写 □ 通知出院 □ 向患者交代出院注意事项及随诊时间
重点医嘱	**长期医嘱:** □ 儿(或内)科护理常规 □ 呼吸道隔离 □ 一级/二级/三级护理 □ 清淡饮食、忌酸饮食 □ 抗病毒治疗 □ 对症支持治疗:对高热、头痛、呕吐者给予解热镇痛、脱水剂等对症治疗 □ 肾上腺皮质激素治疗:必要时 □ 吸氧(必要时) **临时医嘱:** □ 血常规、尿常规、便常规、C反应蛋白 □ 血、尿淀粉酶,血脂肪酶 □ 肝肾功能、心肌酶同工酶 □ 肝胆脾肾超声、X线胸片、心电图 □ 对高热给予解热对症治疗	**长期医嘱:** □ 儿(或内)科护理常规 □ 呼吸道隔离 □ 一级/二级/三级护理 □ 清淡饮食、忌酸饮食 □ 抗病毒治疗 □ 对症支持治疗:对高热、头痛、呕吐者给予解热镇痛、脱水剂等对症治疗 □ 肾上腺皮质激素治疗:必要时 □ 吸氧(必要时) **临时医嘱:** □ 进食少者及高热者静脉适量补液 □ 降温,脱水等	**出院医嘱:** □ 今日出院 □ 门诊随诊
护理工作	□ 呼吸道传染病隔离 □ 指导患者饮食 □ 生活及心理护理 □ 皮肤护理	□ 病情观察 □ 并发症的监测 □ 皮肤护理	□ 病情观察 □ 并发症的监测 □ 皮肤护理
病情变异记录	□ 无 □ 有,原因: 1. 2.	□ 无 □ 有,原因: 1. 2.	□ 无 □ 有,原因: 1. 2.
医师签名			

（二）护士表单

流行性腮腺炎临床路径护士表单

适用对象：第一诊断为流行性腮腺炎

患者姓名：	性别： 年龄： 门诊号：	住院号：
住院日期： 年 月 日	出院日期： 年 月 日	标准住院日 3~7 天

时间	住院第 1 天	住院第 2~6 天	住院第 3~7 天 （出院日）
健康宣教	□ 入院宣教 　介绍主管医师、护士 　介绍环境、设施 　介绍住院注意事项 　介绍探视和陪伴制度 　介绍贵重物品制度 　介绍消毒隔离制度	□ 药物宣教 □ 饮食宣教	□ 出院宣教 □ 饮食宣教 □ 药物宣教 □ 指导患者办理出院手续
护理处置	□ 核对患者，佩戴腕带 □ 建立入院护理病历 □ 协助患者留取各种标本 □ 测量体重	□ 根据医嘱的相关采血 □ 根据医嘱发放相关药物	□ 办理出院手续 □ 协助取出院带药 □ 书写出院小结
基础护理	□ 级别护理 　晨晚间护理 　患者安全管理	□ 级别护理 　晨晚间护理 　患者安全管理	□ 级别护理 　晨晚间护理 　患者安全管理
专科护理	□ 护理查体 □ 病情观察 □ 需要时，填写跌倒及压疮防范表 □ 需要时，请家属陪伴 □ 确定饮食种类 □ 心理护理	□ 病情观察 □ 遵医嘱完成相关检查 □ 心理护理	□ 出院指导
重点医嘱	□ 详见医嘱执行单	□ 详见医嘱执行单	□ 详见医嘱执行单
病情变异记录	□ 无　□ 有，原因： 1. 2.	□ 无　□ 有，原因： 1. 2.	□ 无　□ 有，原因： 1. 2.
护士签名			

（三）患者表单

流行性腮腺炎临床路径患者表单

适用对象：第一诊断为流行性腮腺炎

患者姓名：	性别： 年龄： 门诊号：	住院号：
住院日期： 年 月 日	出院日期： 年 月 日	标准住院日3~7天

时间	入院第1天	住院第2~6天	住院第3~7天（出院日）
医患配合	□ 配合询问病史、收集资料，请务必详细告知既往史、用药史、过敏史 □ 配合进行体格检查 □ 有任何不适请告知医师	□ 配合完善相关检查、化验，如采血、留尿、心电图、X线胸片 □ 医师向患者及家属介绍病情	□ 接受出院前指导 □ 知道复查程序 □ 获取出院诊断书
护患配合	□ 配合测量体温、脉搏、呼吸3次，血压、体重1次 □ 配合完成入院护理评估（简单询问病史、过敏史、用药史） □ 接受入院宣教（环境介绍、病室规定、订餐制度、贵重物品保管等） □ 配合执行探视和陪伴制度 □ 有任何不适请告知护士	□ 配合测量体温、脉搏、呼吸3次，询问大便1次 □ 接受饮食宣教 □ 接受药物宣教	□ 接受出院宣教 □ 办理出院手续 □ 获取出院带药 □ 知道服药方法、作用、注意事项 □ 知道复印病历程序
饮食	□ 遵医嘱饮食	□ 遵医嘱饮食	□ 遵医嘱饮食
排泄	□ 正常排尿便	□ 正常排尿便	□ 正常排尿便
活动	□ 卧床休息	□ 逐渐恢复正常活动	□ 正常活动

附：原表单（2016 年版）

流行性腮腺炎临床路径表单

适用对象：第一诊断为流行性腮腺炎

患者姓名：	性别：　　年龄：　　门诊号：	住院号：
住院日期：　　年　月　日	出院日期：　　年　月　日	标准住院日 3~7 天

时间	住院第 1 天	住院第 2 天	住院第 3 天
诊疗工作	□ 完成询问病史和体格检查 □ 完成入院病历及首次病程记录 □ 拟定检查项目 □ 制订初步治疗方案 □ 对家属进行有关的宣教，及时填报疫情卡及上报院感科	□ 上级医师查房 □ 明确下一步诊疗计划 □ 完成上级医师查房记录 □ 向家属交代病情	□ 上级医师查房 □ 完成病历记录 □ 评价治疗疗效，调整治疗药物
重点医嘱	长期医嘱： □ 儿（或内）科护理常规 □ 呼吸道隔离 □ 一级/二级/三级护理 □ 清淡饮食、忌酸饮食 □ 抗病毒治疗 □ 对症支持治疗：对高热、头痛、呕吐者给予解热镇痛、脱水剂等对症治疗 □ 肾上腺皮质激素治疗：必要时 □ 吸氧（必要时） 临时医嘱： □ 血常规、尿常规、便常规、C 反应蛋白 □ 血、尿淀粉酶，血脂肪酶 □ 肝肾功能、心肌酶同工酶 □ 肝胆脾肾超声、X 线胸片、心电图 □ 对高热给予解热对症治疗	长期医嘱： □ 儿（或内）科护理常规 □ 呼吸道隔离 □ 一级/二级/三级护理 □ 清淡饮食、忌酸饮食 □ 抗病毒治疗 □ 对症支持治疗：对高热、头痛、呕吐者给予解热镇痛、脱水剂等对症治疗 □ 肾上腺皮质激素治疗：必要时 □ 吸氧（必要时） 临时医嘱： □ 进食少者及高热者静脉适量补液 □ 降温、脱水等	长期医嘱： □ 儿（或内）科护理常规 □ 呼吸道隔离 □ 一级/二级/三级护理 □ 清淡饮食、忌酸饮食 □ 抗病毒治疗 □ 对症支持治疗：对高热、头痛、呕吐者给予解热镇痛、脱水剂等对症治疗 □ 肾上腺皮质激素治疗：必要时 □ 吸氧（必要时） 临时医嘱： □ 必要时补充电解质液 □ 依据病情变化对症处理
护理工作	□ 呼吸道传染病隔离 □ 指导患者饮食 □ 生活及心理护理 □ 皮肤护理	□ 病情观察 □ 并发症的监测 □ 皮肤护理	□ 病情观察 □ 并发症的监测 □ 皮肤护理
病情变异记录	□ 无　□ 有，原因： 1. 2.	□ 无　□ 有，原因： 1. 2.	□ 无　□ 有，原因： 1. 2.
护士签名			
医师签名			

时间	住院第 4~7 天
诊疗工作	□ 上级医师查房，确定患者可以出院 □ 完成上级医师查房记录、出院记录、出院证明书和病历首页的填写 □ 通知出院 □ 向患者交代出院注意事项及随诊时间 □ 若患者不能出院，在病程记录中说明原因和继续治疗的方案
重点医嘱	出院医嘱： □ 今日出院 □ 门诊随诊
护理工作	□ 家庭护理的指导 □ 落实出院医嘱
病情变异记录	□ 无　□ 有，原因： 1. 2.
护士签名	
医师签名	

第十八章

耐多药肺结核临床路径释义

【医疗质量控制指标】（专家建议）

指标一、诊断需结合流行病学史、临床表现和病原学检查。

指标二、对确诊病例尽早隔离。

指标三、尽早给予规范化抗结核治疗。

指标四、化学治疗应遵循"早期、规律、全程、联合、适量"的原则。

一、耐多药肺结核编码

1. 原编码：

疾病名称及编码：耐多药肺结核（ICD-10：A15.0/A15.1/A15.2/A15.3）

2. 修改编码：

疾病名称及编码：耐多药肺结核（ICD-11：1B10.0）

二、临床路径检索方法

1B10.0

三、国家医疗保障疾病诊断相关分组（GHS-DRG）MDC 编码：

MDC 编码：MDCE（呼吸系统疾病及功能障碍）

ADRG 编码：ES1（呼吸系统结核）

四、耐多药肺结核临床路径标准住院流程

（一）适用对象

第一诊断为耐多药肺结核。

> **释义**
>
> ■ 判断肺结核病患者是否耐药，需要通过实验室药物敏感试验证实。耐药结肺结核病是指肺结核病患者感染的结核分枝杆菌被体外药物敏感性试验证实对 1 种或多种抗结核药物耐药的现象。耐药结核病一般分为 5 类。
>
> ■ 以下几个疾病的定义必须明确。
>
> 1. 单耐药结核病（MR-TB）：结核病患者感染的结核分枝杆菌经体外药物敏感性试验（DST）证实对 1 种抗结核药物耐药。
>
> 2. 多耐药结核病（PR-TB）：结核病患者感染的结核分枝杆菌经体外 DST 证实对 1 种以上抗结核药物耐药（但不包括同时对异烟肼和利福平耐药）。
>
> 3. 耐多药结核病（MDR-TB）：结核病患者感染的结核分枝杆菌经体外 DST 证实至少同时对异烟肼和利福平耐药。
>
> 4. 前广泛耐药结核病（Pre-XDR-TB）：符合 MDR/RR-TB 定义、同时对任意氟喹诺酮类药物耐药的结核分枝杆菌菌株引起的结核病。

5. 广泛耐药结核病（XDR-TB）：符合 MDR/RR-TB 定义、同时对任意氟喹诺酮类药物以及至少一种 A 组药物耐药（贝达喹啉、利奈唑胺）的结核分枝杆菌菌株引起的结核病。

6. 利福平耐药结核病（RR-TB）：结核病患者感染的结核分枝杆菌经体外药物敏感性试验（DST）证实对利福平耐药，包括对利福平耐药的上述任何耐药结核病类型（MR-TB、PR-TB、MDR-TB、XDR-TB）。

■ 本临床路径仅适用于耐多药的肺结核。

（二）诊断依据

根据《中国结核病防治规划实施工作指南（2008 年版）》《世界卫生组织耐药结核病规划管理指南（2008 年紧急修订版）》等。

1. 临床症状：可出现发热（多为低热）、盗汗、咳嗽、咳痰、咯血、胸痛等。部分患者可无临床症状。

2. 体征：可出现呼吸频率增快、呼吸音减低或粗糙、肺部啰音等。轻者可无体征。

3. 影像学检查：显示活动性肺结核病变特征。

4. 痰液检查：表型药物敏感试验或分子药物敏感试验检查证实，至少对异烟肼和利福平耐药。

> **释义**
>
> ■ 耐多药肺结核临床症状与肺结核一致，耐多药肺结核须有痰结核菌药敏试验结果才能最终确诊。当一线抗结核治疗效果欠佳时，需警惕耐多药肺结核的可能性。

（三）治疗方案的选择

根据《中国结核病防治规划实施工作指南（2008 年版）》《临床诊疗指南·结核病分册》《耐药结核病化学治疗指南（2009 年版）》等。

1. 药物治疗：

（1）根据以下原则选择治疗方案：①充分考虑患者既往用药史以及当地耐药结核病流行状况；②应当至少包括 5 种有效或几乎确定有效的药物，其中包括 1 种氟喹诺酮类药物，1 种注射剂；③根据体重确定药物的剂量；④每天服用抗结核药物；⑤注射剂至少使用 6 个月，或痰菌阴转后至少 4 个月；⑥治疗疗程应为痰培养阴转后至少 18 个月。

（2）推荐治疗方案：6 Z Cm（Am，Km）Lfx（Mfx）Cs（PAS，E）Pto /18 Z Lfx（Mfx）Cs（PAS，E）Pto 方案。Z：吡嗪酰胺；E：乙胺丁醇；Lfx：左氧氟沙星；Mfx：莫西沙星；Am：阿米卡星；Km：卡那霉素；Cm：卷曲霉素；Pto：丙硫异烟胺；PAS：对氨基水杨酸；Cs：环丝氨酸。

注射期使用 Z Cm（Am，Km）Lfx（Mfx）Cs（PAS，E）Pto 方案 6 个月，非注射期使用 Z Lfx（Mfx）Cs（PAS，E）Pto 方案 18 个月（括号内为可替代药品）。

（3）疗程一般 24 个月。对于病情严重或存在影响预后的合并症的患者，可适当延长疗程。

（4）特殊患者（如儿童、老年人、孕妇、使用免疫抑制以及发生药物不良反应等）可以在上述方案基础上调整药物剂量或药物。

2. 根据患者存在的并发症或合并症进行对症治疗。

释义

■ 2019 年 WHO 对耐多药抗结核药物重新分组：

根据药物的杀菌活性、临床有效性和安全性，将抗结核药物分为 A、B、C 三组。

耐多药抗结核治疗药物剂量表

组别	药物（缩写）	剂量（体重分级）		
		<50kg（mg/d）	≥50kg（mg/d）	最大剂量（mg/d）
A 组	*左氧氟沙星（Lfx）/莫西沙星（Mfx）	400~750/400	500~1000/400	1000/400
	贝达喹啉（Bdq）	前 2 周 400mg/d；之后 200mg 每周 3 次（周一、三、五），用 22 周		400
	利奈唑胺（Lzd）	300	300~600	600
B 组	氯法齐明（Cfz）	100	100	100
	环丝氨酸（Cs）	500	750	750
C 组	乙胺丁醇（E）	750	1000	1500
	德拉马尼（Dlm）	100mg 每日 2 次		
	吡嗪酰胺（Z）	1500	1750	2000
	**亚胺培南-西司他汀（Ipm-Cln）	1000mg 每日 2 次		
	**美罗培南（Mpm）	1000mg 每日 2 次		
	阿米卡星（Am）	400	400~600	800
	链霉素（S）	750	750	750
	***卷曲霉素（Cm）	750	750	750
	丙硫异烟胺（Pto）	600	600~800	800
	对氨基水杨酸（PAS）	8 000	10 000	12 000

注：1. 左氧氟沙星与莫西沙星为同一类药物，组成方案只能选择一种；

2. 亚胺培南-西司他汀或美罗培南应与阿莫西林/克拉维酸（Amx-Clv）（125mg 每日 2 次）合用，视为一种药物；

3. 卷曲霉素作为可选的药物。

■ 抗结核治疗药物方面需要说明的是：①Bdq 使用超过 6 个月的安全性和有效性证据不足，在个别患者中延长其使用时间需要遵循"WHO 关于 Bdq 和 Dlm 治疗 MDR-TB 超说明书用药最佳实践的声明"；②同时使用 Bdq 和 Dlm 的证据不足；③Lzd 的最佳疗程尚未确定，使用至少 6 个月的疗效好，但毒性及不良反应可能会限制其使用；④Dlm 使用超过 6 个月的安全性和有效性证据不足，个别患者延长其使用时间需要遵循"WHO 关于 Bdq 和 Dlm 治疗 MDR-TB 超说明书用药最佳实践的声明"；⑤只有 DST 结果证实敏感时，Z 才能作为一种有效药物；⑥只有 DST 结果证实敏感时，才能考虑使用 Am 或 Cm，同时应进行严格的听力监测；⑦在使用碳青霉烯类药物时需要添加阿莫西林/克拉维酸，但其不能单独作为一种药物，也不能单独使用；⑧C 组备选药物的排序主要考虑药物的有效性、安全性及目前在我国的可及性和可行性。

（四）标准住院日

42~56 天。

> **释义**
>
> ■ 如果患者条件允许，住院时间可以低于上述住院天数。

（五）进入路径标准

1. 第一诊断必须符合耐多药肺结核。
2. 当患者合并其他疾病，但住院期间不需要特殊处理也不影响第一诊断的临床路径流程实施时，可以进入路径。

> **释义**
>
> ■ 需要经过痰液镜检或痰培养确诊为菌阳肺结核，且有明确的痰结核菌药敏试验结果方可进入本路径。
>
> ■ 患者肺结核已经引起严重并发症（如大咯血、气胸、呼吸衰竭等），或合并重要脏器的肺外结核，或同时具有其他疾病（如其他病原菌引起的肺炎、不稳定型心绞痛、恶性肿瘤等），如果影响第一诊断的临床路径流程实施时均不适合进入本路径。

（六）住院期间检查项目

1. 必需的检查项目：
（1）血常规、尿常规。
（2）感染性疾病筛查（乙型肝炎、丙型肝炎、艾滋病等）。
（3）肝肾功能、电解质、血糖、红细胞沉降率、C 反应蛋白、血尿酸。
（4）痰抗酸杆菌涂片及镜检，痰分枝杆菌培养。
（5）血甲状腺功能检测。
（6）心电图、X 线胸片。

> **释义**
>
> ■ 血常规、尿常规为基本检查项目。血常规的外周血白细胞总数一般正常或略高。
>
> ■ 感染性疾病筛查：抗结核药物主要是出现药物性肝损伤，因而在治疗前进行病毒性肝炎筛查。

> ■ 艾滋病常并发结核病，按照《中国结核病防治规划实施工作指南（2020 年版）》要求对艾滋病和结核病进行双向筛查。排除 HIV/TB 双重感染。
> ■ 糖尿病常并发结核病，根据《中国结核病防治规划实施工作指南（2020 年版）》要求对糖尿病患者开展结核病症状筛查。其次，对糖尿病并结核病患者适当延长疗程。
> ■ 治疗过程中需定期复查血常规、肝肾功能、血尿酸等，以监测药物不良反应。
> ■ X 线胸片、痰抗酸杆菌涂片及镜检、痰分枝杆菌培养：X 线胸片可以由胸部 CT 替代。在治疗后相应的时间需要复查，以评价治疗效果。
> ■ 心电图为基本检查项目，同时因贝达喹啉、莫西沙星、环丝氨酸、德拉马尼可引起 QT 间期延长，需监测药物不良反应。

2. 根据患者病情可选择检查项目：
（1）听力、视力、视野检测，腹部超声检查。
（2）抗结核药物敏感试验（怀疑耐药谱发生改变）。
（3）支气管镜检查（怀疑存在支气管结核或肿瘤患者）。
（4）胸部 CT 检查（需与其他疾病鉴别诊断或 X 线胸片显示不良者）。
（5）胸部超声（胸腔积液、心包积液患者）。
（6）尿妊娠试验（育龄期妇女）。
（7）细胞免疫功能检查（怀疑免疫异常患者）。
（8）痰查癌细胞，血液肿瘤标志物（癌胚抗原等）（怀疑合并肿瘤患者）。

释义

> ■ 经过检查确诊合并存在其他疾病，如果影响第一诊断的临床路径流程实施，则应退出本路径；如果不影响第一诊断的临床路径流程实施，则可继续进行本路径。

（七）出院标准

1. 临床症状好转。
2. 患者可耐受制订的抗结核治疗方案。

释义

> ■ 如果出现并发症，是否需要继续住院处理，由主管医师具体决定。

（八）变异及原因分析

1. 出现严重的药物不良反应。
2. 治疗过程中出现严重合并症或并发症，如肺外结核、咯血、气胸、呼吸衰竭等，需要进一步诊疗，或需转入其他路径。
3. 原有病情明显加重，导致住院时间延长。

4. 需要手术治疗。

> **释义**
>
> 　　变异分为微小变异和重大变异两大类，前者是不出路径、偏离预定轨迹的病例，后者是需要退出本路径或进入其他路径的病例。
>
> 　　■ 微小变异包括：
>
> 　　并发症：因为使用抗结核药物所引起的轻度药物不良反应，如白细胞、血小板计数的轻度降低，肝功能轻度异常，轻度胃肠道反应，经过对症治疗后可缓解。出现肺结核并发症但症状较轻，如痰中带血。
>
> 　　医院原因：因为医院检验项目的及时性，不能按照要求完成检查；因为节假日不能按照要求完成检查。
>
> 　　个人原因：患者不愿配合完成相应检查，短期不愿按照要求出院随诊。
>
> 　　■ 重大变异包括：
>
> 　　疾病本身原因：因基础疾病需要进一步诊断和治疗，如肿瘤；因为合并其他疾病需要进一步诊断和治疗，如合并其他病原菌引起的感染；因各种原因需要其他治疗措施等。
>
> 　　并发症：因使用抗结核药物所引起的严重不良反应，如导致粒细胞缺乏、肝功能严重异常、患者不能耐受的严重恶心呕吐等，需暂时停用或更换抗结核药物治疗。治疗过程中出现严重并发症或合并症，如肺外结核、咯血、气胸、呼吸衰竭等，需要进一步诊疗，或需要转入其他路径。原有病情明显加重，导致住院时间延长。
>
> 　　医院原因：与患者或家属发生医疗纠纷。
>
> 　　个人原因：患者要求离院或转院；不愿按照要求出院随诊而导致入院时间明显延长。

五、耐多药肺结核临床路径给药方案

根据中国结核病预防控制技术规范（2020 年版）耐多药肺结核病治疗方案进行修改。

1. 长程 MDR-TB 治疗方案：长程 MDR-TB 治疗方案是指至少由 4 种有效抗结核药物组成的 18~20 个月的治疗方案，可为标准化或个体化。

（1）选药顺序：应首先选用所有的 A 组 3 种药物，接着选用 B 组 2 种药物，若 A 和 B 组中的药物不能使用时可以选用 C 组药物，以组成有效的治疗方案；口服药物优先于注射剂；强化期至少由 4 种有效抗结核药物组成，巩固期至少有 3 种药物继续治疗；同一类药物不能联合使用，如注射类抗结核药物（Am、Cm）、氟喹诺酮类药物（Lfx 和 Mfx）等；具完全性双向交叉耐药的抗结核药物，如氨基糖苷类中的卡那霉素和 Am、硫胺类中的乙硫异烟胺和 Pto 以及 Cs，当其中任一药物耐药时，不能再选用同组中的另一药物。利福霉素类药物之间的耐药性基本上为完全交叉，故利福平耐药时不应选用利福喷汀和利福布汀。Cm 为多肽类，和氨基糖苷类药物的耐药性为不完全交叉，耐 Cm 并不一定耐 Am，而耐 Am 也不一定耐 Cm，需要根据 DST 结果进行选药。氟喹诺酮类药物为不完全交叉耐药，建议根据氟喹诺酮类药物的 DST 结果选药。

（2）方案推荐：

推荐方案一（全程口服方案）：6Lfx（Mfx）BdqLzdCfzCs/ 12 Lfx（Mfx）LzdCfzCs（数字代表时间：月）。若以上方案中的某种药物因故不能使用时，可以在 C 组选用有效的口服药物。

总疗程 18 个月，强化期 6 个月，每日使用 Lfx（或 Mfx）、Bdq、Lzd、Cfz 和 Cs；巩固期 12 个月，每日使用 Lfx（或 Mfx）、Lzd、Cfz 和 Cs。

推荐方案二（含注射剂方案）：6 Lfx（Mfx）Bdq（Lzd）Cfz（Cs）PtoZ（E）Am（Cm）/12Lfx（Mfx）Cfz（Cs）PtoZ（E）（数字代表时间：月）。若以上方案中的某种药物因故不能使用时，可以在 C 组中选用有效的口服药物。总疗程 18 个月，强化期 6 个月，每日使用 Lfx（或 Mfx）、Bdq（或 Lzd）、Cfz（或 Cs）、Pto、Z（或 E）和 Am（或 Cm），对于病变范围广泛的复治患者及强化期结束时痰菌未阴转者，强化期可延长至 8 个月，此时继续期的时间相应缩短。继续期 12 个月，每日使用 Lfx（或 Mfx）、Bdq（或 Lzd）、Cfz（或 Cs）、Pto 和 Z（或 E）。

（3）特殊情况下的应用：儿童、老年、孕妇以及合并 HIV 感染的 MDR-TB 或 RR-TB 患者均可采用长程 MDR-TB 化疗方案，但不能选用有禁忌证的药物，如孕妇不能使用氨基糖苷类药物、Cm、Pto 等。

2. 短程 MDR-TB 治疗方案：短程 MDR-TB 治疗方案是指疗程为 9~12 个月的 MDR-TB 治疗方案，这种方案大部分是标准化方案，其药物组成和疗程可因背景及证据不同而异；有证据显示。

（1）适用人群：未接受或接受二线抗结核药物治疗不足 1 个月的新诊断的 MDR-TB 或 RR-TB 患者。

（2）不适用人群：①对 MDR-TB 短程方案中任何一种药物耐药或可疑无效（异烟肼耐药除外）的 MDR-TB 或 RR-TB 患者；②使用过方案中 1 种或多种二线药物超过 1 个月（除非已经证实对这些二线药物敏感）的 MDR-TB 或 RR-TB 患者；③对短程 MDR-TB 方案中的任何药物不能耐受或存在药物毒性风险（如药物间的相互作用）的 MDR-TB 或 RR-TB 患者；④合并妊娠 MDR-TB 或 RR-TB 患者；⑤合并血行播散性结核病、中枢神经系统结核病，或合并 HIV 感染的肺外结核病的 MDR-TB 或 RR-TB 患者。

（3）方案推荐：

推荐方案一：

4~6 Am（Cm）Mfx（Lfx）PtoCfzZHhigh-doseE / 5 Mfx（Lfx）CfzZE。总疗程为 9~12 个月，强化期 4 个月（若痰抗酸杆菌涂片不能阴转，可延长至 6 个月），药物包括 Am（或 Cm）、Mfx（或 Lfx）、Pto、Cfz、Z、Hhigh-dose（10~15mg/（kg·d））和 E；巩固期为 5 个月，可延长至 6 个月。药物包括 Mfx（或 Lfx）、Cfz、Z 和 E。在异烟肼敏感或低浓度耐药时才可使用 Hhigh-dose。

推荐方案二（基于 Z 敏感的方案）：

当感染的结核分枝杆菌对 Z 敏感时，且符合短程治疗其他条件的情况下，可采用以下方案：6Am（Cm）Lfx（Mfx）PtoZLzd（Cfz/Cs）/6Lfx（Mfx）PtoZLzd（Cfz/Cs）。总疗程 12 个月，强化期 6 个月，药物包括 Am（或 Cm）、Lfx（或 Mfx）、Pto、Z、Lzd（Cfz 或 Cs）；巩固期为 6 个月，药物包括 Lfx（或 Mfx）、Pto、Z、Lzd（Cfz 或 Cs）。

（4）特殊情况下的应用：儿童、老年以及合并 HIV 感染的患者均可采用 MDR-TB 短程化疗方案，除非有药物禁忌证。

（一）用药选择

耐药结核病化学治疗方案调整的基本要求：

1. 符合耐多药结核病化学治疗原则。

2. 经过集体讨论认可：经过集体（专家组）讨论认可，以有效保证方案的调整符合本指南耐药结核病化学治疗的基本原则、制订新方案的科学性和合理性，避免个人经验的片面性。

3. 选择敏感或未曾使用过的抗结核药物：按照 DST 结果选择敏感药，获得 DST 结果前或无足够药组成方案时，也可选用患者未曾使用过的抗结核药物。

4. 避免单一加药：避免在治疗过程中随意增加一种药，或在已经证明治疗失败的方案中单一加药，以避免新加的药物发生耐药的风险。

5. 调整后治疗方案疗程的计算：调整后的新方案疗程应重新开始计算。因调整方案前患者治疗疗效不能得到有效保证，或用药可能不规律，为保证有效的治疗效果，新的耐药结核病化学治疗疗程应从方案调整并实施之日起重新开始计算。

6. 中医中药：辨证论治。根据疾病和证候诊断给予相应中医治疗在动态观察患者的基础上动态选用方药。肺阴亏虚可选用滋阴润肺，如月华丸加减；阴虚火旺可选用滋阴降火，如百合固金汤加减；气阴耗伤可选用益气养阴，如保真汤加减；阴阳两虚可选用滋阴补阳，补天大造丸加减。

（二）药学提示

1. 氟喹诺酮类药物：主要不良反应为胃肠道反应和中枢神经系统反应（头痛、头晕、睡眠不良等），并可导致精神症状；其他有光过敏反应、关节损害、结晶尿、肝损害、心脏毒性和干扰糖代谢。18 岁以下青少年和儿童慎用。

2. 贝达喹啉：常见的不良反应为头痛、关节痛、食欲减退、恶心和呕吐，其次为皮疹、头晕、转氨酶升高、QT 间期延长、肌肉疼痛、腹泻和血淀粉酶升高等

3. 利奈唑胺：常见不良反应有胃肠道反应（恶心、呕吐、腹泻）、骨髓抑制（血小板减少、贫血、白细胞减少）及周围神经炎和视神经炎。

4. 氯法齐明：皮肤黏膜着色为其主要不良反应。

5. 环丝氨酸：主要不良反应是精神症状，少见的有皮疹和周围神经病、癫痫发作。

6. 乙胺丁醇：主要不良反应是视神经损害和末梢神经炎。

7. 吡嗪酰胺：主要不良反应是肝损害、胃肠道反应和痛风样关节炎。

8. 德拉马尼：主要不良反应是头痛、失眠、关节痛、食欲减退、上腹部疼痛、恶心和呕吐、皮疹、头晕、转氨酶升高、贫血、腹泻和 QT 间期延长等。

9. 丙硫异烟胺：主要不良反应为精神忧郁的发生率较高。由于丙硫异烟胺可引起烟酰胺的代谢紊乱，部分患者应适当补充 B 族维生素。

10. 阿米卡星：主要不良反应有对第Ⅷ对脑神经的损害和肾毒性。不宜用于孕妇和肾功能不良者，慎用或禁用于肾功能减退、脱水、使用强利尿剂者，特别是老年患者；禁止静脉推注给药；注意定期复查肾功能。

11. 卡那霉素：主要不良反应同阿米卡星。

12. 卷曲霉素：主要不良反应同阿米卡星，有电解质紊乱时，需在纠正电解质紊乱后使用。

13. 对氨基水杨酸钠：主要不良反应为消化道症状和肝功能损伤，饭后服药可减轻反应，可有过敏反应和肾脏刺激症状。需要与其他抗结核药配伍使用。

14. 亚胺培南/西司他丁或美罗培南：主要不良反应为食欲减退、恶心、呕吐、腹泻、腹部不适等胃肠道反应。

15. 所用中医中药的药学提示：重视辨证施治。

（三）注意事项

在未获得药敏结果前均以患者的既往用药史或地区耐药资料作为选择药物和确定方案的依据，在获得药敏结果后进行调整。

1. 根据老年人体重、肝肾功能状况及各种基础病及其并发症，如糖尿病肾病、周围神经病、视网膜病等情况可酌减抗结核药物的剂量。

2. 儿童慎用左氧氟沙星。

3. 中医中药的注意事项：注意监测肝肾功能及过敏反应。

六、耐多药肺结核护理规范

1. 发热期应卧床休息，多饮开水，定期监测体温。必要时给予服用解热镇痛剂类药物。

2. 伴有肺部炎症或心肺功能不全者应严密监测生命体征，呼吸困难或发绀者应取半卧位给予吸氧，及时清除呼吸道分泌物；加强支持治疗，注意维护心血管功能中毒症状明显可采用有效的抗生素药物或激素治疗。

3. 室内要加强通风，对患者呼吸道分泌物要及时消毒；对食具、用具及衣服可采用煮沸或暴晒等方法消毒。

七、耐多药肺结核营养治疗规范

1. 确诊结核病的住院患者应进行营养风险筛查，对有营养风险患者开展营养治疗。

2. 对结核病患者实施营养治疗前进行营养评定，包括膳食调查（既往和近期进食情况、食物安全等）、人体测量（身高、体重和皮褶厚度等）、实验室检测（临床和营养相关检测）、临床症状和体征 4 个方面。

3. 服药期间，饮食宜清淡、忌食生冷、肥甘、厚腻食物；进食少者及高热者，适量补液。

八、耐多药肺结核患者健康宣教

1. 疾病传播途径：耐多药结核病是一种主要经呼吸道传播的传染病；传染期患者尽量减少外出，必须外出或与健康人密切接触时应当佩戴外科口罩。

严格处理排泄物，尤其是痰涎，要消毒或深埋。不直接面向他人大声说话、咳嗽或打喷嚏。改善生活环境的通风、采光条件，有条件的可定期或不定期消毒。适时晒太阳，经常晾晒衣被。

2. 疾病预后：经过正确治疗，约 60% 患者可以治愈，不规则治疗可演变为广泛耐多药结核病，有终身不能治愈的风险。

3. 规范治疗的重要性：按时服药、确保治疗不中断是治愈的重要保证。出现药物不良反应时，应当及时报告医师。

九、推荐表单

（一）医师表单

耐多药肺结核临床路径医师表单

适用对象：第一诊断为耐多药肺结核（ICD-10：A15.0/A15.1/A15.2/A15.3）

患者姓名：	性别： 年龄： 门诊号：	住院号：
住院日期：　　年　月　日	出院日期：　　年　月　日	标准住院日：42~56天

时间	住院第1~3天	住院期间
主要诊疗工作	□ 询问病史及进行体格检查 □ 完善必要检查，初步评估病情 □ 完成病历书写 □ 根据病情对症、支持治疗 □ 上级医师查房，制订诊疗计划 □ 确定抗结核治疗方案，签署药物治疗知情同意书，开始抗结核治疗	□ 病例讨论，上级医师定期查房，完善诊疗计划 □ 处理基础性疾病及对症治疗 □ 根据患者病情调整、制订合理治疗方案 □ 观察药品不良反应 □ 住院医师书写病程记录
重点医嘱	长期医嘱： □ 肺结核护理常规 □ 二级或三级护理 □ 普通饮食 □ 抗结核药物治疗 临时医嘱： □ 血常规、尿常规 □ 肝肾功能（含胆红素）检查、电解质、血糖、血尿酸、传染性疾病筛查、红细胞沉降率（或C反应蛋白） □ 痰抗酸杆菌涂片镜检，痰分枝杆菌培养 □ 心电图、X线胸片 □ 听力、视力、视野（有条件时） □ 促甲状腺激素 □ 既往基础用药 □ 对症治疗 □ 其他相关检查（必要时）	长期医嘱： □ 肺结核护理常规 □ 二级或三级护理 □ 普通饮食 □ 抗结核药物治疗 临时医嘱： □ 既往基础用药 □ 对症治疗 □ 抗结核治疗14天后复查血尿常规、肝肾功能（含胆红素）；以后每月1次，指标异常可增加检查频率 □ 使用注射剂或乙胺丁醇者，2~4周复查听力、视力、视野 □ 使用卷曲霉素者，2~4周复查电解质 □ 治疗强化期痰涂片和培养每月1次，以后1~2个月1次 □ 其他相关检查复查 □ X线胸片检查
病情变异记录	□ 无　□ 有，原因： 1. 2.	□ 无　□ 有，原因： 1. 2.
医师签名		

时间	出院前 1~3 天	出院日
主要诊疗工作	□ 上级医师查房 □ 评估患者病情及治疗效果 □ 确定出院日期及治疗方案 □ 出院前 1 天开具出院医嘱 □ 完成上级医师查房记录	□ 完成常规病程记录、上级医师查房记录、病案首页及出院小结 □ 和患者或家属确定出院后治疗管理机构（本院门诊或患者所在地结核病防治机构或医疗机构） □ 向患者或家属交代出院后服药方法及注意事项 □ 预约复诊日期
重点医嘱	**长期医嘱：** □ 肺结核护理常规 □ 二级或三级护理 □ 普通饮食 □ 抗结核药物治疗 **临时医嘱：** □ 复查肝肾功能、血常规、尿常规（必要时） □ X 线胸片（必要时） □ 复查痰抗酸杆菌涂片及镜检 □ 根据需要，复查相关检查项目	**出院医嘱：** □ 开具出院带药 □ 定期复查肝肾功能、血常规、尿常规、痰菌、X 线胸片等 □ 注意药品不良反应 □ 病情变化随时就诊
病情变异记录	□ 无　□ 有，原因： 1. 2.	□ 无　□ 有，原因： 1. 2.
医师签名		

（二）护士表单

耐多药肺结核临床路径护士表单

适用对象：第一诊断为耐多药肺结核（ICD-10：A15.0/A15.1/A15.2/A15.3）

患者姓名：		性别： 年龄： 门诊号：	住院号：
住院日期： 年 月 日		出院日期： 年 月 日	标准住院日：42~56 天

时间	住院第 1 天	住院期间	出院前 1~3 天 （出院日）
健康宣教	□ 病房环境、医院制度及医护人员介绍 □ 告知各项检查注意事项并协助患者完成 □ 介绍疾病知识	□ 主管护士与患者沟通，了解并指导心理应对 □ 宣教疾病知识 □ 使用药物宣教 □ 正确留取标本及各种检查注意事项宣教 □ 给予患者及家属心理支持 □ 指导患者活动 □ 恢复期生活护理	□ 出院宣教 　复查时间 　服药方法 　活动休息 　指导饮食 □ 指导办理出院手续
护理处置	□ 核对患者、佩戴腕带 □ 入院护理评估（生命体征测量，病史询问及体格检查） □ 建立入院护理病历 □ 卫生处置：剪指甲、沐浴、更换病号服	□ 随时观察患者病情变化 □ 遵医嘱氧疗 □ 遵医嘱完成用药 □ 协助医师完成各项检查实验室检查	□ 办理出院手续 □ 书写出院小结
基础护理	□ 二级护理 □ 普通饮食 □ 晨晚间护理 □ 患者安全管理，需要时请家属陪伴 □ 心理护理	□ 二级护理 □ 普通饮食 □ 晨晚间护理 □ 患者安全管理 □ 心理护理	□ 三级护理 □ 普通饮食 □ 晨晚间护理 □ 患者安全管理
专科护理	□ 护理查体 □ 体温、呼吸频率 □ 指导留痰 □ 静脉取血 □ 需要时填写跌倒及压疮防范表 □ 执行医嘱，用药指导	□ 体温、呼吸频率 □ 遵医嘱完成相关检查 □ 随时观察患者病情变化及药物疗效 □ 必要时吸氧 □ 遵医嘱正确给药 □ 观察患者药物不良反应 □ 提供并发症征象的依据 □ 心理护理	病情观察： □ 评估患者生命体征，特别是体温和呼吸频率 □ 心理护理
重点医嘱	□ 详见医嘱执行单	□ 详见医嘱执行单	□ 详见医嘱执行单

时间	住院第 1 天	住院期间	出院前 1~3 天 （出院日）
病情 变异 记录	□无　□有，原因： 1. 2.	无　□有，原因： 1. 2.	□无　□有，原因： 1. 2.
护士 签名			

（三）患者表单

耐多药肺结核临床路径患者表单

适用对象：第一诊断为耐多药肺结核（ICD-10：A15.0/A15.1/A15.2/A15.3）

患者姓名：	性别： 年龄： 门诊号：	住院号：
住院日期： 年 月 日	出院日期： 年 月 日	标准住院日：42~56天

时间	住院第1天	住院期间	出院前1~3天 （出院日）
医患配合	□ 配合询问病史、收集资料，务必详细告知既往史、用药史、过敏史 □ 配合进行体格检查 □ 有任何不适告知医师	□ 配合完善相关检查，如采血、留尿、留痰标本、心电图、X线胸片等 □ 医师与患者及家属介绍病情，如有异常检查结果需进一步检查 □ 配合医师调整用药 □ 有任何不适告知医师	□ 接受出院前指导 □ 知道复查程序 □ 获取出院诊断书
护患配合	□ 配合测量体温、脉搏、呼吸、血压、血氧饱和度、体重 □ 配合完成入院护理评估单（简单询问病史、过敏史、用药史） □ 接受入院宣教（环境介绍、病室规定、订餐制度、贵重物品保管等）及疾病知识相关教育 □ 有任何不适告知护士	□ 正确留取标本，配合检查 □ 配合用药及治疗 □ 配合定时测量生命体征，每日询问大便 □ 接受输液、服药治疗，并告知用药后效果和消化道症状和有无神经症症状、视力改变。 □ 注意活动安全，避免坠床或跌倒 □ 配合执行探视及陪伴	□ 接受出院宣教 □ 办理出院手续 □ 获取出院带药 □ 知道服药方法、作用、注意事项 □ 知道复印病历方法及复诊时间
饮食	□ 正常饮食 □ 遵医嘱饮食	□ 正常饮食 □ 遵医嘱饮食	□ 正常饮食 □ 遵医嘱饮食
排泄	□ 正常排尿便 □ 避免便秘	□ 正常排尿便 □ 避免便秘	□ 正常排尿便 □ 避免便秘
活动	□ 正常适度活动，避免疲劳	□ 正常适度活动，避免疲劳	□ 正常适度活动，避免疲劳

附：原表单（2016 年版）

耐多药肺结核临床路径表单

适用对象：第一诊断为耐多药肺结核（ICD-10：A15.0、A15.1）

患者姓名：	性别：	年龄：	门诊号：	住院号：
住院日期： 年 月 日	出院日期： 年 月 日			标准住院日：42~56 天

时间	住院第 1~3 天	住院期间
主要诊疗工作	□ 询问病史及进行体格检查 □ 完善必要检查，初步评估病情 □ 完成病历书写 □ 根据病情对症、支持治疗 □ 上级医师查房，制订诊疗计划 □ 确定抗结核治疗方案，签署药物治疗知情同意书，开始抗结核治疗	□ 病例讨论，上级医师定期查房，完善诊疗计划 □ 处理基础性疾病及对症治疗 □ 根据患者病情调整、制订合理治疗方案 □ 观察药品不良反应 □ 住院医师书写病程记录
重点医嘱	**长期医嘱：** □ 肺结核护理常规 □ 二级或三级护理 □ 普通饮食 □ 抗结核药物治疗 **临时医嘱：** □ 血常规、尿常规 □ 肝肾功能（含胆红素）检查、电解质、血糖、血尿酸、传染性疾病筛查、红细胞沉降率（或 C 反应蛋白） □ 痰抗酸杆菌涂片镜检，痰分枝杆菌培养 □ 心电图、X 线胸片 □ 听力、视力、视野（有条件时） □ 促甲状腺激素 □ 既往基础用药 □ 对症治疗 □ 其他相关检查（必要时）	**长期医嘱：** □ 肺结核护理常规 □ 二级或三级护理 □ 普通饮食 □ 抗结核药物治疗 **临时医嘱：** □ 既往基础用药 □ 对症治疗 □ 抗结核治疗 14 天后复查血尿常规、肝肾功能（含胆红素）；以后每月 1 次，指标异常可增加检查频率 □ 使用注射剂或乙胺丁醇者，2~4 周复查听力、视力、视野 □ 使用卷曲霉素者，2~4 周复查电解质 □ 治疗强化期痰涂片和培养每月 1 次，以后 1~2 个月 1 次 □ 其他相关检查复查 □ X 线胸片检查
护理工作	□ 病房环境、医院制度及医护人员介绍 □ 入院护理评估（生命体征测量，病史询问及体格检查） □ 告知各项检查注意事项并协助患者完成 □ 指导留痰 □ 静脉取血 □ 入院健康宣教 □ 心理护理 □ 完成护理病历书写 □ 执行医嘱，用药指导	□ 观察患者一般情况及病情变化 □ 检验、检查前的宣教 □ 做好住院期间的健康宣教 □ 正确落实各项治疗性护理措施 □ 观察治疗效果及药品反应 □ 护理安全措施到位 □ 给予正确的饮食指导 □ 了解患者心理需求和变化，做好心理护理

续 表

时间	住院第 1~3 天	住院期间
病情 变异 记录	□无 □有，原因： 1. 2.	□无 □有，原因： 1. 2.
护士 签名		
医师 签名		

时间	出院前 1~3 天	出院日
主要诊疗工作	□ 上级医师查房 □ 评估患者病情及治疗效果 □ 确定出院日期及治疗方案 □ 出院前一天开具出院医嘱 □ 完成上级医师查房记录	□ 完成常规病程记录、上级医师查房记录、病案首页及出院小结 □ 和患者或家属确定出院后治疗管理机构（本院门诊或患者所在地结核病防治机构或医疗机构） □ 向患者或家属交代出院后服药方法及注意事项 □ 预约复诊日期
重点医嘱	长期医嘱： □ 肺结核护理常规 □ 二级或三级护理 □ 普通饮食 □ 抗结核药物治疗 临时医嘱： □ 复查肝肾功能、血常规、尿常规（必要时） □ X 线胸片（必要时） □ 复查痰抗酸杆菌涂片及镜检 □ 根据需要，复查相关检查项目	出院医嘱： □ 开具出院带药 □ 定期复查肝肾功能、血常规、尿常规、痰菌、X 线胸片等 □ 注意药品不良反应 □ 病情变化随时就诊
主要护理工作	□ 观察患者一般情况 □ 观察疗效、各种药物不良反应 □ 恢复期生活和心理护理 □ 出院准备指导	□ 协助患者办理出院手续 □ 出院指导
病情变异记录	□ 无 □ 有，原因： 1. 2.	□ 无 □ 有，原因： 1. 2.
护士签名		
医师签名		

第十九章

急性丙型肝炎临床路径释义

【医疗质量控制指标】（专家建议）

指标一、急性丙型肝炎病毒感染是指推测的 HCV 暴露后最初 6 个月的 HCV 感染。

指标二、PCR 检测到 HCV-RNA 且原本检测不到 HCV 抗体之后在 12 周内检测到，或新检测到 HCV-RNA 和 HCV 抗体且能证明前 6 个月检测结果为阴性，则通常可诊断为急性 HCV 感染。

指标三、急性疾病通常 2~12 周，大部分急性 HCV 感染患者无症状，有症状患者中，黄疸为最为常见的表现，急性肝衰竭少见。

指标四、推荐对于证实存在病毒血症的急性 HCV 感染者立即予以治疗，治疗方案及疗程与慢性 HCV 感染相同。

一、急性丙型肝炎编码

疾病名称及编码：急性丙型病毒性肝炎（ICD-10：B17.1）

二、临床路径检索方法

B17.1

三、国家医疗保障疾病诊断相关分组（GHS-DRG）

MDC 编码：MDCH（肝、胆、胰疾病及功能障碍）

ADRC 编码：HS3（病毒性肝炎）

四、急性丙型肝炎临床路径标准住院流程

（一）适用对象

第一诊断为急性丙型病毒性肝炎。

> **释义**
>
> ■ 本释义适用对象为普通型急性丙型病毒性肝炎患者，如病情严重，出现出血倾向、肝性脑病等肝衰竭征象的患者，需进入其他路径。

（二）诊断依据

根据《丙型肝炎防治指南》（中华医学会肝病学分会、中华医学会感染病学分会，2015 年版），《丙型病毒性肝炎筛查及管理》（国家卫生和计划生育委员会，2014 年 12 月 15 日颁布），原卫生部"十二五"规划教材《传染病学》（李兰娟、任红主编，人民卫生出版社，2013 年，第 8 版）。

1. 流行病学史：有明确的就诊前 6 个月内的流行病学史，如不规范输血、应用血制品史、共用注射用具或明确的 HCV 暴露史。

2. 临床表现：多无明显症状，少数伴低热，轻度黄疸或无黄疸，轻度肝大。

3. 实验室检查：ALT 可呈轻度至中度升高，有明确的 6 个月内抗 HCV 和/或 HCV-RNA 阳性结果的检测史。HCV-RNA 可在 ALT 恢复正常前转阴。

上述 1+2+3 或 2+3 者可诊断。

释义

■ 指导内容现更新为根据中华医学会肝病学分会，中华医学会感染病学分会．丙型肝炎防治指南（2019 年版）［临床肝胆病杂志，2019，35（12）：2670-2686］，根据"十二五"国家规划教材《感染病学》（2015 年，第 3 版，李兰娟、王宇明主编）。

■ 本路径的制订主要参考国内权威参考书和诊疗指南。

■ 病史和症状是诊断急性肝炎的基本依据，乏力、食欲缺乏、畏油、腹胀、黄疸等提示肝炎的诊断，但其他病毒性肝炎以及巨细胞病毒感染等可以有类似表现，此外也有部分患者临床症状不明显，只是实验室检查发现肝功能异常，因此病原学诊断十分重要，以抗 HCV 最简便快捷，但在疾病早期（3 周内）以及部分免疫功能不全患者抗 HCV 可阴性，因此 HCV-RNA（+）对诊断至关重要。

（三）治疗方案的选择

根据《丙型肝炎防治指南》（中华医学会肝病学分会、中华医学会感染病学分会，2015 年版），原卫生部"十二五"规划教材《传染病学》第 8 版（李兰娟、任红主编，人民卫生出版社，2013 年，第 8 版）。

1. 隔离：血液与体液消毒隔离为主。

2. 一般治疗：症状明显及有黄疸者应注意休息。饮食宜清淡易消化，适当补充维生素。

3. 对症支持治疗：

（1）改善和恢复肝功能：①非特异性护肝药物，如还原型谷胱甘肽等；②降酶药物，如甘草酸制剂等；③退黄药物，如腺苷蛋氨酸等。

（2）中医中药。

4. 抗病毒治疗：急性丙型肝炎容易转为慢性，早期应用抗病毒治疗可降低慢性肝炎发生率。

释义

■ 根据中华医学会肝病学分会，中华医学会感染病学分会．丙型肝炎防治指南（2019 年版）［临床肝胆病杂志，2019，35（12）：2670-2686］，根据"十二五"国家规划教材《感染病学》（2015 年，第 3 版，李兰娟、王宇明主编）。

■ 按乙类传染病报出急性丙型病毒性肝炎疫卡。

■ 新近的研究提示早期抗病毒治疗可以降低疾病慢性化的概率，急性丙型肝炎慢性化率为 55%~85%，且随着直接抗病毒药物（DAAs）的出现，急性丙型肝炎的抗病毒治疗越来越得到认可。

■ 传统的干扰素治疗可能导致肝脏损伤加重，用药过程中密切注意病情变化。

（四）标准住院日

10~14 天。

> **释义**
>
> ■ 多数急性丙型肝炎症状较轻，短期住院即可。

（五）进入路径标准

1. 第一诊断必须符合急性丙型病毒性肝炎。
2. 当患者同时具有其他疾病诊断时，如果在住院期间不需特殊处理也不影响第一诊断的临床路径流程实施时，可以进入筛选路径。

> **释义**
>
> ■ 进入路径患者第一诊断为急性丙型肝炎，同时未出现出血倾向、肝性脑病等肝衰竭征象。
>
> ■ 如患者同时诊断其他疾病如糖尿病、高血压、支气管哮喘、风湿免疫病、甲状腺疾病等，需全面评估，如果对丙型肝炎治疗无明显影响，可以进入路径，但住院期间变异可能增多，也可能延长住院时间，增加花费。

（六）住院期间检查项目

1. 必需的检查项目：
（1）血常规、尿常规、便常规+隐血。
（2）肝肾功能、电解质、凝血功能。
（3）抗 HCV、HCV-RNA、HCV 基因分型、HBV-M、抗 HAV-IgG/抗 HAV-IgM、抗 HDV、抗 HEV、抗 HIV、RPR、抗 EBV、抗 CMV。
（4）胸部 X 线检查、心电图、腹部超声。
2. 根据患者病情可选择的检查项目：肝组织活检、自身抗体检测、腹部增强 CT/MRI 等。

> **释义**
>
> ■ 血常规、肝肾功能、凝血等项目对于病情评估是必需的。
>
> ■ 尿常规、便常规、心电图、胸部 X 线是住院患者最基本的一些检查；腹部超声有助于了解肝脏胆道等情况如有无脂肪肝、肝占位病变、胆石症等，甲型肝炎、乙型肝炎、戊型肝炎及其他病毒标志物有助于明确病因，均对鉴别诊断有很大意义。

（七）治疗方案与药物选择

1. 血液与体液消毒隔离。
2. 一般治疗：症状明显及有黄疸者应以卧床休息为主。饮食宜清淡易消化，适当补充维生素。
3. 保肝降酶退黄治疗：
（1）非特异性护肝药物：如还原型谷胱甘肽等。
（2）降酶药物：甘草酸制剂等。

（3）退黄药物：腺苷蛋氨酸等。

4. 抗病毒治疗：急性丙型肝炎容易转为慢性，早期应用抗病毒治疗可降低慢性肝炎发生率。常用药物：PEG-IFN+RBV 或 DAAs。

5. 中医中药。

> **释义**
>
> ■ 急性丙型肝炎有较大可能转为慢性。应用保肝药物一定程度上可以减轻症状，促进肝功能恢复。为避免疾病慢性化，抗病毒治疗非常关键。如果因各种原因患者无法接受抗病毒治疗，也可保肝支持，观察疾病演变，病程超过 6 个月不愈，再按慢性丙型肝炎治疗。
>
> ■ 对食欲尚可，无严重呕吐者首先考虑口服保肝药物治疗，进食困难者可以静脉输注保肝药物；通常也不建议应用超过 3 种的保肝药物，以免加重肝脏负担。
>
> ■ 降酶药物：甘草酸制剂、双环醇、多烯磷脂酰胆碱等。
>
> ■ 甘草酸制剂有较强的抗炎作用，比较适合用于各型急性肝炎，但可能引起低钾血症、血压血糖升高、水肿等不良反应，用药期间需加以注意
>
> ■ 中药如茵栀黄、垂盆草、水飞蓟素等也有一定保肝退黄作用。
>
> ■ 急性丙型肝炎的治疗，单用 PEG-IFN 即可获得很好的疗效，已积累大量经验；如果不能耐受或者有干扰素治疗禁忌，可考虑 DAAs。DAAs 在多个国家多种药物获批上市，以获取 SVR 高，禁忌证少，目前应用更广泛。

（八）出院标准

无明显不适症状，肝功能基本正常，或肝功能不正常但不影响出院。

> **释义**
>
> ■ 患者出院前应完成所有必须检查的项目，经过治疗病情稳定。

（九）变异及原因分析

1. 转变为慢性肝炎，进入慢性肝炎临床路径。

2. 基础疾病发作或恶化等。

> **释义**
>
> ■ 患者出现出血倾向、肝性脑病等肝衰竭征象，应中止本路径，转入肝衰竭治疗流程。
>
> ■ 住院期间发现患者存在进入路径前未知的严重疾病，影响急性丙型肝炎治疗的，需根据具体情况或中止本路径，或者延长治疗时间。
>
> ■ 无论何种原因出现变异，应在医师表单中予以说明。

五、急性丙型肝炎临床路径给药方案

（一）用药选择

1. 辅助用药：多种水溶性维生素，如维生素 C、B 族维生素、葡醛内酯等；肠道益生菌制剂，如双歧杆菌、乳酸杆菌或多种菌复合制剂。

2. 保肝降酶药物：甘草酸制剂（如甘草酸二铵和复方甘草酸苷）有较好的抗炎、稳定细胞膜作用；有口服和静脉剂型，适合序贯治疗。双环醇等有很好的降低转氨酶作用。多烯磷脂酰胆碱可提供肝细胞代谢所需的能量，改善脂质代谢；磷脂也是肝细胞膜的构成组分。

3. 退黄疸药物：腺苷蛋氨酸和熊去氧胆酸可用于较重黄疸的退黄治疗。

4. 抗病毒药物：经典方案是聚乙二醇化干扰素（PEG-IFN）治疗 12 周，如果效果不佳，可以联合利巴韦林（RBV），疗程持续至 48 周。DAAs 建议治疗 8~12 周，需要依据具体的药物说明书。DAAs 尚在临床数据积累阶段。

5. 中药：具有保肝作用的中药较多，茵栀黄同时具有保肝和退黄作用，可作为其他保肝药物的辅助。

（二）药学提示

1. IFN 及 RBV 不良反应多见，IFN 相关的早期不良反应包括流感样症状，如发热、全身酸痛、头痛、恶心等，以及血小板、白细胞特别是中性粒细胞下降，随后可能出现失眠、抑郁等精神症状，后期可以出现甲状腺功能异常、肺间质病变等；RBV 相关的主要不良反应是溶血性贫血。另外二者都有强的致畸作用。流感样症状通常可以自行缓解，也可以予解热镇痛药物。血液方面的影响的处理参见下表。

表 2-1 IFN 血液方面影响的处理

项目	检测结果	干扰素	利巴韦林
Hb（g/L）	100~120		严密观察
	≤100		减量
	≤80		停药
中性粒细胞（10^9/L）	0.750~1.5	严密观察	
	0.5~0.75	减量	
	≤0.5	停药	
血小板（10^9/L）	50~100	严密观察	
	30~50	减量	
	≤30	停药	

也可考虑应用粒细胞集落刺激因子、促红细胞生成素及血小板生成因子等药物维持相对较好的血常规。

2. 保肝药物不良反应相对少见，但仍需注意。甘草酸制剂有类似于糖皮质激素的不良反应，包括水钠潴留、低钾血症、血压升高等。原有高血压、肾功能不全、心力衰竭、心律失常患者应小心使用，注意不良反应的发生，当和利尿药合用时，更易出现低钾血症。

（三）注意事项

1. 静脉甘草酸制剂宜以葡萄糖溶液溶解，对减轻水钠潴留有一定益处。

2. 多烯磷脂酰胆碱应于餐中整粒吞服，多饮水。以改善吸收效果；静脉用药时，只能用不含电解质的溶液如 5% 或 10% 葡萄糖不可与其他任何液体同时混合注射溶解液 pH≥7.5。

3. 双环醇类停药后可能出现转氨酶反弹，需要满足肝功能恢复疗程。

4. 治疗前应检测肝肾功能、血常规、甲状腺功能、血糖及 尿常规。开始治疗后的第 1 个月应每周检查 1 次血常规，以后每个月检查 1 次直至治疗结束。

六、急性丙型肝炎护理规范

1. 不适症状明显或黄疸患者卧床休息，取舒适体位。
2. 采取血液、体液隔离措施，做好病室环境消毒。
3. 严格遵医嘱进行抗病毒治疗，确保用药依从性。
4. 抗病毒治疗期间定期复查血常规、ALT 及 HCV RNA。
5. 肝肾功能异常患者监测 24 小时出入量，保持水电解质平衡。
6. 定时开窗通风，保持病室环境整洁，温湿度正常。

七、急性丙型肝炎营养治疗规范

1. 避免过多的糖及脂肪摄入，以免加重肝脏的负担。
2. 注意铁的摄入量，避免铁过载。
3. 需保证足够的蛋白质及维生素的摄入，多吃新鲜的蔬菜水果，平衡膳食。

八、急性丙型肝炎患者健康宣教

1. 鼓励患者避免或减少病毒传播风险有关的活动，特别是共用针头或其他吸毒设备及高危性行为。
2. 在急性 HCV 感染的情况下，应告知患者避免受到更多的肝毒性损伤，如酒精和有明确肝损的药物等。

九、推荐表单

（一）医师表单

急性丙型肝炎临床路径医师表单

适用对象：第一诊断为急性丙型病毒性肝炎（无并发症患者）（ICD-10：B17.1）

患者姓名：	性别： 年龄：	住院号：
住院日期： 年 月 日	出院日期： 年 月 日	标准住院日：10~14 天

时间	住院第 1 天	住院第 2~13 天	住院第 14 天（出院日）
主要诊疗工作	□ 完成询问病史和体格检查 □ 完成病历书写 □ 安排完善常规检查 □ 初步向患者及家属交代病情 □ 填写传染病报告	□ 上级医师查房 □ 完成上级医师查房记录等病历书写 □ 根据上级医师查房意见再次与患者及家属沟通病情	□ 通知患者及其家属今天出院 □ 完成出院记录、病案首页、出院证明书 □ 向患者及其家属交代出院后注意事项 □ 安排患者门诊继续治疗计划 □ 将出院小结及出院证明书交患者或其家属
重点医嘱	**长期医嘱：** □ 传染病护理常规 □ 膳食医嘱 □ 既往用药 □ 视病情予口服或静脉保肝药物 □ 视病情予静脉输液补充电解质及能量 **临时医嘱：** **必需的实验室检查：** □ 血、尿、便常规 □ 肝肾功能、血糖、血脂、电解质 □ 凝血功能 □ 甲状腺功能 □ HCV 基因分型 □ 乙型肝炎五项及甲、戊肝抗体 □ 抗 HIV，梅毒血清学 □ 腹部超声 **根据病情的实验室检查：** □ 自身抗体（按需） □ 腹部 CT/MRI（按需） □ 其他临时对症处理	**长期医嘱：** □ 传染病护理常规依据 □ 病情需要制订护理计划 □ 膳食医嘱 □ 口服保肝药物 □ 静脉输液（方案视患者情况而定） □ PEG-IFN 每周 1 次皮下注射或根据基因型的 DAAs **临时医嘱：** □ 临时对症治疗（如退热药物） □ 每周 1 次血常规、肝肾功能 □ 依据上级医师查房意见完善检查	**出院医嘱：** □ 出院带药 □ 出院健康教育，复诊安排
病情变异记录	□ 无 □ 有，原因： 1. 2.	□ 无 □ 有，原因： 1. 2.	□ 无 □ 有，原因： 1. 2.
医师签名			

（二）护士表单

急性丙型肝炎临床路径护士表单

适用对象：第一诊断为急性丙型病毒性肝炎（无并发症患者）（ICD-10：B17.1）

患者姓名：	性别： 年龄：	住院号：
住院日期： 年 月 日	出院日期： 年 月 日	标准住院日：10~14 天

时间	住院第 1 天	住院第 2~13 天	住院第 14 天（出院日）
健康宣教	□ 入院宣教 　介绍主管医师、护士 　介绍环境、设施 　介绍住院注意事项 　介绍探视和陪伴制度 　介绍贵重物品制度 　介绍消毒隔离制度	□ 药物宣教 □ 饮食宣教	□ 出院宣教 □ 饮食宣教 □ 药物宣教 □ 指导患者办理出院手续
护理处置	□ 核对患者，佩戴腕带 □ 建立入院护理病历 □ 协助患者留取各种标本 □ 测量体重	□ 根据医嘱的相关采血 □ 根据医嘱发放相关药物 □ 干扰素注射和不良反应观察处理	□ 办理出院手续 □ 协助取出院带药 □ 书写出院小结
基础护理	□ 级别护理 　晨晚间护理 　患者安全管理	□ 级别护理 　晨晚间护理 　患者安全管理	□ 级别护理 　晨晚间护理 　患者安全管理
专科护理	□ 护理查体 □ 病情观察 □ 需要时，填写跌倒及压疮防范表 □ 需要时，请家属陪伴 □ 确定饮食种类 □ 心理护理	□ 病情观察 □ 遵医嘱完成相关检查 □ 心理护理	□ 出院指导
重点医嘱	□ 详见医嘱执行单	□ 详见医嘱执行单	□ 详见医嘱执行单
病情变异记录	□ 无 □ 有，原因： 1. 2.	□ 无 □ 有，原因： 1. 2.	□ 无 □ 有，原因： 1. 2.
护士签名			

（三）患者表单

急性丙型肝炎临床路径患者表单

适用对象：第一诊断为急性丙型病毒性肝炎（无并发症患者）（ICD-10：B17.1）

患者姓名：	性别：　年龄：	住院号：
住院日期：　　年　月　日	出院日期：　　年　月　日	标准住院日：10~14 天

时间	入院第 1 天	住院第 2~13 天	住院第 14 天（出院日）
医患配合	□ 配合询问病史、收集资料，务必详细告知既往史、用药史、过敏史 □ 配合进行体格检查 □ 有任何不适告知医师	□ 配合完善相关检查，如采血、留尿、心电图、X 线胸片 □ 医师向患者及家属介绍病情 □ 和医师反馈药物（干扰素）的不良反应	□ 接受出院前指导 □ 知道复查程序 □ 获取出院诊断书
护患配合	□ 配合测量体温、脉搏、呼吸 3 次，血压、体重 1 次 □ 配合完成入院护理评估（简单询问病史、过敏史、用药史） □ 接受入院宣教（环境介绍、病室规定、订餐制度、贵重物品保管等） □ 配合执行探视和陪伴制度 □ 有任何不适请告知护士	□ 配合测量体温、脉搏、呼吸 3 次，询问大便 1 次 □ 接受饮食宣教 □ 接受药物宣教 □ 接受抗病毒治疗（干扰素注射）	□ 接受出院宣教 □ 办理出院手续 □ 获取出院带药 □ 知道服药方法、作用、注意事项 □ 知道复印病历程序
饮食	□ 遵医嘱饮食	□ 遵医嘱饮食	□ 遵医嘱饮食
排泄	□ 正常排尿便	□ 正常排尿便	□ 正常排尿便
活动	□ 卧床休息	□ 逐渐恢复正常活动	□ 正常活动

附：原表单（2016 年版）

急性丙型肝炎临床路径表单

适用对象：第一诊断为急性丙型病毒性肝炎

患者姓名：	性别：　　年龄：　　门诊号：	住院号：
住院日期：　　年　月　日	出院日期：　　年　月　日	标准住院日：10~14 日

日期	住院第 1 天	住院第 2 天
主要诊疗工作	□ 询问病史及体格检查 □ 完成病历书写 □ 安排入院常规检查 □ 上级医师查房及病情评估 □ 及时填报疫情卡并上报院感科	□ 上级医师查房 □ 完善住院病历 □ 根据病情决定是否进行肝穿刺活检 □ 完成上级医师查房记录等病历书写
重点医嘱	**长期医嘱：** □ 内科护理常规 □ 二级或三级护理 □ 低脂饮食 □ 静脉输液（方案视患者情况而定） **临时医嘱：** □ 血常规、尿常规、便常规+隐血 □ 肝肾功能、电解质、凝血功能 □ 抗 HCV、HCV-RNA 甲肝抗体、戊肝抗体、乙型肝炎两对半、抗 HIV、RPR □ 腹部超声、胸部 X 线检查、心电图	**长期医嘱：** □ 内科护理常规 □ 二级或三级护理 □ 低脂饮食 □ 静脉输液（方案视患者情况而定） **临时医嘱：** □ 肝穿刺活检术（必要时）
主要护理工作	□ 介绍病房环境、设施和设备 □ 入院护理评估	□ 宣教（急性丙型肝炎的预防和治疗知识）
病情变异记录	□ 无　□ 有，原因： 1. 2.	□ 无　□ 有，原因： 1. 2.
护士签名		
医师签名		

日期	住院第 3~7 天	住院第 8~14 天 （出院日）
主要 诊疗 工作	□ 上级医师查房，治疗效果评估 □ 酌情调整治疗方案 □ 医患沟通，向患者及家属交代疗效情况与相关 　问题 □ 完成上级医师查房记录	□ 上级医师查房，明确是否出院 □ 通知患者及其家属今天出院 □ 完成出院记录、病案首页、出院证明书 □ 向患者及其家属交代出院后注意事项 □ 出院小结及出院证明书交患者或其家属
重 点 医 嘱	**长期医嘱：** □ 内科护理常规 □ 二级或三级护理 □ 普通饮食 □ 抗病毒药物治疗（必要时） □ 保肝药物治疗 □ 其他对症治疗 **临时医嘱：** □ 重复异常的实验室检查 □ 住院期间出现的异常症状根据需要安排相关 　检查	**长期医嘱：** □ 内科护理常规 □ 二级或三级护理 □ 普通饮食 □ 抗病毒药物治疗（必要时） □ 保肝药物治疗 □ 其他对症治疗 **临时医嘱：** □ 重复异常的实验室检查 □ 其他相关实验室检查复查 **出院医嘱：** □ 出院带抗病毒药物（必要时） □ 恢复期保肝用药（必要时） □ 基础疾病用药（必要时）
主要 护理 工作	□ 观察患者病情变化 □ 心理与生活护理 □ 指导患者饮食	□ 出院注意事项（坚持康复活动、加强营养等） □ 康复计划（必要时）
病情 变异 记录	□ 无　□ 有，原因： 1. 2.	□ 无　□ 有，原因： 1. 2.
护士 签名		
医师 签名		

第二十章

急性乙型肝炎临床路径释义

【医疗质量控制指标】（专家建议）

指标一、急性起病，既往无 HBV 感染史，近 6 月内存在输血、性途径等 HBV 暴露。诊断急性 HBV 感染的依据是检测出乙型肝炎病毒表面抗原 HBsAg 和乙型肝炎病毒核心抗原 IgM 抗体。

指标二、对于发生暴露的接触者应予乙肝免疫球蛋白和乙肝疫苗接种。

指标三、急性 HBV 感染肝衰竭发生率小于 1%，免疫功能正常成人进展为慢性 HBV 感染的可能性小于 5%。

指标四、大多数患者仅需支持治疗，对于病程迁延、病情严重的患者可首选替诺福韦或恩替卡韦治疗。

指标五、间隔 4 周以上连续 2 次 HBsAg 阴性，可停止治疗。

一、急性乙型肝炎编码

1. 原编码：

疾病名称及编码：急性黄疸型乙型病毒性肝炎（ICD-10：B16.901）

急性无黄疸型乙型病毒性肝炎（ICD-10：B16.905）

乙型病毒性肝炎（ICD-10：B16.904）

2. 修改编码：

疾病名称及编码：急性乙型病毒性肝炎，不伴有肝昏迷（ICD-10：B16.1）

急性乙型病毒性肝炎（ICD-10：B16.9）

二、临床路径检索方法

B16.1/B16.9

三、国家医疗保障疾病诊断相关分组（GHS-DRG）

MDC 编码：MDCH（肝、胆、胰疾病及功能障碍）

ADRC 编码：HS3（病毒性肝炎）

四、急性乙型肝炎临床路径标准住院流程

（一）适用对象

第一诊断为 ICD-10：B16.901 急性黄疸型乙型病毒性肝炎或 ICD-10：B16.905 急性无黄疸型乙型病毒性肝炎或 ICD-10：B16.904 乙型病毒性肝炎。

> **释义**
>
> ■ 本释义适用对象为急性普通型乙型病毒性肝炎患者，如病情严重，出现出血倾向、肝性脑病等肝衰竭征象的患者，需进入其他路径。

（二）诊断依据

根据"十二五"国家规划教材《传染病学》（李兰娟、任红主编，人民卫生出版社，2013年，第8版）。

1. 既往无慢性乙型肝炎病史，近6个月内可能有输血、不洁注射史、与 HBV 感染者密切接触史或家庭成员特别是母亲 HBsAg 阳性等危险因素暴露史。

2. 急性起病，出现无其他原因可解释的乏力、恶心、畏油腻等胃肠道症状（也可无自觉症状），尿色正常或为浓茶色。

3. 血清 GPT 显著升高，T-BiL > 17.1μmol/L 或正常，血清 HBsAg 阳性和/或 HBV-DNA 阳性和/或抗 HBc-IgM 阳性可诊断。如急性期 HBsAg 阳性，恢复期 HBsAg 转阴、抗 HBs 转阳也可诊断。

4. 对高度疑似病例，也可用免疫组化法检测肝组织中的 HBcAg 和/或 HBsAg，或用原位 PCR 检测肝组织中的 HBV-DNA 作出诊断。

> **释义**
>
> ■ 指导内容现更新为根据"十二五"国家规划教材《感染染病学》（2015年，第3版，李兰娟、王宇明主编）。
> ■ 本路径的制订主要参考国内权威参考书和诊疗指南。
> ■ 病史和症状是诊断急性肝炎的基本依据，急性起病，食欲缺乏、畏油、腹胀、乏力、黄疸等提示肝炎的诊断，但其他病毒如巨细胞病毒感染、某些细菌导致的肝胆系感染可以有类似表现，此外也有部分患者临床症状不明显，只是实验室检查发现肝功能异常，因此病原学诊断十分重要，以血清 HBsAg 最简便易行，HBV-DNA 和肝组织中 HBV 标志物并不常用于诊断目的。

（三）治疗方案的选择

根据"十二五"国家规划教材《传染病学》（李兰娟、任红主编，人民卫生出版社，2013年，第8版）。

1. 隔离：血液与体液消毒隔离为主。

2. 一般治疗：急性肝炎一般为自限性，多可完全康复。急性期症状明显及有黄疸者应卧床休息，饮食宜清淡易消化，适当补充维生素。

3. 对症支持治疗：

（1）改善和恢复肝功能：①非特异性护肝药物，如还原型谷胱甘肽等；②降酶药物，如甘草酸制剂等；③退黄药物，如腺苷蛋氨酸等。

（2）中医中药。

（3）一般不采用抗病毒治疗。

4. 对病情进展者需要加强凝血酶原活动度的监测，肝衰竭者转出本路径，进入相应的临床路径。

> **释义**
>
> ■ 急性乙型肝炎通常呈自限性经过，不需要抗病毒治疗，以对症支持为主，注意休息，戒酒，饮食清淡易消化，酌情选择保肝药物。
> ■ 密切注意病情变化，警惕进展至肝衰竭。

（四）标准住院日

14~21 天。

> **释义**
>
> ■ 住院时间长短取决于病情轻重以及对治疗的反应。

（五）进入路径标准

1. 第一诊断必须符合 ICD-10：B16.901 急性黄疸型乙型病毒性肝炎或 ICD-10：B16.905 急性无黄疸型乙型病毒性肝炎或 ICD-10：B16.904 乙型病毒性肝炎。
2. 急性起病，出现无其他原因可解释的乏力和恶心、畏油腻等胃肠道症状（也可无自觉症状），尿色正常或为浓茶色。
3. 当患者同时具有其他疾病诊断，但在住院期间不需要特殊处理，也不影响第一诊断的临床路径流程实施时，可以进入路径。

> **释义**
>
> ■ 进入本路径患者第一诊断为急性乙型肝炎，同时未出现出血倾向、肝性脑病等肝衰竭征象。
> ■ 如患者同时诊断其他疾病如糖尿病、高血压、支气管哮喘、风湿免疫病等，需全面评估，如果对乙型肝炎治疗无明显影响，可以进入本路径，但住院期间变异可能增多，也可能延长住院时间，增加花费。

（六）住院期间检查项目

1. 必需的检查项目：
（1）血常规、尿常规、便常规+隐血。
（2）肝肾功能、电解质、凝血功能。
（3）胸部 X 线检查、心电图、腹部超声。
（4）HBV-M、HBV-DNA 定量、抗 HAV-IgG/抗 HAV-IgM、抗 HCV、抗 HEV、抗 HIV、RPR、抗 EBV、抗 CMV。
2. 根据患者病情可选择的检查项目：抗 HDV、血脂、自身抗体、腹部增强 CT 检查等。

> **释义**
>
> ■ 血常规、肝肾功能、凝血等项目对于病情评估是必需的。
> ■ 尿常规、便常规、心电图、胸部 X 线是住院患者最基本的一些检查；腹部超声有助于了解肝脏胆道等情况如有无脂肪肝、肝占位病变、胆石症等，甲型肝炎、丙型肝炎、戊型肝炎及其他病毒标志物有助于明确病因，均对鉴别诊断有很大意义。

(七) 治疗方案与药物选择

1. 一般治疗：急性肝炎一般为自限性，多可完全康复。症状明显及有黄疸者应以卧床休息为主。饮食宜清淡易消化，适当补充维生素。

2. 对症支持治疗：

(1) 非特异性护肝药物：如还原型谷胱甘肽等。

(2) 降酶药物：甘草酸制剂等。

(3) 退黄药物：腺苷蛋氨酸等。

(4) 中医中药。

> **释义**
>
> ■ 抗病毒治疗：病程迁延、重症患者可考虑恩替卡韦或替诺福韦抗病毒治疗，如凝血功能障碍 (INR > 1.5) 或发病 4 周后仍有症状及明显黄疸者。间隔 4 周以上，连续两次 HBsAg 阴性可停止治疗。
>
> ■ 急性乙型肝炎通常是一种急性自限性疾病，不出现并发症可完全康复，无须特殊治疗。应用保肝药物一定程度上可以减轻症状，促进恢复。
>
> ■ 对食欲尚可、无严重呕吐者首先考虑口服保肝药物治疗，进食困难者可以静脉输注保肝药物；通常也不建议应用超过 3 种的保肝药物，以免加重肝脏负担。
>
> ■ 甘草酸制剂有较强的抗炎作用，如甘草酸单铵半胱氨酸氯化钠注射液、甘草酸二铵和复方甘草酸苷能对抗谷丙转氨酶异常升高、恢复肝细胞功能，比较适合用于各型急性肝炎，但可能引起低钾血症、血压血糖升高、水肿等不良反应，用药期间需加以注意。
>
> ■ 双环醇或联苯双酯具有很好的降低转氨酶作用，对减轻乏力、食欲缺乏症状有一定效果，但停药后肝酶可能反弹，应逐渐减量。
>
> ■ 黄疸较重者可考虑应用腺苷蛋氨酸和熊去氧胆酸辅助退黄。
>
> ■ 中药如茵栀黄、垂盆草、黄芩苷等也有一定保肝退黄作用。证医学研究显示，舒肝宁注射液对急性肝炎所致 GPT 升高有显著的降低作用，具有一定的降酶退黄、抗炎保肝作用，安全性较高。

(八) 出院标准

经对症支持治疗后，症状明显缓解；肝功能正常 (ALT ≤ 2 倍 ULN、T-BiL ≤ 2 倍 ULN)，或肝功能不正常但不影响出院。

> **释义**
>
> ■ 患者出院前应完成所有必须检查的项目，经过治疗病情稳定。

(九) 变异及原因分析

1. 转变为重型肝炎，进入重型肝炎临床路径管理。

2. 合并严重的并发症，如：感染、消化道大出血、基础疾病恶化等。

> **释义**
>
> ■ 患者出现出血倾向、肝性脑病等肝衰竭征象，应中止本路径，转入肝衰竭治疗流程。
>
> ■ 住院期间发现患者存在进入路径前未知的严重疾病，影响急性乙型肝炎治疗的，需根据具体情况或中止本路径，或延长治疗时间。
>
> ■ 无论何种原因出现变异，应在医师表单中予以说明。

五、急性乙型肝炎临床路径给药方案

（一）用药选择

1. 辅助用药：多种水溶性维生素如维生素 C、B 族维生素、葡醛内酯等；肠道益生菌制剂如双歧杆菌、乳酸杆菌或多种菌复合制剂。

2. 保肝降酶药物：甘草酸制剂如甘草酸二铵和复方甘草酸苷和甘草酸单铵半胱氨酸有较好的抗炎、稳定细胞膜作用；有口服和静脉剂型，适合序贯治疗。双环醇等有很好的降低转氨酶作用。多烯磷脂酰胆碱可提供肝细胞代谢所需的能量，改善脂质代谢；磷脂也是肝细胞膜的构成组分。

3. 退黄疸药物：腺苷蛋氨酸和熊去氧胆酸可用于较重黄疸的退黄治疗。

4. 中药：具有保肝作用的中药较多，茵栀黄同时具有保肝和退黄作用，可作为其他保肝药物的辅助。

（二）药学提示

保肝药物不良反应相对少见，但仍需注意。

甘草酸制剂有类似于糖皮质激素的不良反应，包括水钠潴留、低钾血症、血压升高等。原有高血压、肾功能不全、心力衰竭、心律失常患者应小心使用，注意不良反应的发生，当和利尿药合用时，更易出现低钾血症。

（三）注意事项

1. 静脉甘草酸制剂宜以葡萄糖溶液溶解，对减轻水钠潴留有一定益处。

2. 多烯磷脂酰胆碱应于餐中整粒吞服，多饮水，以改善吸收效果；静脉用药时，只能用不含电解质的溶液如 5% 或 10% 葡萄糖不可与其他任何液体同时混合注射溶解液 pH≥7.5。

3. 双环醇类停药后可能出现转氨酶反弹，应逐渐减量，不可突然停药。

六、急性乙型肝炎护理规范

1. 不适症状明显或黄疸患者卧床休息。

2. 定时开窗通风，保持病室环境整洁，温、湿度正常。

3. 采取血液、体液隔离措施，做好病室环境消毒。

4. 肝肾功能异常患者监测 24 小时出入量，维持水电解质平衡。

5. 重型患者应密切监测生命体征，给予 24 小时持续心电监护，每班做好床头交接班。

6. 给予抗病毒治疗者，须严格遵医嘱确保用药依从性。

七、急性乙型肝炎营养治疗规范

1. 饮食宜清单。

2. 热量以能维持营养为度。

3. 对于严重食欲缺乏、进食过少者，可适当静脉输液补充糖和维生素。

八、急性乙型肝炎患者健康宣教

1. 加强休息，严重患者应尽量卧床。体力恢复后可逐渐过度正常生活和工作，避免过度劳累。

2. 食欲恢复后，应控制食量，避免肥胖。

3. 避免酒精及肝损伤药物应用。

九、推荐表单

（一）医师表单

急性乙型肝炎临床路径医师表单

适用对象：第一诊断为急性乙型病毒性肝炎不伴有肝昏迷（ICD-10：B16.1）或急性乙型病毒性肝炎（ICD-10：B16.9）

患者姓名：	性别：　　年龄：		住院号：
住院日期：　　年　月　日	出院日期：　　年　月　日		标准住院日：14~21天

时间	住院第1天	住院第2天	住院第3~9天
主要诊疗工作	□ 完成询问病史和体格检查 □ 完成病历书写 □ 安排完善常规检查 □ 初步向患者及家属交代病情	□ 上级医师查房 □ 完成上级医师查房记录等病历书写 □ 根据上级医师查房意见再次与患者及家属沟通病情	□ 观察病情变化 □ 上级医师查房， □ 住院医师完成病程记录 □ 护理等级的调整（必要时）
重点医嘱	**长期医嘱：** □ 内科护理常规 □ 膳食医嘱 □ 既往用药 □ 视病情予口服或静脉保肝药物 □ 视病情予静脉输液补充电解质及能量 **临时医嘱：** **必需的实验室检查：** □ 血常规、尿常规、便常规 □ 肝肾功能、血糖、血脂、电解质 □ 凝血功能 □ 甲肝抗体、戊肝抗体、乙型肝炎五项、丙型肝炎抗体 □ 腹部超声 □ 其他临时医嘱及对症处理	**长期医嘱：** □ 内科护理常规 □ 依据病情需要制订护理方案 □ 膳食医嘱 □ 口服保肝药物 □ 静脉输液（方案视患者情况而定） **临时医嘱：** □ 临时对症治疗（如镇吐药物） □ 依据上级医师查房意见完善检查	**长期医嘱：** □ 内科护理常规 □ 依据病情需要制订护理方案 □ 膳食医嘱 □ 口服保肝药物 □ 静脉输液（方案视患者情况而定） **临时医嘱：** □ 临时对症治疗（如镇吐药物） □ 肝功能、肾功能、电解质和凝血功能复查 □ 其他根据病情需要临时处理
病情变异记录	□ 无　□ 有，原因： 1. 2.	□ 无　□ 有，原因： 1. 2.	□ 无　□ 有，原因： 1. 2.
医师签名			

时间	住院第 10~20 天	住院第 21 天 （出院日）
主要 诊疗 工作	□ 观察病情变化 □ 上级医师查房， □ 住院医师完成病程记录 □ 护理等级的调整（必要时）	□ 通知患者及其家属今天出院 □ 完成出院记录、病案首页、出院证明书 □ 向患者及其家属交代出院后注意事项 □ 将出院小结及出院证明书交患者或其家属
重 点 医 嘱	**长期医嘱：** □ 内科护理常规 □ 二级/一级/特级护理 □ 既往用药 □ 口服保肝药物 □ 静脉输液（病情好转者可适当减少或停静脉 　输液） **临时医嘱：** □ 根据病情，酌情复查肝功能、乙型肝炎病毒标 　志物等	**出院医嘱：** □ 出院带药 □ 出院健康教育，复诊安排
病情 变异 记录	□ 无　□ 有，原因： 1. 2.	□ 无　□ 有，原因： 1. 2.
医师 签名		

（二）护士表单

急性乙型肝炎临床路径护士表单

适用对象：第一诊断为急性乙型病毒性肝炎不伴有肝昏迷（ICD-10：B16.1）或急性乙型病毒性肝炎（ICD-10：B16.9）

患者姓名：		性别： 年龄：		住院号：
住院日期： 年 月 日		出院日期： 年 月 日		标准住院日：10~21 天

时间	住院第 1 天	住院第 2~20 天	住院第 21 天（出院日）
健康宣教	□ 入院宣教 　介绍主管医师、护士 　介绍环境、设施 　介绍住院注意事项 　介绍探视和陪伴制度 　介绍贵重物品制度 　介绍消毒隔离制度	□ 药物宣教 □ 饮食宣教	□ 出院宣教 □ 饮食宣教 □ 药物宣教 □ 指导患者办理出院手续
护理处置	□ 核对患者，佩戴腕带 □ 建立入院护理病历 □ 协助患者留取各种标本 □ 测量体重	□ 根据医嘱的相关采血 □ 根据医嘱发放相关药物	□ 办理出院手续 □ 协助取出院带药 □ 书写出院小结
基础护理	□ 级别护理 □ 晨晚间护理 □ 患者安全管理	□ 级别护理 □ 晨晚间护理 □ 患者安全管理	□ 级别护理 □ 晨晚间护理 □ 患者安全管理
专科护理	□ 护理查体 □ 病情观察 □ 需要时，填写跌倒及压疮防范表 □ 需要时，请家属陪伴 □ 确定饮食种类 □ 心理护理	□ 病情观察 □ 遵医嘱完成相关检查 □ 心理护理	□ 出院指导
重点医嘱	□ 详见医嘱执行单	□ 详见医嘱执行单	□ 详见医嘱执行单
病情变异记录	□ 无 □ 有，原因： 1. 2.	□ 无 □ 有，原因： 1. 2.	□ 无 □ 有，原因： 1. 2.
护士签名			

（三）患者表单

急性乙型肝炎临床路径患者表单

适用对象：第一诊断为急性乙型病毒性肝炎不伴有肝昏迷（ICD-10：B16.1）或急性乙型病毒性肝炎（ICD-10：B16.9）

患者姓名：		性别： 年龄：		住院号：
住院日期： 年 月 日		出院日期： 年 月 日		标准住院日：10~21 天

时间	入院第 1 天	住院第 2~20 天	住院第 21 天（出院日）
医患配合	□ 配合询问病史、收集资料，务必详细告知既往史、用药史、过敏史 □ 配合进行体格检查 □ 有任何不适告知医师	□ 配合完善相关检查，如采血、留尿、心电图、X 线胸片 □ 医师向患者及家属介绍病情	□ 接受出院前指导 □ 知道复查程序 □ 获取出院诊断书
护患配合	□ 配合测量体温、脉搏、呼吸 3 次，血压、体重 1 次 □ 配合完成入院护理评估（简单询问病史、过敏史、用药史） □ 接受入院宣教（环境介绍、病室规定、订餐制度、贵重物品保管等） □ 配合执行探视和陪伴制度 □ 有任何不适告知护士	□ 配合测量体温、脉搏、呼吸 3 次，询问大便 1 次 □ 接受饮食宣教 □ 接受药物宣教	□ 接受出院宣教 □ 办理出院手续 □ 获取出院带药 □ 知道服药方法、作用、注意事项 □ 知道复印病历程序
饮食	□ 遵医嘱饮食	□ 遵医嘱饮食	□ 遵医嘱饮食
排泄	□ 正常排尿便	□ 正常排尿便	□ 正常排尿便
活动	□ 卧床休息	□ 逐渐恢复正常活动	□ 正常活动

附：原表单（2016年版）

急性乙型肝炎临床路径表单

适用对象：第一诊断为急性黄疸型乙型病毒性肝炎（ICD-10：B16.901）或急性无黄疸型乙型病毒性肝炎（ICD-10：B16.905）或乙型病毒性肝炎（ICD-10：B16.904）

| 患者姓名： | 性别： | 年龄： | 门诊号： | 住院号： |

| 住院日期： 　年　月　日 | 出院日期： 　年　月　日 | 标准住院日：14~21日 |

日期	住院第 1 天	住院第 2 天
主要 诊疗 工作	□ 询问病史及体格检查 □ 完成病历书写 □ 安排入院常规检查 □ 上级医师查房及病情评估 □ 及时填报疫情卡并上报院感科	□ 上级医师查房 □ 完成入院检查 □ 根据病情决定治疗方案 □ 完成上级医师查房记录等病历书写
重 点 医 嘱	**长期医嘱：** □ 内科护理常规 □ 三级或二级护理 □ 普通/病重 □ 静脉输液（方案视患者情况而定） **临时医嘱：** □ 血常规、尿常规、便常规+隐血 □ 肝肾功能、电解质、凝血功能 □ HBV-M、HBVDNA、抗 HAV-IgG/抗 HAV-IgM、抗 HCV、抗 HEV、抗 HIV、RPR、抗 EBV、抗 CMV 等 □ 胸部 X 线检查、心电图、腹部超声	**长期医嘱：** □ 内科护理常规 □ 三级或二级护理 □ 普通/病重 □ 静脉输液（方案视患者情况而定） **临时医嘱：** □ 依据上级医师查房意见完善检查
主要 护理 工作	□ 介绍病房环境、设施和设备 □ 入院护理评估	□ 宣教（病毒性肝炎防控知识）
病情 变异 记录	□ 无　□ 有，原因： 1. 2.	□ 无　□ 有，原因： 1. 2.
护士 签名		
医师 签名		

日期	住院第 3~13 天	住院第 14~21 天 （出院日）
主要诊疗工作	□ 已经完成相关检查，病因已经明确，根据病因进入相关流程 □ 上级医师查房，制订后续诊治方案 □ 住院医师完成病程记录 □ 监测肝功等生化指标 □ 病情变化的知情告知	□ 上级医师查房，明确是否出院 □ 通知患者及其家属今天出院 □ 完成出院记录、病案首页、出院证明书 □ 向患者及其家属交代出院后注意事项 □ 将出院小结及出院证明书交患者或其家属
重点医嘱	长期医嘱： □ 内科护理常规 □ 酌情调整护理级别 □ 静脉输液（方案视患者情况而定） 临时医嘱： □ 肝肾功能、电解质、凝血功能 □ 依据病情变化完成检查及必要时的检查	出院医嘱： □ 出院带药
主要护理工作	□ 观察患者病情变化 □ 心理与生活护理 □ 指导患者饮食	□ 健康宣教（肝炎的家庭防护） □ 帮助患者办理出院手续、交费等事项
病情变异记录	□ 无　□ 有，原因： 1. 2.	□ 无　□ 有，原因： 1. 2.
护士签名		
医师签名		

第二十一章

甲型肝炎临床路径释义

【医疗质量控制指标】（专家建议）

指标一、甲型肝炎是由甲型肝炎病毒感染引起一种自限性疾病，不会发展为慢性疾病。

指标二、暴发性肝衰竭的发生率小于1%。

指标三、HAV常通过粪口途径传播，可以经人际接触传播，也可以通过摄入污染的水或食物传播。

指标四、支持治疗为主，应慎用肝损伤药物，几乎所有患者在6个月内完全恢复。

指标五、HAV感染可引起终身免疫，可通过接种疫苗预防感染。

一、甲型肝炎编码

疾病名称及编码：甲型肝炎（ICD-10：B15.9）

二、临床路径检索方法

B15.9

三、国家医疗保障疾病诊断相关分组（GHS-DRG）

MDC编码：MDCH（肝、胆、胰疾病及功能障碍）

ADRC编码：HS3（病毒性肝炎）

四、甲型肝炎临床路径标准住院流程

（一）适用对象

第一诊断为甲型病毒性肝炎。

> 释义
>
> ■ 本释义适用对象为普通型甲型病毒性肝炎患者，如病情严重，出现出血倾向、肝性脑病等肝衰竭征象的患者，需进入其他路径。

（二）诊断依据

根据《传染病学》（李兰娟、任红主编，人民卫生出版社，2013年，第8版）。

1. 多见于儿童，6周内可能有进食未煮熟海产品如毛蚶、蛤蜊或饮用污染水等危险因素暴露史。

2. 急性起病，出现畏寒、发热、乏力和恶心、呕吐、畏油、腹胀等胃肠道症状（也可无自觉症状），尿色加深（或不加深）。

3. 血清GPT显著升高，胆红素正常或>17.1μmol/L，并具备下列任何1项均可确诊为甲型肝炎：抗HAV-IgM阳性；抗HAV-IgG急性期阴性，恢复期阳性；大便中检出HAV颗粒、HAV-Ag或HAV-RNA。

> **释义**
>
> ■ 指导内容现更新为根据"十二五"国家规划教材《感染染病学》（2015年，第3版，李兰娟、王宇明主编）。
> ■ 本路径的制订主要参考国内权威参考书和诊疗指南。
> ■ 病史和症状是诊断急性肝炎的基本依据，不洁饮食后出现食欲缺乏、畏油、腹胀、乏力、黄疸等提示肝炎的诊断，但其他病毒如巨细胞病毒感染、某些细菌导致的肝胆系感染可以有类似表现，此外也有部分患者临床症状不明显，只是实验室检查发现肝功能异常，因此病原学诊断十分重要，HAV-IgM 最简便易行。

（三）治疗方案的选择

根据《传染病学》（李兰娟、任红主编，人民卫生出版社，2013年，第8版）。

1. 消化道传染病隔离治疗。
2. 一般治疗：急性期以卧床休息为主，清淡饮食，对症治疗。
3. 应用保肝降酶退黄疸药物，口服或静脉输注。
4. 对病情进展者需要加强凝血酶原活动度的监测，肝衰竭者转出本路径，进入相应的临床路径。

> **释义**
>
> ■ 指导内容现更新为根据"十二五"国家规划教材《感染染病学》（2015年，第3版，李兰娟、王宇明主编）。
> ■ 本病确诊后应立即给予消化道隔离。
> ■ 无有效抗病毒药物，治疗以对症支持为主，注意休息，戒酒，饮食清淡易消化，酌情选择保肝药物。
> ■ 密切注意病情变化，警惕进展至肝衰竭。

（四）标准住院日

10~21 天。

> **释义**
>
> ■ 住院时间长短取决于病情轻重以及出院时要达到甲型肝炎法定隔离期21天。

（五）进入路径标准

1. 第一诊断必须符合甲型病毒性肝炎。
2. 既往无肝病史，目前出现急性肝功能受损表现：GPT 显著异常，伴或不伴胆红素异常，或肝组织学检查有急性肝炎病变。血清 HAV-IgM 阳性。
3. 当患者同时具有其他疾病诊断，但在住院期间不需要特殊处理，也不影响第一诊断的临床路径流程实施时，可以进入路径。

释义

■ 进入路径患者第一诊断为甲型肝炎，同时未出现出血倾向、肝性脑病等肝衰竭征象。

■ 如患者同时诊断其他疾病如糖尿病、高血压、支气管哮喘、风湿免疫病等，需全面评估，如果对甲型肝炎治疗无明显影响，可以进入本路径，但住院期间变异可能增多，也可能延长住院时间，增加花费。

(六) 住院期间检查项目

1. 必需的检查项目：
(1) 血常规、尿常规、便常规+隐血。
(2) 肝肾功能、电解质、凝血功能。
(3) 胸部 X 线检查、心电图、腹部超声。
(4) 抗 HAV、抗 HAV-IgM/IgG、乙型肝炎两对半、抗 HCV、抗 HEV-IgM 及抗 EBV、抗 CMV。
2. 根据患者病情可选择的检查项目：血脂、自身抗体、腹部增强 CT 或 MRI 等。

释义

■ 血常规、肝肾功能、凝血等项目对于病情评估是必需的。

■ 尿常规、便常规、心电图、胸部 X 线是住院患者最基本的一些检查；腹部超声有助于了解肝脏、胆道等情况，如有无脂肪肝、肝占位病变、胆石症等，乙型肝炎、丙型肝炎及其他病毒标志物有助于明确病因，均对鉴别诊断有很大意义。

(七) 治疗方案与药物选择

1. 甲型肝炎一般为自限性，可完全康复。依据患者的临床症状及肝功能指标情况评估肝损伤严重程度，急性期嘱患者清淡饮食，加强卧床休息。
2. 保肝降酶退黄疸治疗。可以选择甘草酸制剂、多烯磷脂酰类、抗氧化保护肝细胞膜药物、还原型谷胱甘肽、双环醇等。
3. 对症治疗、营养支持等。
4. 中医中药。

释义

■ 甲型肝炎通常是一种急性自限性疾病，不出现并发症可完全康复，无须特殊治疗。应用保肝药物一定程度上可以减轻症状，促进恢复。

■ 对食欲尚可、无严重呕吐者首先考虑口服保肝药物治疗，进食困难者可以静脉输注保肝药物；通常也不建议应用超过 3 种保肝药物，以免加重肝脏负担。

■ 甘草酸制剂有较强的抗炎作用，比较适合用于各型急性肝炎，但可能引起低钾血症、血压血糖升高、水肿等不良反应，用药期间需加以注意。

■ 双环醇或联苯双酯具有很好的降低转氨酶作用，对减轻乏力、食欲缺乏症状有一定效果，但停药后肝酶可能反弹，应逐渐减量。

■ 黄疸较重者可考虑应用腺苷蛋氨酸辅助退黄。

■ 中药如茵栀黄、垂盆草等也有一定保肝退黄作用。常规治疗基础上加用舒肝宁注射液可有效缓解急性黄疸型甲型肝炎患者的临床症状，起到降酶、退黄的作用。

（八）出院标准

1. 症状：肝炎症状明显好转。
2. 体征：急性肝炎体征明显好转。
3. 检验/检查：肝功能正常或基本正常，或不正常但不影响出院。

> **释义**
>
> ■ 患者出院前应完成所有必须检查的项目，经过治疗病情稳定，且病程超过3周的法定隔离期，或者大便HAV检测阴性，以确保传染性消失。

（九）变异及原因分析

1. 转变为重型肝炎，进入重型肝炎临床路径管理。
2. 合并严重感染、大出血、肝性脑病、肝肾综合征、肝肺综合征、自发性腹膜炎或基础疾病恶化等。

> **释义**
>
> ■ 患者出现出血倾向、肝性脑病等肝衰竭征象，应中止本路径，转入肝衰竭治疗流程。
>
> ■ 住院期间发现患者存在进入路径前未治的严重疾病，影响甲型肝炎治疗的，需根据具体情况或中止本路径，或延长治疗时间。
>
> ■ 无论何种原因出现变异，应在医师表单中予以说明。

五、甲型肝炎临床路径给药方案

（一）用药选择

1. 辅助用药：多种水溶性维生素如维生素C、B族维生素、葡醛内酯等；肠道益生菌制剂如双歧杆菌、乳酸杆菌或多种菌复合制剂。
2. 保肝降酶药物：甘草酸制剂（如甘草酸二铵和复方甘草酸苷）有较好的抗炎、稳定细胞膜作用；有口服和静脉剂型，适合序贯治疗。双环醇等有很好的降低转氨酶作用。多烯磷脂酰胆碱可提供肝细胞代谢所需的能量，改善脂质代谢；磷脂也是肝细胞膜的构成组分。
3. 退黄疸药物：腺苷蛋氨酸和熊去氧胆酸可用于较重黄疸的退黄治疗。
4. 中药：具有保肝作用的中药较多，茵栀黄同时具有保肝和退黄作用，可作为其他保肝药物的辅助。

（二）药学提示

1. 保肝药物不良反应相对少见，但仍需注意。

2. 甘草酸制剂有类似于糖皮质激素的不良反应，包括水钠潴留、低钾血症、血压升高等。原有高血压、肾功能不全、心力衰竭、心律失常患者应小心使用，注意不良反应的发生，当和利尿药合用时，更易出现低钾血症。

（三）注意事项

1. 静脉甘草酸制剂宜以葡萄糖溶液溶解，对减轻水钠潴留有一定益处。

2. 多烯磷脂酰胆碱应于餐中整粒吞服，多饮水，以改善吸收效果；静脉用药时，只能用不含电解质的溶液如5%或10%葡萄糖不可与其他任何液体同时混合注射溶解液 pH≥7.5。

3. 双环醇类停药后可能出现转氨酶反弹，应逐渐减量，不可突然停药。

六、甲型肝炎护理规范

1. 不适症状明显或黄疸患者卧床休息，取舒适体位。

2. 定时开窗通风，保持病室环境整洁，温湿度正常。

3. 采取消化道隔离措施，做好病室环境消毒。

4. 患者及其密切接触者饭前便后洗手。

5. 医务人员接触患者及其床单位后做好手卫生。

七、甲型肝炎营养治疗规范

1. 合理膳食，供给足够热量，注意水剂电解质平衡。

2. 易予清淡、易消化、富营养食物，适当补充维生素。

3. 禁摄入酒精及易引起肝损伤的药物。

八、甲型肝炎患者健康宣教

1. 消化道隔离，隔离期为30天，对于密切接触者予以医学观察45天。

2. 急性期应卧床休息，恢复期避免劳累。

3. 饮食宜清淡，足够热量供给，适当补充维生素。

4. 做好个人卫生，饭前便后洗手。

5. 避免肝损伤物质摄入。

九、推荐表单

(一) 医师表单

甲型肝炎临床路径医师表单

适用对象：第一诊断为甲型病毒性肝炎（无并发症患者）（ICD-10：B15.9）

患者姓名：		性别：　　年龄：		住院号：
住院日期：　　　年　月　日		出院日期：　　　年　月　日		标准住院日：10~21 天

时间	住院第 1 天	住院第 2 天	住院第 3~9 天
主要诊疗工作	□ 完成询问病史和体格检查 □ 完成病历书写 □ 安排完善常规检查 □ 初步向患者及家属交代病情	□ 上级医师查房 □ 完成上级医师查房记录等病历书写 □ 根据上级医师查房意见再次与患者及家属沟通病情	□ 观察病情变化 □ 上级医师查房， □ 住院医师完成病程记录 □ 护理等级的调整（必要时）
重点医嘱	**长期医嘱：** □ 内科护理常规（传染病） □ 膳食医嘱 □ 既往用药 □ 视病情予口服或静脉保肝药物 □ 视病情予静脉输液补充电解质及能量 **临时医嘱：** □ 必需的实验室检查： □ 血常规、尿常规、便常规 □ 肝肾功能、血糖、血脂、电解质 □ 凝血功能 □ 乙型肝炎五项、丙型肝炎抗体、抗 HEVIgM, 抗 CMV、EBV □ 腹部超声、心电图、X 线胸片 □ 其他临时对症处理	**长期医嘱：** □ 内科护理常规 □ 依据病情需要制订护理方案 □ 膳食医嘱 　口服保肝药物 □ 静脉输液（方案视患者情况而定） **临时医嘱：** □ 临时对症治疗（如镇吐药物） □ 依据上级医师查房意见完善检查	**长期医嘱：** □ 内科护理常规 □ 依据病情需要制订护理方案 □ 膳食医嘱 □ 口服保肝药物 □ 静脉输液（方案视患者情况而定） **临时医嘱：** □ 临时对症治疗（如镇吐药物） □ 肝功能、肾功能、电解质和凝血功能复查 □ 其他根据病情需要临时处理
病情变异记录	□ 无　□ 有，原因： 1. 2.	□ 无　□ 有，原因： 1. 2.	□ 无　□ 有，原因： 1. 2.
医师签名			

时间	住院第 10~20 天	住院第 21 天 （出院日）
主要 诊疗 工作	□ 观察病情变化 □ 上级医师查房 □ 住院医师完成病程记录 □ 护理等级的调整（必要时）	□ 通知患者及其家属今天出院 □ 完成出院记录、病案首页、出院证明书 □ 向患者及其家属交代出院后注意事项 □ 将出院小结及出院证明书交患者或其家属
重 点 医 嘱	**长期医嘱：** □ 内科护理常规 □ 二级/一级/特级护理 □ 既往用药 □ 口服保肝药物 □ 静脉输液（病情好转者可适当减少或停静脉输液） **临时医嘱：** □ 根据病情，酌情复查肝功能等	**出院医嘱：** □ 出院带药 □ 出院健康教育，复诊安排
病情 变异 记录	□ 无　□ 有，原因： 1. 2.	□ 无　□ 有，原因： 1. 2.
医师 签名		

（二）护士表单

甲型肝炎临床路径护士表单

适用对象：第一诊断为甲型病毒性肝炎（无并发症患者）（ICD-10：B15.9）

患者姓名：		性别： 年龄：		住院号：
住院日期： 年 月 日		出院日期： 年 月 日		标准住院日：10~21 天

时间	住院第 1 天	住院第 2~20 天	住院第 21 天（出院日）
健康宣教	□ 入院宣教 　介绍主管医师、护士 　介绍环境、设施 　介绍住院注意事项 　介绍探视和陪伴制度 　介绍贵重物品制度 　介绍消毒隔离制度	□ 药物宣教 □ 饮食宣教	□ 出院宣教 □ 饮食宣教 □ 药物宣教 □ 指导患者办理出院手续
护理处置	□ 核对患者，佩戴腕带 □ 建立入院护理病历 □ 协助患者留取各种标本 □ 测量体重及生命体征	□ 根据医嘱的相关采血 □ 根据医嘱发放相关药物	□ 办理出院手续 □ 协助取出院带药 □ 书写出院小结
基础护理	□ 级别护理 　晨晚间护理 　排泄管理 　患者安全管理	□ 级别护理 　晨晚间护理 　排泄管理 　患者安全管理	□ 级别护理 　晨晚间护理 　患者安全管理
专科护理	□ 护理查体 □ 病情观察 □ 需要时，填写跌倒及压疮防范表 □ 需要时，请家属陪伴 □ 确定饮食种类 □ 心理护理	□ 病情观察 □ 遵医嘱完成相关检查 □ 心理护理	□ 出院指导
重点医嘱	□ 详见医嘱执行单	□ 详见医嘱执行单	□ 详见医嘱执行单
病情变异记录	□ 无　□ 有，原因： 1. 2.	□ 无　□ 有，原因： 1. 2.	□ 无　□ 有，原因： 1. 2.
护士签名			

（三）患者表单

甲型肝炎临床路径患者表单

适用对象：第一诊断为甲型病毒性肝炎（无并发症患者）（ICD-10：B15.9）

患者姓名：	性别：　　年龄：	住院号：
住院日期：　　年　月　日	出院日期：　　年　月　日	标准住院日：10~21 天

时间	入院第 1 天	住院第 2~20 天	住院第 21 天（出院日）
医患配合	□ 配合询问病史、收集资料，请务必详细告知既往史、用药史、过敏史 □ 配合进行体格检查 □ 有任何不适请告知医师	□ 配合完善相关检查、化验，如采血、留尿、心电图、X线胸片 □ 医师与患者及家属介绍病情	□ 接受出院前指导 □ 知道复查程序 □ 获取出院诊断书
护患配合	□ 配合测量体温、脉搏、呼吸3 次，血压、体重 1 次 □ 配合完成入院护理评估（简单询问病史、过敏史、用药史） □ 接受入院宣教（环境介绍、病室规定、订餐制度、贵重物品保管等、消毒隔离制度） □ 配合执行探视和陪伴制度 □ 有任何不适请告知护士	□ 配合测量体温、脉搏、呼吸3 次，询问大便 1 次 □ 接受饮食宣教 □ 接受药物宣教	□ 接受出院宣教 □ 办理出院手续 □ 获取出院带药 □ 知道服药方法、作用、注意事项 □ 知道复印病历程序
饮食	□ 遵医嘱饮食	□ 遵医嘱饮食	□ 遵医嘱饮食
排泄	□ 正常排尿便	□ 正常排尿便	□ 正常排尿便
活动	□ 卧床休息	□ 逐渐恢复正常活动	□ 正常活动

附：原表单（2016 年版）

甲型肝炎临床路径表单

适用对象：第一诊断为甲型病毒性肝炎

患者姓名：	性别：	年龄：	门诊号：	住院号：
住院日期：　　年　月　　日	出院日期：　　年　月　　日			标准住院日：21 日

日期	住院第 1 天	住院第 2 天
主要诊疗工作	□ 询问病史及体格检查 □ 完成病历书写 □ 安排入院常规检查 □ 健康宣教 □ 签署知情同意书（病情、深静脉置管等）	□ 上级医师查房 □ 完成入院检查 □ 完成上级医师查房记录等病历书写
重点医嘱	**长期医嘱：** □ 内科护理常规 □ 依据病情需要制订护理方案 □ 普通饮食 □ 静脉输液（方案视患者情况而定） **临时医嘱：** □ 血常规、尿常规、便常规+隐血 □ 肝肾功能、电解质、凝血功能 □ 抗 HAV、抗 HAV-IgM/IgG、乙型肝炎两对半、抗 HCV、抗 HEV-IgM 及抗 EBV、抗 CMV □ 胸部 X 线检查、心电图、腹部超声 □ 建立静脉通路，必要时插中心静脉导管（必要时） □ 血气分析、血脂、自身抗体、腹部增强 CT 或 MRI 等（必要时） □ 吸氧（必要时）	**长期医嘱：** □ 内科护理常规 □ 依据病情需要制订护理方案 □ 普通饮食 □ 静脉输液（方案视患者情况而定） **临时医嘱：** □ 镇吐药（必要时） □ 依据上级医师查房意见完善检查。
主要护理工作	□ 介绍病房环境、设施和设备 □ 入院护理评估	□ 宣教（消化道传染病消毒隔离、膳食营养）
病情变异记录	□ 无　□ 有，原因： 1. 2.	□ 无　□ 有，原因： 1. 2.
护士签名		
医师签名		

日期	住院第 3~9 天	住院第 10~21 天 （出院日）
主要 诊疗 工作	□ 观察病情变化 □ 上级医师查房 □ 住院医师完成病程记录 □ 护理等级的调整（必要时）	□ 上级医师查房，明确是否出院 □ 通知患者及其家属今天出院 □ 完成出院记录、病案首页、出院证明书 □ 向患者及其家属交代出院后注意事项 □ 将出院小结及出院证明书交患者或其家属
重 点 医 嘱	**长期医嘱：** □ 内科护理常规 □ 二级/一级/特级护理 □ 既往用药 □ 静脉输液（病情好转者可适当减少或停静脉 　输液） **临时医嘱：** □ 根据病情，酌情复查肝功能等	**出院医嘱：** □ 出院带药
主要 护理 工作	□ 观察患者病情变化 □ 心理与生活护理 □ 指导患者饮食	□ 帮助患者办理出院手续、交费等事项
病情 变异 记录	□ 无　□ 有，原因： 1. 2.	□ 无　□ 有，原因： 1. 2.
护士 签名		
医师 签名		

第二十二章

慢性丙型肝炎临床路径释义

【医疗质量控制指标】（专家建议）

指标一、慢性 HCV 感染病程通常持续多年并逐渐进展，最终可导致肝硬化、肝细胞癌并可能需要肝移植。

指标二、慢性 HCV 感染患者的评估包括：肝脏疾病的程度、宿主及病毒因素、HCV 感染的共存疾病。

指标三、所有存在慢性 HCV 感染病毒学证据及 HCV-RNA 阳性的患者均应考虑进行治疗，抗病毒治疗是慢性 HCV 感染治疗的基础。

指标四、直接抗病毒药物（DAAs）的引入是 HCV 抗病毒治疗得到快速发展，方案选择应参考患者因素及基因型。

指标五、慢性 HCV 患者抗病毒治疗的目标是根除 HCV-RNA，这一目标可通过达到 SVR 来预测，SVR 定义为完成治疗后 12 周 HCV-RNA 处于检测不到的水平。应在治疗 4 周后评估 HCV-RNA 水平。

一、慢性丙型肝炎编码

1. 原编码：

疾病名称及编码：慢性丙型病毒性肝炎（ICD-10：B18.200）

2. 修改编码：

疾病名称及编码：慢性丙型病毒性肝炎（ICD-10：B18.2）

二、临床路径检索方法

B18.2

三、国家医疗保障疾病诊断相关分组（GHS-DRG）

MDC 编码：MDCH（肝、胆、胰疾病及功能障碍）

ADRC 编码：HS3（病毒性肝炎）

四、慢性丙型肝炎临床路径标准住院流程

（一）适用对象

第一诊断为慢性丙型病毒性肝炎（ICD-10：B18.200）。

> **释义**
>
> ■本释义适用对象为普通型慢性丙型病毒性肝炎患者，如病情严重，出现出血倾向、肝性脑病等肝衰竭征象或丙型肝炎肝硬化失代偿期的患者，需进入其他路径。

（二）诊断依据

根据原卫生部"十二五"规划教材、全国高等学校教材《传染病学》（李兰娟、任红主编，人民卫生出版社，2013 年，第 8 版）以及中华医学会肝病分会、中华医学会感染病学分会 2015 年版《丙型病毒性肝炎防治指南》。

1. 既往有慢性丙型肝炎病史，或既往抗 HCV 阳性超过 6 个月且现在为 HCV-RNA 阳性，或 6 个月前可能有暴露史（主要为输血及血制品、静脉吸毒、血液透析、多个性伴侣等）。
2. 轻度的乏力、食欲缺乏等症状或无明显不适症状，可有或无肝掌、蜘蛛痣。
3. ALT、AST 轻度升高或正常，血清抗 HCV 和/或 HCV-RNA 阳性。

> **释义**
>
> ■ 指导内容现更新为根据中华医学会肝病学分会，中华医学会感染病学分会. 丙型肝炎防治指南（2019 年版）［临床肝胆病杂志，2019，35（12）：2670-2686］，"十二五"国家规划教材《感染病学》（2015 年，第 3 版，李兰娟、王宇明主编）。
>
> ■ 本路径的制订主要参考国内权威参考书和诊疗指南。
>
> ■ 病史和症状是诊断肝炎的基本依据，长期腹胀、乏力、食欲缺乏，蜘蛛痣、肝掌等提示慢性肝炎的诊断，但其他慢性肝病可以有类似表现，此外也有部分患者临床症状不明显，只是实验室检查发现肝功能异常或抗 HCV 阳性，因此 HCV-RNA（+）对诊断至关重要。

（三）治疗方案的选择

根据"十二五"国家规划教材、全国高等学校教材《传染病学》（李兰娟、任红主编，人民卫生出版社，2013 年，第 8 版）以及中华医学会肝病分会、中华医学会感染病学分会 2015 年版《丙型病毒性肝炎防治指南》。

1. 隔离：血液与体液消毒隔离为主。
2. 一般治疗：
（1）适当休息：症状明显或病情较重者应强调卧床休息，病情轻者以活动后不觉疲乏为度。
（2）合理饮食：适当的高蛋白、高热量、高维生素易消化食物。
（3）心理疏导：通过健康教育或心理医师。
3. 药物治疗：
（1）改善和恢复肝功能：降酶（甘草酸制剂等）、退黄（腺苷蛋氨酸等）。
（2）抗病毒治疗：抗病毒治疗是关键，对具备适应证，且知情同意下应进行规范的抗病毒治疗。

> **释义**
>
> ■ 指导内容现更新为根据中华医学会肝病学分会，中华医学会感染病学分会. 丙型肝炎防治指南（2019 年版）［临床肝胆病杂志，2019，35（12）：2670-2686］，"十二五"国家规划教材《感染病学》（2015 年，第 3 版，李兰娟、王宇明主编）。
>
> ■ 丙型肝炎抗病毒治疗可以彻底清除病毒，实现治愈，且随着直接抗病毒药物（DAAs）的出现，抗病毒治疗的疗效得到明显提高，不良反应大大减小，DAAs 得到越来越广泛的应用。

■ 传统的干扰素（IFN）联合利巴韦林（RBV）治疗可能导致肝脏损伤加重及严重的不良反应，用药过程中密切注意病情变化，警惕进展至肝衰竭及严重不良反应的发生。

（四）标准住院日

10~14 天。

> **释义**
>
> ■ 住院的目的是全面评估抗 HCV 治疗的适应证和禁忌证，确定治疗方案，并观察抗 HCV 治疗的早期不良反应。

（五）进入路径标准

1. 第一诊断必须符合慢性丙型病毒性肝炎（ICD-10：B18.200）。
2. 当患者同时具有其他疾病诊断，但在住院期间不需要特殊处理也不影响第一诊断的临床路径流程实施时，可以进入路径。

> **释义**
>
> ■ 进入路径患者第一诊断为慢性丙型肝炎，同时未出现出血倾向、肝性脑病等肝衰竭或失代偿期肝硬化征象。
>
> ■ 如患者同时诊断其他疾病如糖尿病、高血压、支气管哮喘、风湿免疫病、甲状腺疾病等，需全面评估，如果对丙型肝炎治疗无明显影响，可以进入本路径，但应优先考虑 DAAs 治疗，住院期间变异可能增多，也可能延长住院时间，增加花费。

（六）住院期间检查项目

1. 必需的检查项目：
（1）血常规、尿常规、便常规+隐血。
（2）血清 HCV-RNA、抗 HCV、HCV 基因分型、HBV-M、肝肾功能、血糖、凝血功能、甲状腺功能，抗核抗体（ANA）、甲胎蛋白（AFP），妊娠试验（育龄期女性必要时）。
（3）心电图、上腹部超声、肝脏弹性扫描（Fibroscan）、胸部 X 线片。
2. 根据患者病情可选择的检查项目：
（1）肝脏病理组织学检查。
（2）宿主 IL-28 基因多态性分型。
（3）上腹部增强 CT 或 MRI。

> **释义**
>
> ■ 血常规、肝肾功、凝血等项目对于病情评估是必需的。

■尿常规、便常规、心电图、胸部 X 线是住院患者最基本的一些检查；腹部超声有助于了解肝脏胆道等情况如有无脂肪肝、肝占位病变、胆石症、肝硬化等，乙型肝炎病毒标志物有助于明确是否合并 HBV 感染，AFP 则对肝癌有提示意义。甲状腺功能、自身抗体等与干扰素治疗的不良反应相关。IL-28 基因多态性分型则对 IFN 治疗的应答有预测价值。

（七）治疗方案与药物选择

（1）保肝药：还原型谷胱甘肽、多烯磷脂酰胆碱等。

（2）降酶药：甘草酸制剂、双环醇，用药时间视病情而定。

（3）退黄药：腺苷蛋氨酸、熊去氧胆酸等，用药时间视病情定。

（4）抗病毒治疗：①抗丙型肝炎病毒以药物治疗为主，α 干扰素（IFNα）联用利巴韦林（RBV）。IFNα 包括普通 IFNα 和聚乙二醇化 IFNα（PEG-IFNα）；IFN α 联用利巴韦林，用药疗程一般 24~48 周；②如不能耐受干扰素和/或利巴韦林不良反应且口服直接抗病毒药物（DAAs）可及，可根据病毒基因型选择口服直接抗病毒药物，无肝硬化患者疗程为 12 周；肝硬化患者疗程为 24 周。

> 释义
>
> ■应用保肝药物一定程度上可以减轻症状，促进肝功恢复。抗病毒治疗则是治愈丙型肝炎的关键。
>
> ■慢性丙型肝炎通常症状不重，肝功异常也不显著。首先考虑口服保肝药物治疗。
>
> ■甘草酸制剂有较强的抗炎作用，比较适合用于各型急性肝炎，但可能引起低钾血症、血压血糖升高、水肿等不良反应，用药期间需加以注意。
>
> ■中药如茵栀黄、垂盆草等也有一定保肝退黄作用。
>
> ■慢性丙型肝炎的治疗，经典方案是 PEG-IFN 联合 RBV，已积累大量经验；如果不能耐受或者有干扰素治疗禁忌，也可考虑 DAAs。
>
> ■直接抗病毒药物（DAAs）的引入是 HCV 抗病毒治疗得到快速发展，方案选择应参考患者因素及基因型。

（八）出院标准

肝功能无显著异常，无严重干扰素或利巴韦林、直接抗病毒药物相关的并发症。

> 释义
>
> ■患者出院前应完成所有必须检查的项目，经过治疗病情稳定。

（九）有无变异及原因分析

1. 肝功能恶化，有重症倾向者，应转入肝衰竭诊治路径。

2. 伴有其他基础疾病或并发症，需进一步诊断及治疗或转至其他相应科室诊治者，应转出本路径。

> **释义**
>
> ■ 患者出现出血倾向、肝性脑病等肝衰竭或肝硬化失代偿征象，应中止本路径，转入相关治疗流程。
>
> ■ 住院期间发现患者存在进入路径前未知的严重疾病，影响丙型肝炎治疗的，需根据具体情况或中止本路径，或延长治疗时间。
>
> ■ 无论何种原因出现变异，应在医师表单中予以说明。

五、慢性丙型肝炎临床路径给药方案

（一）用药选择

1. 辅助用药：多种水溶性维生素，如维生素 C、B 族维生素、葡醛内酯等；肠道益生菌制剂，如双歧杆菌、乳酸杆菌或多种菌复合制剂。

2. 保肝降酶药物：甘草酸制剂（如甘草酸二铵和复方甘草酸苷）有较好的抗炎、稳定细胞膜作用；有口服和静脉剂型，适合序贯治疗。双环醇等有很好的降低转氨酶作用。多烯磷脂酰胆碱可提供肝细胞代谢所需的能量，改善脂质代谢；磷脂也是肝细胞膜的构成组分。

3. 退黄疸药物：腺苷蛋氨酸和熊去氧胆酸可用于较重黄疸的退黄治疗。

4. 抗病毒药物：经典方案是聚乙二醇化干扰素（PEG-IFN）联合利巴韦林（RBV），基因 1 型患者治疗持续 48 周，基因 2、3 型患者治疗 24 周，基因 6 型可参照 1 型治疗。均应根据治疗过程中的应当情况决定最终疗程。DAAs 根据基因型不同，采用不同组合，非肝硬化患者疗程 12 周，肝硬化疗程 24 周。

5. 中医中药：具有保肝作用的中药较多，茵栀黄同时具有保肝和退黄作用，可作为其他保肝药物的辅助。

（二）药学提示

1. IFN 及 RBV 不良反应多见，IFN 相关的早期不良反应包括流感样症状，如发热、全身酸痛、头痛、恶心等，以及血小板、白细胞特别是中性粒细胞计数下降，随后可能出现失眠、抑郁等精神症状，后期可以出现甲状腺功能异常、肺间质病变等；RBV 相关的主要不良反应是溶血性贫血。另外二者都有强的致畸作用。流感样症状通常可以自行缓解，也可以予解热镇痛药物。血液方面的影响的处理参见下表。

IFN 血液方面影响的处理

项目	检测结果	干扰素	利巴韦林
Hb（g/L）	100~120		严密观察
	≤100		减量
	≤80		停药
中性粒细胞（10^9/L）	0.750~1.5	严密观察	
	0.5~0.75	减量	
	≤0.5	停药	
血小板（10^9/L）	50~100	严密观察	
	30~50	减量	
	≤30	停药	

也可考虑应用粒细胞集落刺激因子、促红细胞生成素及血小板生成因子等药物维持相对较好血常规。

2. DAAs：国内经验较少，通常不良反应较少且轻，肾功能不全患者慎用。

3. 保肝药物不良反应相对少见，但仍需注意。甘草酸制剂有类似于糖皮质激素的不良反应，包括水钠潴留、低钾血症、血压升高等。原有高血压、肾功能不全、心力衰竭、心律失常患者应小心使用，注意不良反应的发生，当和利尿药合用时，更易出现低钾血症。

（三）注意事项

1. 静脉甘草酸制剂宜以葡萄糖溶液溶解，对减轻水钠潴留有一定益处。

2. 多烯磷脂酰胆碱应于餐中整粒吞服，多饮水，以改善吸收效果；静脉用药时，只能用不含电解质的溶液如 5% 或 10% 葡萄糖不可与其他任何液体同时混合注射溶解液 pH≥7.5。

3. 双环醇类停药后可能出现转氨酶反弹，应逐渐减量，不可突然停药。

4. 治疗前应检测肝肾功能、血常规、甲状腺功能、血糖及尿常规。开始治疗后的第 1 个月应每周检查 1 次血常规，以后每个月检查 1 次直至治疗结束，治疗 24、48 周应查甲状腺功能。

5. 治疗第 4、14、24 周建议用高灵敏度方法检测 HCV-RNA，以更准确评价疗效。

六、慢性丙型肝炎护理规范

1. 不适症状明显患者卧床休息，取舒适卧位。

2. 日常活动以不感到疲劳为宜。

3. 接受抗病毒治疗患者应严格遵医嘱用药，确保用药依从性。

4. 抗病毒治疗期间定期复查血常规、ALT 及 HCV RNA。

5. 采取血液、体液隔离措施，做好病室环境消毒。

6. 并发肝硬化患者详细记录 24 小时出入量，保持水电解质平衡；并发门脉高压患者给予软食、半流食或流食。

7. 重症患者密切监测生命体征，给予 24 小时心电监护，每班做好床头交接班。

七、慢性丙型肝炎营养治疗规范

1. 治疗期间应加强营养，合理膳食，加强维生素摄入。

2. 避免高脂饮食增加肝脏负担。

3. 适量进食优质蛋白。

八、慢性丙型肝炎患者健康宣教

1. 加强休息。

2. 避免酒精及可能存在肝损伤的药物摄入。

3. 避免导致 HCV 传播的活动。

九、推荐表单

(一) 医师表单

慢性丙型肝炎临床路径医师表单

适用对象：第一诊断为慢性丙型病毒性肝炎（ICD-10：B18.2）

患者姓名：		性别：　年龄：		住院号：
住院日期：　　年　月　日		出院日期：　　年　月　日		标准住院日：10~14 天

时间	住院第 1 天	住院第 2~5 天	住院第 6~13 天	住院第 14 天（出院日）
主要诊疗工作	□ 完成询问病史和体格检查 □ 完成病历书写 □ 安排完善常规检查 □ 初步向患者及家属交代病情 □ 填写传染病报告	□ 上级医师查房，确定抗 HCV 治疗方案 □ 完成上级医师查房记录等病历书写 □ 根据上级医师查房意见再次与患者及家属沟通病情，充分交代抗 HCV 治疗不同方案的利弊，协助患者接受合理的抗病毒方案	□ 上级医师查房 □ 记录上级医师查房意见 □ 观察记录患者对治疗的反应 □ 处理患者出现的药物不良反应 □ 无严重不良反应继续抗 HCV 治疗	□ 通知患者及其家属今天出院 □ 完成出院记录、病案首页、出院证明书 □ 向患者及其家属交代出院后注意事项 □ 安排患者门诊继续治疗计划 □ 将出院小结及出院证明书交患者或其家属
重点医嘱	长期医嘱： □ 内科护理常规（传染病） □ 膳食医嘱 □ 既往用药 □ 视病情予口服或静脉保肝药物 □ 视病情予静脉输液补充电解质及能量 临时医嘱： 必需的实验室检查： □ 血常规、尿常规、便常规 □ 肝肾功能、血糖、血脂、电解质 □ 凝血功能 □ 甲状腺功能、自身抗体 □ HCV 基因分型 □ 乙型肝炎五项及甲、戊肝抗体 □ 抗 HIV，梅毒血清学 □ 腹部超声、心电图、X 线胸片、肝弹性实验 根据病情的实验室检查： □ IL-28B 基因多态性 □ 腹部 CT/MRI（按需） 其他临时对症处理	长期医嘱： □ 内科护理常规依据 □ 病情需要制订护理计划 □ 膳食医嘱 □ 口服保肝药物 □ 静脉输液（方案视患者情况而定） PEG-IFN 第一次皮下注射或根据基因型的 DAAs 临时医嘱： □ 临时对症治疗（如退热药物） □ 治疗 3 天后查血常规、肝肾功能 □ 依据上级医师查房意见完善检查	长期医嘱： □ 内科护理常规依据 □ 病情需要制订护理计划 □ 膳食医嘱 □ 口服保肝药物 □ 静脉输液（方案视患者情况而定） □ PEG-IFN 第二次皮下注射或根据基因型的 DAAs 临时医嘱： □ 临时对症治疗（如退热药物） □ 每周 1 次血常规、肝肾功能 □ 依据上级医师查房意见完善检查	出院医嘱： □ 出院带药 □ 出院健康教育，复诊安排

时间	住院第 1 天	住院第 2~5 天	住院第 6~13 天	住院第 14 天 （出院日）
病情 变异 记录	□无　□有，原因： 1. 2.	□无　□有，原因： 1. 2.	□无　□有，原因： 1. 2.	
医师 签名				

（二）护士表单

慢性丙型肝炎临床路径护士表单

适用对象：第一诊断为慢性丙型病毒性肝炎（ICD-10：B18.2）

患者姓名：		性别： 年龄：		住院号：
住院日期： 年 月 日		出院日期： 年 月 日		标准住院日：10~14 天

时间	住院第 1 天	住院第 2~5 天	住院第 6~13 天	住院第 14 天（出院日）
健康宣教	□ 入院宣教 介绍主管医师、护士 介绍环境、设施 介绍住院注意事项 介绍探视和陪伴制度 介绍贵重物品制度 介绍消毒隔离制度	□ 药物宣教 □ 饮食宣教	□ 药物宣教 □ 饮食宣教	□ 出院宣教 □ 饮食宣教 □ 药物宣教 □ 指导患者办理出院手续
护理处置	□ 核对患者，佩戴腕带 □ 建立入院护理病历 □ 协助患者留取各种标本 □ 测量生命体征：呼吸、脉搏、血压、体重	□ 根据医嘱的相关采血 □ 根据医嘱发放相关药物 □ 干扰素注射和不良反应观察处理	□ 根据医嘱的相关采血 □ 根据医嘱发放相关药物 □ 干扰素注射和不良反应观察处理	□ 办理出院手续 □ 协助取出院带药 □ 书写出院小结
基础护理	□ 级别护理 晨晚间护理 患者安全管理	□ 级别护理 晨晚间护理 患者安全管理	□ 级别护理 晨晚间护理 患者安全管理	□ 级别护理 晨晚间护理 患者安全管理
专科护理	□ 护理查体 □ 病情观察 □ 需要时，填写跌倒及压疮防范表 □ 需要时，请家属陪伴 □ 确定饮食种类 □ 心理护理	□ 病情观察 □ 遵医嘱完成相关检查 □ 心理护理	□ 病情观察 □ 遵医嘱完成相关检查 □ 心理护理	□ 出院指导
重点医嘱	□ 详见医嘱执行单	□ 详见医嘱执行单	□ 详见医嘱执行单	□ 详见医嘱执行单
病情变异记录	□ 无 □ 有，原因： 1. 2.	□ 无 □ 有，原因： 1. 2.	□ 无 □ 有，原因： 1. 2.	□ 无 □ 有，原因： 1. 2.
护士签名				

（三）患者表单

慢性丙型肝炎临床路径患者表单

适用对象：第一诊断为慢性丙型病毒性肝炎（ICD-10：B18.2）

患者姓名：		性别：　年龄：		住院号：
住院日期：　　年　月　日		出院日期：　　年　月　日		标准住院日：10~14 天

时间	入院第 1 天	住院第 2~5 天	住院第 6~13 天	住院第 14 天（出院日）
医患配合	□ 配合询问病史、收集资料，务必详细告知既往史、用药史、过敏史 □ 配合进行体格检查 □ 有任何不适告知医师	□ 配合完善相关检查，如采血、留尿、心电图、X 线胸片 □ 医师向患者及家属介绍病情 □ 和医师反馈药物（干扰素或 DAAs）的不良反应	□ 配合完善相关检查、化验，如采血、留尿、心电图、X 线胸片 □ 医师向患者及家属介绍病情 □ 和医师反馈药物（干扰素或 DAAs）的不良反应	□ 接受出院前指导 □ 知道复查程序 □ 获取出院诊断书
护患配合	□ 配合测量体温、脉搏、呼吸 3 次，血压、体重 1 次 □ 配合完成入院护理评估（简单询问病史、过敏史、用药史） □ 接受入院宣教（环境介绍、病室规定、订餐制度、贵重物品保管、消毒隔离制度等） □ 配合执行探视和陪伴制度 □ 有任何不适告知护士	□ 配合测量体温、脉搏、呼吸 3 次，询问大便 1 次 □ 接受饮食宣教 □ 接受药物宣教 □ 接受抗病毒治疗（干扰素注射或 DAAs）	□ 配合测量体温、脉搏、呼吸 3 次，询问大便 1 次 □ 接受饮食宣教 □ 接受药物宣教 □ 接受抗病毒治疗（干扰素注射或 DAAs）	□ 接受出院宣教 □ 办理出院手续 □ 获取出院带药 □ 知道服药方法、作用、注意事项 □ 知道复印病历程序
饮食	□ 遵医嘱饮食	□ 遵医嘱饮食	□ 遵医嘱饮食	□ 遵医嘱饮食
排泄	□ 正常排尿便	□ 正常排尿便	□ 正常排尿便	□ 正常排尿便
活动	□ 必要时卧床休息	□ 根据病情适当活动	□ 根据病情安排活动	□ 正常活动

附：原表单（2016 年版）

慢性丙型病毒性肝炎临床路径表单

适用对象：第一诊断为慢性丙型病毒性肝炎（ICD10：B18-200）

患者姓名：	性别：	年龄：	门诊号：	住院号：
住院日期： 年 月 日	出院日期： 年 月 日			标准住院日：10~14 日

时间	住院第 1 天	住院第 2 天
主要诊疗工作	□ 完成询问病史和体格检查 □ 完成入院病历及首次病程记录 □ 拟定检查项目 □ 制订初步诊疗方案 □ 对患者进行有关丙型病毒性肝炎的宣教 □ 酌情填报疫情卡并上报院感科	□ 上级医师查房 □ 明确下一步诊疗计划 □ 完成上级医师查房记录
重点医嘱	**长期医嘱：** □ 感染内科护理常规 □ 二级或三级护理 □ 普通饮食 □ 血液体液隔离 □ 保肝药物 **临时医嘱：** □ 血清 HCV-RNA 定量、血清 HCV 基因分型、血清 HCV 抗体、HBV-M、AFP、血、尿、便常规+隐血，肝肾功能、电解质、血糖、血脂、血型、凝血功能、甲状腺功能、ANA、尿妊娠试验（育龄女性必要时） □ 心电图、肝胆脾胰超声、肝纤维弹性扫描、胸 X 片 □ 其他检查（酌情，肝组织活检）	**长期医嘱：** □ 感染内科护理常规 □ 二级或三级护理 □ 普通饮食 □ 血液体液隔离 □ 保肝药物 **临时医嘱：** □ 甘草酸制剂（酌情）
主要护理工作	□ 介绍病房环境、设施和设备 □ 入院护理评估 □ 健康宣教：疾病相关知识 □ 根据医师医嘱指导患者完成相关检查 □ 完成护理记录	□ 基本生活和心理护理 □ 正确执行医嘱 □ 认真完成交接班
病情变异记录	□ 无 □ 有，原因： 1. 2.	□ 无 □ 有，原因： 1. 2.
护士签名		
医师签名		

时间	住院第 3~5 天	住院第 6~9 天	住院第 10~14 天
主要诊疗工作	□ 上级医师查房 □ 完成病历记录 □ 向患者及家属交代用药注意事项，并签署用药知情同意书 □ 观察患者使用抗病毒药物后反应	□ 上级医师查房 □ 完成病程记录 □ 复查血常规、肝功能 □ 完成住院期间第 2 周干扰素注射或直接抗病毒药物继续治疗	□ 上级医师查房，确定患者可以出院 □ 完成上级医师查房记录、出院记录、出院证明书和病历首页的填写 □ 通知出院 □ 向患者交代出院注意事项及随诊时间 □ 若患者不能出院，在病程记录中说明原因和继续治疗的方案
重点医嘱	**长期医嘱：** □ 感染内科护理常规 □ 二级或三级护理 □ 普通饮食 □ 血液体液隔离 □ 抗病毒用药医嘱 **临时医嘱：** □ 对症用药	**长期医嘱：** □ 感染内科护理常规 □ 二级或三级护理 □ 普通饮食 □ 血液体液隔离 □ 抗病毒用药医嘱 **临时医嘱：** □ 对症用药	**出院医嘱：** □ 明日出院 □ 普通饮食 □ 出院带药 □ 办理随访手续 □ 嘱定期监测 HCV-RNA、肝功能、血常规、甲状腺功能、血糖及 ANA 等
主要护理工作	□ 基本生活和心理护理 □ 认真观察干扰素治疗后不良反应，发现异常及时向医师汇报并记录 □ 认真完成交接班	□ 基本生活和心理护理 □ 正确执行医嘱 □ 认真完成交接班	□ 帮助患者办理出院手续等事宜 □ 办理随访病历手续及出院后治疗指导
病情变异记录	□ 无 □ 有，原因： 1. 2.	□ 无 □ 有，原因： 1. 2.	□ 无 □ 有，原因： 1. 2.
护士签名			
医师签名			

第二十三章

慢性乙型肝炎临床路径释义

【医疗质量控制指标】（专家建议）

指标一、慢性 HBV 感染的诊断是基于 HBsAg 持续阳性超过 6 个月。

指标二、慢性 HBV 的管理需考虑肝脏病变程度、HBeAg 状态、病毒学载量及基因型、疾病进展危险因素。

指标三、慢性乙型肝炎的治疗主要包括抗病毒、免疫调节、抗炎和抗氧化，其中抗病毒治疗是关键。

指标四、慢性乙型肝炎抗病毒治疗指征：①血清 HBV-DNA 阳性且排除其他原因引起的 ALT 持续异常；②存在肝硬化客观依据且 HBV-DNA 阳性；③血清 HBV-DNA 阳性、ALT 正常，但肝组织活检提示显著炎症或纤维化（G≥2 或 S≥2）或存在乙肝后肝硬化或肝癌家族史或存在乙型肝炎相关肝外表现者。

指标四、抗病毒治疗的目标是抑制 HBV-DNA，清除 HBeAg 和 HBsAg。

指标五、抗病毒治疗可降低慢性 HBV 感染导致长期并发症风险，并减少传播风险。

一、慢性乙型肝炎编码

疾病名称及编码：慢性乙型肝炎（ICD-10：B18.0/B18.1）

二、临床路径检索方法

B18.0/B18.1

三、国家医疗保障疾病诊断相关分组（GHS-DRG）

MDC 编码：MDCH（肝、胆、胰疾病及功能障碍）

ADRC 编码：HS3（病毒性肝炎）

四、慢性乙型肝炎临床路径标准住院流程

（一）适用对象

第一诊断慢性乙型肝炎。

> **释义**
>
> ■ 本路径适用对象为普通型慢性乙型病毒性肝炎患者，如病情严重，出现出血倾向、肝性脑病等肝衰竭征象或乙型肝炎肝硬化失代偿期的患者，需进入其他路径。

（二）诊断依据

根据"十二五"国家规划教材《传染病学》（李兰娟、任红主编，人民卫生出版社，2013 年，第 8 版），中华医学会肝病分会、中华医学会感染病学分会 2015 年版《慢性乙型肝炎防治指南》[中华肝脏病杂志，2015，23（12）：888-905]。

1. 乙型肝炎或 HBsAg 阳性超过 6 个月，现 HBsAg 和/或 HBV-DNA 为阳性，并且肝功能持续或反复异常或肝组织学检查有慢性肝炎病变。

2. 肝炎症状：乏力、食欲缺乏、腹胀、尿黄、便溏等，部分患者无明显不适症状。

3. 肝炎体征：肝病面容（面色晦暗），可有肝掌、蜘蛛痣，多见脾大并排除其他原因。

4. GPT 和/或 GOT 异常或明显异常，TB 正常或轻中度升高，白蛋白水平正常，凝血酶原活动度正常。

5. 腹部超声或其他影像学检查提示慢性肝损伤、脾脏增大等。

6. 肝组织活检提示慢性肝炎。

从症状、体征、检验和检查等方面综合判断病情轻重程度，可分为轻度、中度和重度。

> **释义**
>
> ■ 指导内容更新为"十二五"国家规划教材《感染病学》（2015 年，第 3 版，李兰娟、王宇明主编），中华医学会肝病分会、中华医学会感染病学分会 2019 年版《慢性乙型肝炎防治指南》。
>
> ■ 本路径的制订主要参考国内权威参考书和诊疗指南。
>
> ■ 病史和症状是诊断肝炎的基本依据，长期腹胀、乏力、食欲缺乏，蜘蛛痣、肝掌等提示慢性肝炎的诊断，但其他慢性肝病可以有类似表现，此外也有部分患者临床症状不明显，只是实验室检查发现肝功能异常，经检测乙型肝炎病毒标志物确诊。

（三）治疗方案的选择

根据"十二五"国家规划教材《传染病学》（李兰娟、任红主编，人民卫生出版社，2013 年，第 8 版），中华医学会肝病分会、中华医学会感染病学分会 2015 年版《慢性乙型肝炎防治指南》[中华肝脏病杂志，2015，23（12）：888-905]。

1. 隔离：血液与体液消毒隔离。

2. 一般治疗：

（1）适当休息：症状明显或病情较重者应强调卧床休息，病情轻者以活动后不觉疲乏为度。

（2）合理饮食：适当的高蛋白、高热量、高维生素的易消化食物。

（3）心理疏导：通过健康教育或心理医师。

3. 药物治疗：

（1）改善和恢复肝功能：降酶（甘草酸制剂等）、退黄（腺苷蛋氨酸等）。

（2）免疫调节。

（3）抗肝纤维化。

（4）抗病毒治疗：抗病毒治疗是关键，在具备适应证且知情同意情况下应进行规范的抗病毒治疗。

（5）中医中药。

> **释义**
>
> ■ 指导内容更新为"十二五"国家规划教材《感染病学》（2015 年，第 3 版，李兰娟、王宇明主编），中华医学会感染病学分会，中华医学会肝病学分会。慢性乙型肝炎防治指南（2019 年版）[临床肝胆病杂志，2019，35（12）：2648-2669]。

■ 慢性乙型肝炎尚无法治愈，抗病毒治疗是控制病情进展的关键。抗病毒治疗主要包括两类药物：干扰素和核苷（酸）类。

■ 免疫调节剂：现有抗病毒药物尚不能充分有效地重建机体的抗 HBV 免疫。临床上在抗病毒药物的基础上联合干扰素（IFN）、胸腺肽 α1、胸腺五肽、白细胞介素、薄芝糖肽或脱氧核苷酸钠制剂等免疫调节剂增加抗病毒疗效。

■ IFN 具有免疫调节和抗纤维化作用，通过激活患者自身免疫功能清除病毒，抑制病毒效果不理想，但疗效较持久，停药不易反弹。同时不良反应较大，治疗可能导致肝脏损伤加重，用药过程中密切注意病情变化，警惕进展至肝衰竭。

■ 核苷（酸）类似物抑制病毒复制，起效快，不良反应少，但效果不持久，需长期甚至终身治疗。

■ 乙型肝炎病毒所致的肝脏炎症坏死及其所致的肝纤维化是疾病进展的主要病理学基础。甘草酸制剂（如甘草酸单铵半胱氨酸）、肝爽颗粒、水飞蓟素制剂以及双环醇等，有不同程度的抗炎、抗氧化、保护肝细胞膜及细胞器等作用，临床应用可改善肝脏生化学指标。

■ 中医中药治疗能有效改善肝功能，提高患者生活质量，如茵栀黄、垂盆草、舒肝宁等，可以与抗病毒药物联合使用。

（四）标准住院日

10~14 天。

> **释义**
>
> ■ 住院的目的是全面评估抗 HBV 治疗的适应证和禁忌证，确定治疗方案，并观察抗 HBV 治疗的早期不良反应，同时给予护肝治疗。

（五）进入路径标准

1. 第一诊断必须符合慢性乙型肝炎。
2. 当患者同时具有其他疾病诊断，但在住院期间不需要特殊处理也不影响第一诊断的临床路径流程实施时，可以进入路径。

> **释义**
>
> ■ 进入路径患者第一诊断为慢性乙型肝炎，同时未出现出血倾向、肝性脑病等肝衰竭或失代偿期肝硬化征象。
>
> ■ 如患者同时诊断其他疾病如糖尿病、高血压、支气管哮喘、风湿免疫病、甲状腺疾病等，需全面评估，如果对乙型肝炎治疗无明显影响，可以进入本路径，但住院期间变异可能增多，也可能延长住院时间，增加花费。

（六）住院期间检查项目

1. 必需的检查项目：

（1）血常规、尿常规、便常规+隐血。

（2）肝肾功能、电解质、凝血功能、血糖、血脂、免疫球蛋白、肝炎病毒指标（HAV-IgM、乙型肝炎二对半、抗 HCV、抗 HDV、抗 HEV-IgM 等）；HBV-DNA 定量、AFP、肝纤维化全套、肌酸激酶（CPK）、抗 HIV、RPR。

（3）X 线胸片、心电图、腹部超声

（4）肝弹性（Fibroscan）测定。

2. 根据患者病情选择的项目：

（1）CMV、EBV、血氨、血型、HBV-DNA 耐药基因测定。

（2）肝组织活检。

（3）自身免疫指标：ANA、ENA、dsDNA、ANCA、AMA、SMA 以及甲状腺功能。

（4）其他：腹部增强 CT 或 MRI，消化道钡餐或内镜检查。

> **释义**
>
> ■ 血常规、肝肾功能、凝血等项目对于病情评估是必需的。
>
> ■ 尿常规、便常规、心电图、胸部 X 线是住院患者最基本的一些检查；腹部超声有助于了解肝脏胆道等情况如有无脂肪肝、肝占位病变、胆石症等，其他病毒标志物有助于明确是否合并 HCV、HDV 等感染，AFP 则对肝癌有提示意义。甲状腺功能、自身抗体等与干扰素治疗的不良反应相关。

（七）治疗方案与药物的选择

1. 隔离：血液与体液消毒隔离。

2. 保肝药：还原型谷胱甘肽、多烯磷脂酰胆碱等。

3. 降酶药：甘草酸制剂、双环醇，用药时间视病情而定。

4. 退黄药：腺苷蛋氨酸、熊去氧胆酸等，用药时间视病情定。

5. 对症治疗：维生素 K_1、白蛋白、新鲜血浆、18-氨基酸等，用药时间视情况定。

6. 抗病毒治疗：视情况定。

（1）抗病毒用药指证：① HBV-DNA $\geq 10^5$ copy/ml（HBeAg 阴性者为 $\geq 10^4$ copy/ml）；②GPT $\geq 2 \times$ULN；如用干扰素治疗，GPT 应 $\leq 10 \times$ULN，T-Bil 应 $< 2 \times$ULN；③如 GPT $< 2 \times$ULN，但肝组织学显示 Knodell HAI≥ 4，或 $\geq$G2 炎症坏死。具有①并有② 或 ③的患者应进行抗病毒治疗；对达不到上述治疗标准者，应监测病情变化，如持续 HBV-DNA 阳性且 GPT 异常，也应考虑抗病毒治疗。

（2）抗病毒药物主要包括两大类：干扰素和核苷（酸）类似物。初始抗病毒治疗应用核苷（酸）类似物用药时应选择强效低耐药的恩替卡韦或替诺福韦酯。

7. 中医中药。

> **释义**
>
> ■ 抗病毒用药指证：血清 HBV-DNA 阳性，GPT 持续异常（＞ULN）且排除其他原因所致者；血清 HBV-DNA 阳性、GPT 正常，有以下情况之一者建议抗病毒治疗：①肝组织检查提示明显炎症和/或纤维化 ［G ≥ 2 和/或 S ≥ 2］；②有乙型肝炎肝硬化或乙型肝炎肝癌家族史且年龄＞30 岁；③GPT 持续正常、年龄＞30 岁者，建议肝纤维化无创诊断技术检查或肝组织学检查，存在明显肝脏炎症或纤维化；④HBV

相关肝外表现（如 HBV 相关性肾小球肾炎等）；⑤对于血清 HBV-DNA 阳性的代偿期乙型肝炎肝硬化患者，和 HBsAg 阳性失代偿期乙型肝炎肝硬化患者。

■ 应用保肝药物一定程度上可以减轻症状，促进肝功能恢复。抗病毒治疗则是控制慢性乙型肝炎的关键。

■ 慢性乙型肝炎如果症状不重，肝功能异常也不太显著，首先考虑口服保肝药物治疗。

■ 甘草酸制剂有较强的抗炎作用，比较适合用于各型急性肝炎，但可能引起低钾血症、血压和血糖升高、水肿等不良反应，用药期间需加以注意。

■ HBV 感染的最终控制需要免疫系统来发挥作用，临床上在抗病毒药物的基础上联合 IFN-α、胸腺肽 α1、胸腺五肽或白细胞介素制剂等免疫调节剂来增加抗病毒疗效。

■ 中药如茵栀黄、垂盆草、黄芩苷、参芪肝康片等也有一定保肝退黄作用，在常规治疗的基础上结合使用中成药如肝络欣丸可提高疗效及改善肝功能。舒肝宁注射液是临床常用的具有退黄降酶、抗炎保肝作用的中成药之一，循证评价结果显示，舒肝宁可显著降低患者血液中 D-Bil、ALT 水平，可提高乙型肝炎治疗有效率，不良反应发生率低。

■ 干扰素和核苷（酸）类似物抗病毒治疗各有利弊，应和患者充分沟通。

（八）出院标准

经对症支持治疗后，症状明显缓解者。肝功能正常（GPT ≤ 2×ULN、T-Bil ≤ 2×ULN），或肝功能不正常但不影响出院。

释义

■ 患者出院前应完成所有必须检查的项目，经过治疗病情稳定。

（九）变异及原因分析

1. 肝功能恶化，有重症倾向者，应转入肝衰竭诊治路径。
2. 伴有其他基础疾病或并发症，需进一步诊断及治疗或转至其他相应科室诊治者，应转出本路径。

释义

■ 患者出现出血倾向、肝性脑病等肝衰竭或肝硬化失代偿征象，应中止本路径，转入相关治疗流程。

■ 住院期间发现患者存在进入本路径前未知的严重疾病，影响乙型肝炎治疗的，需根据具体情况或中止本路径，或延长治疗时间。

■ 无论何种原因出现变异，应在医师表单中予以说明。

五、慢性乙型肝炎临床路径给药方案

（一）用药选择

1. 免疫调节剂：现有抗病毒药物尚不能充分有效地重建机体的抗 HBV 免疫。临床上在抗病毒药物的基础上联合 IFN-α、胸腺肽 α1、胸腺五肽、白细胞介素制剂或脱氧核苷酸钠等免疫调节剂增加抗病毒疗效。

2. 辅助用药：多种水溶性维生素，如维生素 C、B 族维生素、葡醛内酯等；肠道益生菌制剂，如双歧杆菌、乳酸杆菌或多种菌复合制剂。

3. 保肝降酶药物：甘草酸制剂（如甘草酸二铵、复方甘草酸苷、甘草酸单铵半胱氨酸）有较好的抗炎、稳定细胞膜作用；有口服和静脉剂型，适合序贯治疗。双环醇等有很好的降低转氨酶作用。多烯磷脂酰胆碱可提供肝细胞代谢所需的能量，改善脂质代谢；磷脂也是肝细胞膜的构成组分。

4. 退黄疸药物：腺苷蛋氨酸和熊去氧胆酸可用于较重黄疸的退黄治疗。

5. 抗病毒药物：普通干扰素或者聚乙二醇化干扰素疗程一般 48 周，最长不超过 72 周，核苷（酸）类似物首选强效低耐药的恩替卡韦 0.5mg/d 或者替诺福韦 300mg/d，HBeAg 阳性者需用至 HBV-DNA 完全抑制且 HBeAg 血清转换后至少稳定 3 年，HBeAg 阴性者需用至 HBsAg 阴转，多数患者需长期甚至终身治疗。

6. 中医中药：具有保肝利胆退黄等作用的中药较多，如参芪肝康片、茵栀黄等。参芪肝康片能有效改善肝脏代谢功能，可作为其他药物的辅助。茵栀黄同时具有保肝和退黄作用，可以与抗病毒药物联合使用。

（二）药学提示

1. IFN 不良反应多见，IFN 相关的早期不良反应包括流感样综合征，如发热、全身酸痛、头痛、恶心等，以及血小板、白细胞特别是中性粒细胞计数下降，随后可能出现失眠、抑郁等精神症状，后期可以出现甲状腺功能异常、肺间质病变等。流感样综合征通常可以自行缓解，也可以予解热镇痛药物。血液方面的影响的处理参见下表。

IFN 血液方面影响处理

项目	检测结果	干扰素	利巴韦林
Hb（g/L）	100~120		严密观察
	≤100		减量
	≤80		停药
中性粒细胞（10^9/L）	0.750~1.5	严密观察	
	0.5~0.75	减量	
	≤0.5	停药	
血小板（10^9/L）	50~100	严密观察	
	30~50	减量	
	≤30	停药	

也可考虑应用粒细胞集落刺激因子、促红细胞生成素及血小板生成因子等药物维持相对较好血常规。

2. 核苷（酸）类似物：不良反应较少见。替诺福韦有导致肾小管损伤的报道，对已有肾脏疾病者通常不做首选。长期应用替诺福韦的患者发生骨质疏松的风险增加，应注意监测。

3. 保肝药物不良反应相对少见，但仍需注意。甘草酸制剂有类似于糖皮质激素的不良反应，包括水钠潴留、低钾血症、血压升高等。原有高血压、肾功能不全、心力衰竭、心律失常患

者应小心使用，注意不良反应的发生，当和利尿药合用时，更易出现低钾血症。

（三）注意事项

1. 静脉甘草酸制剂宜以葡萄糖溶液溶解，对减轻水钠潴留有一定益处。

2. 多烯磷脂酰胆碱应于餐中整粒吞服，多饮水，以改善吸收效果；静脉用药时，只能用不含电解质的溶液如5%或10%葡萄糖不可与其他任何液体同时混合注射溶解液 pH≥7.5。

3. 双环醇类停药后可能出现转氨酶反弹，应逐渐减量，不可突然停药。

4. 恩替卡韦吸收受食物影响，服药应严格空腹，即服药前后2小时内不宜进食。肾功能受损者应根据肾小球滤过率调整剂量。

5. 治疗前应检测肝肾功能、血常规、甲状腺功能、血糖及 尿常规。治疗中每3个月查肝肾功、HBV-DNA，每6个月检查乙型肝炎五项、AFP、PT、血常规、肝胆胰脾超声。干扰素开始治疗后的第1个月应每周检查1次血常规，以后每个月检查1次直至治疗结束，治疗24、48周应查甲状腺功能、ANA系列、心电图。

六、慢性乙型肝炎护理规范

1. 不适症状明显患者卧床休息，取舒适卧位。

2. 日常活动以不感到疲劳为宜。

3. 接受抗病毒治疗患者应严格遵医嘱用药，确保用药依从性。

4. 抗病毒治疗期间定期复查血常规、GPT 及 HCV RNA。

5. 采取血液、体液隔离措施，做好病室环境消毒。

6. 并发肝硬化患者详细记录24小时出入量，保持水电解质平衡；并发门脉高压患者给予软食、半流食或流食。

7. 重症患者密切监测生命体征，给予24小时心电监护，每班做好床头交接班。

七、慢性乙型肝炎营养治疗规范

1. 合理饮食，可进食清淡、有营养、易消化饮食。

2. 保证足够的能量供给，维持水剂电解质平衡。

3. 加强维生素摄入。

4. 适当补充优质蛋白。

八、慢性乙型肝炎患者健康宣教

1. 定期复查乙肝相关指标及随访。

2. 有抗病毒治疗指征的患者应尽早开始抗病毒治疗。

3. 抗病毒药物应规律。

4. 减少乙肝传播相关活动，密切接触者应接种乙肝疫苗。

5. 避免其他肝毒性物质摄入，如酒精、易引起肝损伤的药物等。

九、推荐表单

(一) 医师表单

慢性乙型肝炎临床路径医师表单

适用对象：第一诊断为慢性乙型病毒性肝炎 (ICD-10：B18.0/B18.1)

患者姓名：	性别： 年龄：	住院号：
住院日期： 年 月 日	出院日期： 年 月 日	标准住院日：10~14 天

时间	住院第 1 天	住院第 2~5 天	住院第 6~13 天	住院第 14 天 (出院日)
主要诊疗工作	□ 完成询问病史和体格检查 □ 完成病历书写 □ 安排完善常规检查 □ 初步向患者及家属交代病情 □ 填写传染病报告	□ 上级医师查房，确定抗 HCV 治疗方案 □ 完成上级医师查房记录等病历书写 □ 根据上级医师查房意见再次与患者及家属沟通病情，充分交代抗 HBV 治疗不同方案的利弊，协助患者接受合理的抗病毒方案	□ 上级医师查房 □ 记录上级医师查房意见 □ 观察记录患者对治疗的反应 □ 处理患者出现的药物不良反应 □ 无严重不良反应继续抗 HBV 治疗	□ 通知患者及其家属今天出院 □ 完成出院记录、病案首页、出院证明书 □ 向患者及其家属交代出院后注意事项 □ 安排患者门诊继续治疗计划 □ 将出院小结及出院证明书交患者或其家属
重点医嘱	**长期医嘱：** □ 内科护理常规 □ 膳食医嘱 □ 既往用药 □ 视病情予口服或静脉保肝药物 □ 视病情予静脉输液补充电解质及能量 **临时医嘱：** **必需的实验室检查：** □ 血、尿、便常规 □ 肝肾功能、血糖、血脂、电解质 □ 凝血功能 □ 甲状腺功能 □ HBV-DNA □ 甲、丙、戊肝抗体 □ 抗 HIV，梅毒血清学 □ 腹部超声 **根据病情的实验室检查：** □ 自身抗体（按需） □ 腹部 CT/MRI（按需） □ 其他临时对症处理	**长期医嘱：** □ 内科护理常规依据 □ 病情需要制订护理计划 □ 膳食医嘱 □ 口服保肝药物 □ 静脉输液（方案视患者情况而定） □ PEG-IFN 第一次皮下注射或 NAs **临时医嘱：** □ 临时对症治疗（如退热药物） □ 每周 1 次血常规、肝肾功 □ 依据上级医师查房意见完善检查。	**长期医嘱：** □ 内科护理常规依据 □ 病情需要制订护理计划 □ 膳食医嘱 □ 口服保肝药物 □ 静脉输液（方案视患者情况而定） □ PEG-IFN 第二次皮下注射或 NAs **临时医嘱：** □ 临时对症治疗（如退热药物） □ 每周 1 次血常规、肝肾功 □ 依据上级医师查房意见完善检查。	**出院医嘱：** □ 出院带药 □ 出院健康教育，复诊安排

续　表

时间	住院第 1 天	住院第 2~5 天	住院第 6~13 天	住院第 14 天 （出院日）
病情 变异 记录	□无　□有，原因： 1. 2.	□无　□有，原因： 1. 2.	□无　□有，原因： 1. 2.	
医师 签名				

（二）护士表单

慢性乙型肝炎临床路径护士表单

适用对象：第一诊断为慢性乙型病毒性肝炎（ICD-10：B18.0/B18.1）

患者姓名：		性别： 年龄：		住院号：
住院日期： 年 月 日		出院日期： 年 月 日		标准住院日：10~14 天

时间	住院第 1 天	住院第 2~5 天	住院第 6~13 天	住院第 14 天（出院日）
健康宣教	□ 入院宣教 　介绍主管医师、护士 　介绍环境、设施 　介绍住院注意事项 　介绍探视和陪伴制度 　介绍贵重物品制度 　介绍消毒隔离制度	□ 药物宣教 □ 饮食宣教	□ 药物宣教 □ 饮食宣教	□ 出院宣教 □ 饮食宣教 □ 药物宣教 □ 指导患者办理出院手续
护理处置	□ 核对患者，佩戴腕带 □ 建立入院护理病历 □ 协助患者留取各种标本 □ 测量体重	□ 根据医嘱的相关采血 □ 根据医嘱发放相关药物 □ 干扰素注射和不良反应观察处理	□ 根据医嘱的相关采血 □ 根据医嘱发放相关药物 □ 干扰素注射和不良反应观察处理	□ 办理出院手续 □ 协助取出院带药 □ 书写出院小结
基础护理	□ 级别护理 　晨晚间护理 　患者安全管理	□ 级别护理 　晨晚间护理 　患者安全管理	□ 级别护理 　晨晚间护理 　患者安全管理	□ 级别护理 　晨晚间护理 　患者安全管理
专科护理	□ 护理查体 □ 病情观察 □ 需要时，填写跌倒及压疮防范表 □ 需要时，请家属陪伴 □ 确定饮食种类 □ 心理护理	□ 病情观察 □ 遵医嘱完成相关检查 □ 心理护理	□ 病情观察 □ 遵医嘱完成相关检查 □ 心理护理	□ 出院指导
重点医嘱	□ 详见医嘱执行单	□ 详见医嘱执行单	□ 详见医嘱执行单	□ 详见医嘱执行单
病情变异记录	□ 无 □ 有，原因： 1. 2.	□ 无 □ 有，原因： 1. 2.	□ 无 □ 有，原因： 1. 2.	□ 无 □ 有，原因： 1. 2.
护士签名				

（三）患者表单

慢性乙型肝炎临床路径患者表单

适用对象：第一诊断为慢性乙型病毒性肝炎（ICD-10：B18.0/B18.1）

患者姓名：		性别： 年龄：		住院号：
住院日期： 年 月 日		出院日期： 年 月 日		标准住院日：10~14 天

时间	入院第 1 天	住院第 2~5 天	住院第 6~13 天	住院第 14 天（出院日）
医患配合	□ 配合询问病史、收集资料，务必详细告知既往史、用药史、过敏史 □ 配合进行体格检查 □ 有任何不适告知医师	□ 配合完善相关检查，如采血、留尿、心电图、X 线胸片 □ 医师向患者及家属介绍病情 □ 和医师反馈药物（干扰素或 NAs）的不良反应	□ 配合完善相关检查，如采血、留尿、心电图、X 线胸片 □ 医师向患者及家属介绍病情 □ 和医师反馈药物（干扰素或 NAs）的不良反应	□ 接受出院前指导 □ 知道复查程序 □ 获取出院诊断书
护患配合	□ 配合测量体温、脉搏、呼吸 3 次，血压、体重 1 次 □ 配合完成入院护理评估（简单询问病史、过敏史、用药史） □ 接受入院宣教（环境介绍、病室规定、订餐制度、贵重物品保管等） □ 配合执行探视和陪伴制度 □ 有任何不适请告知护士	□ 配合测量体温、脉搏、呼吸 3 次，询问大便 1 次 □ 接受饮食宣教 □ 接受药物宣教 □ 接受抗病毒治疗（干扰素注射或 NAs）	□ 配合测量体温、脉搏、呼吸 3 次，询问大便 1 次 □ 接受饮食宣教 □ 接受药物宣教 □ 接受抗病毒治疗（干扰素注射或 NAs）	□ 接受出院宣教 □ 办理出院手续 □ 获取出院带药 □ 知道服药方法、作用、注意事项 □ 知道复印病历程序
饮食	□ 遵医嘱饮食	□ 遵医嘱饮食	□ 遵医嘱饮食	□ 遵医嘱饮食
排泄	□ 正常排尿便	□ 正常排尿便	□ 正常排尿便	□ 正常排尿便
活动	□ 卧床休息	□ 逐渐恢复正常活动	□ 逐渐恢复正常活动	□ 正常活动

附：原表单（2016 年版）

慢性乙型肝炎临床路径表单

适用对象：第一诊断为慢性乙型肝炎

患者姓名：	性别：　　年龄：　　门诊号：	住院号：
住院日期：　　年　月　日	出院日期：　　年　月　日	标准住院日：10~14 日

时间	住院第 1 天	住院第 2 天
主要诊疗工作	□ 询问病史及体格检查 □ 完成病历书写 □ 安排入院常规检查 □ 上级医师查房及病情评估（病情重者） □ 制订治疗方案 □ 向家属交代病情（必要时）	□ 上级医师查房 □ 根据实验室检查的结果，完成病情评估并制订治疗计划 □ 完成上级医师查房记录等病历书写 □ 签署"接受抗病毒药物治疗知情同意书"（必要时）
重点医嘱	**长期医嘱：** □ 肝炎护理常规 □ 三级/二级护理/病重（必要时） □ 保肝药 □ 降酶药 □ 退黄药 □ 支持治疗（必要时） **临时医嘱：** □ 血常规、尿常规、便常规 □ 肝肾功能、电解质、血糖、血脂、免疫球蛋白、肝炎病毒指标筛查、HBVDNA、AFP、肝纤维化、凝血项、血氨、HIV、梅毒 □ X 线胸片、心电图、腹部超声 □ HBV DNA 序列（选用） □ 自身免疫抗体（选用） □ 影像学检查（CT、MRI 等）（选用） □ 肝脏活检术（选用）	**长期医嘱：** □ 肝炎护理常规 □ 三级/二级护理 □ 保肝药 □ 降酶药 □ 退黄药 □ 抗病毒治疗（必要时） **临时医嘱：** □ 相关科室会诊（必要时）
主要护理工作	□ 进行疾病和安全宣教 □ 入院护理评估 □ 制订护理计划，填写护理记录 □ 静脉取血（当天或明晨取血） □ 指导患者进行心电图、X 线胸片等检查	□ 观察患者病情变化 □ 填写护理记录 □ 生活、心理护理
病情变异记录	□ 无　□ 有，原因： 1. 2.	□ 无　□ 有，原因： 1. 2.
护士签名		
医师签名		

时间	住院第 3~9 天	住院第 10~14 天 （出院日）
主要 诊疗 工作	□ 上级医师查房 □ 观察并处理（改善或加重） □ 随访肝功能及凝血功能，及时调整治疗方案	□ 主治医师进行诊疗评估，确定患者是否可以 　出院 □ 完成出院小结 □ 向患者及其家属交代出院后注意事项，预约 　复诊日期
重 点 医 嘱	**长期医嘱：** □ 保肝药 □ 降酶药 □ 退黄药 □ 对症支持（根据情况） **临时医嘱：** □ 复查血常规、肝肾功能、凝血功能、电解质、 　血糖（必要时）	**长期医嘱：** □ 调整抗病毒治疗方案（必要时） **临时医嘱：** □ 出院带药 □ 门诊随诊
主要 护理 工作	□ 观察患者病情变化（饮食情况、大小便、尿量、 　神志） □ 注意有无继发感染（腹腔、呼吸道、皮肤等）	□ 指导患者办理出院手续 □ 出院后疾病指导及家庭肝炎防控
病情 变异 记录	□ 无　□ 有，原因： 1. 2.	□ 无　□ 有，原因： 1. 2.
护士 签名		
医师 签名		

第二十四章

乙型肝炎肝硬化代偿期临床路径释义

一、乙型肝炎肝硬化编码

1. 原编码：

疾病名称及编码：肝硬化（ICD-10：K74.100）

2. 修改编码：

疾病名称及编码：肝炎后肝硬化（ICD-10：K74.608）

二、临床路径检索方法

K74.608

三、国家医疗保障疾病诊断相关分组（GHS-DRG）

MDC 编码：MDCH（肝、胆、胰疾病及功能障碍）

ADRG 编码：HS2（肝硬化）

四、乙型肝炎肝硬化代偿期临床路径标准住院流程

（一）适用对象

第一诊断为肝硬化（ICD-10：K74.100）伴慢性乙型活动性肝炎疾病编码。

> **释义**
>
> ■ 本路径适用对象为代偿期乙型肝炎肝硬化患者，如病情严重，出现出血倾向、肝性脑病等肝衰竭征象或乙型肝炎肝硬化失代偿期的患者，需进入其他路径。

（二）诊断依据

根据《实用内科学》（陈灏珠主编，人民卫生出版社，2005 年，第 12 版）、《内科学》（王吉耀主编，人民卫生出版社，2013 年，第 2 版）和中华医学会肝病分会、中华医学会感染病学分会 2015 年版《慢性乙型肝炎防治指南》[中华肝脏病杂志，2015，23（12）：888-905]，以及《欧洲营养指南》[临床营养 2006，25（2）285-294]。

1. 根据影像学诊断或肝组织病理学诊断，肝脏弹性扫描检查、肝功能生化学、凝血功能以及 Child-Turcotte-Pugh 评分等检查评估肝脏功能。影像学、生物化学或血液学检查有肝细胞合成功能障碍或门静脉高压证据，或肝组织学符合肝硬化诊断，不伴有食管-胃底静脉曲张破裂出血、腹水或肝性脑病等并发症。

2. 乙型肝炎病毒标志物阳性，可伴或不伴 HBV-DNA 阳性和肝功能异常。

3. 排除其他原因引起的肝硬化。

> **释义**
>
> ■ 本路径的制订主要参考国内权威参考书和诊疗指南。
> ■ 病史和症状是诊断肝硬化的基本依据，长期腹胀、乏力、食欲缺乏，蜘蛛痣、肝掌等提示慢性肝病的诊断，但其他慢性肝病可以有类似表现，此外也有部分患者临床症状不明显，只是实验室检查发现肝功能异常，应全面检测。

（三）治疗方案的选择

根据《实用内科学》（陈灏珠主编，人民卫生出版社，2005年，第12版）、《内科学》（王吉耀主编，人民卫生出版社，2013年，第2版）和中华医学会肝病分会、中华医学会感染病学分会2015年版《慢性乙型肝炎防治指南》［中华肝脏病杂志，2015，23（12）：888-905］以及《欧洲营养指南》［临床营养 2006，25（2）285-294］。

1. 隔离：血液与体液消毒隔离。
2. 评估肝硬化为代偿期（Child-Pugh分级为A级）。或按五期分类法评估肝硬化并发症情况；1期，无静脉曲张，无腹水；2期，有静脉曲张，无出血及腹水。
3. 评估乙型肝炎病毒复制状态。
4. 若HBV-DNA阳性，应用核苷（酸）类药物抗病毒治疗。
5. 中医中药。

> **释义**
>
> ■ 乙型肝炎肝硬化无法治愈，治疗的目的是控制病情进展，减少终末期肝病如失代偿肝硬化和肝癌的发生。
> ■ 乙型肝炎病毒所致的肝脏炎症坏死及其所致的肝纤维化是疾病进展的主要病理学基础。甘草酸制剂（如甘草酸单铵半胱氨酸）、肝爽颗粒、水飞蓟素制剂、多不饱和卵磷脂制剂以及双环醇等，有不同程度的抗炎、抗氧化、保护肝细胞膜及细胞器等作用，临床应用可改善肝脏生化学指标。
> ■ 保肝药物、抗纤维化药物对肝硬化的疗效不确切。
> ■ 对HBV-DNA阳性者，持久抗病毒治疗可以延缓疾病进展甚至部分逆转肝硬化。干扰素（IFN）虽然具有免疫调节和抗纤维化作用，但不良反应较大，治疗可能导致肝脏损伤加重，导致失代偿的发生，本路径推荐首选核苷（酸）类似物进行抗病毒治疗。

（四）标准住院日

9~10日。

> **释义**
>
> ■ 住院的目的是全面评估病情，确定治疗方案，并观察抗HBV等治疗的早期不良反应。

（五）进入路径标准

1. 第一诊断必须符合肝硬化（ICD-10：K74）伴慢性乙型活动性肝炎疾病编码。

2. 符合需要住院的指征：乙型肝炎肝硬化出现炎症活动（GPT 显著升高伴或不伴胆红素异常）。

3. 当患者同时具有其他疾病诊断，但在住院期间不需要特殊处理，也不影响第一诊断的临床路径流程实施时，可以进入路径。

> **释义**
>
> ■ 进入路径患者第一诊断为乙型肝炎肝硬化，同时未出现出血倾向、肝性脑病等肝衰竭或失代偿期肝硬化征象。
>
> ■ 如患者同时诊断其他疾病如糖尿病、高血压、支气管哮喘、风湿免疫病、甲状腺疾病等，需全面评估，如果对肝硬化治疗无明显影响，可以进入路径，但住院期间变异可能增多，可能延长住院时间，增加费用。

（六）住院期间检查项目

1. 必需的检查项目：

（1）血常规、尿常规、便常规+隐血。

（2）肝肾功能、胆碱酯酶、电解质、血糖、血脂、凝血功能、血氨。

（3）AFP、CEA、CA199、肝纤维化指标（PⅢP、Ⅳ型胶原、层连蛋白、透明质酸）。

（4）HBsAg、HBsAb、HBeAg、HBeAb、HbcAb；HBV-DNA。

（5）抗 HCV。

（6）X 线胸片、心电图、腹部超声。

（7）食管钡餐检查或胃镜检查。

2. 根据患者情况可选择：

（1）铜蓝蛋白、抗 HIV、RPR、甲状腺功能、自身免疫性肝病检查，腹部增强 CT 或 MRI。

（2）肝脏瞬时弹性成像。

（3）怀疑肝性脑病者可查血氨等。

（4）发现腹水者，需行腹水诊断性穿刺检查，包括腹水常规、生化、需氧和厌氧血培养瓶腹水细菌培养。

（5）肝硬化诊断有怀疑者，在血小板和凝血功能合格条件下，可行超声引导下肝穿刺活检术。

> **释义**
>
> ■ 血常规、肝肾功能、血电解质、凝血等项目对于病情评估时必须的。
>
> ■ 尿常规、便常规、心电图、胸部 X 线时住院患者最基本的一些检查；丙型肝炎病毒标志物有助于明确是否合并 HCV 感染，AFP 则对肝癌有提示意义。铜蓝蛋白、自身抗体等有助于鉴别肝豆状核变性及自身免疫性肝病等。肝脏瞬时弹性成像是评价肝纤维化/硬化较好的无创检查手段。

（七）治疗方案与药物选择

1. 一般治疗：

（1）休息，注意血液与体液隔离。

（2）热量供应：30～40kcal/（kg·d），蛋白质 0.8～1.2g/（kg·d），高维生素、易消化食物。

2. 针对病因治疗：

（1）存在肝硬化的客观依据时，无论 ALT 和 HBeAg 情况，若 HBV-DNA 阳性，需要长期抗病毒治疗，初治推荐选用恩替卡韦或替诺福韦酯。

（2）酌情应用干扰素抗病毒治疗。

3. 其他对症支持治疗：包括静脉输注护肝药物、维持水、电解质、酸碱平衡；酌情应用血浆、白蛋白支持治疗等。避免肾损伤药物使用。

4. 中医中药。

> **释义**
>
> ■ 应用保肝药物一定程度上可以减轻症状，促进肝功恢复。甘草酸制剂（如甘草酸单铵半胱氨酸）是当前肝病领域中用于抗炎保肝治疗的一线药物之一，可用于肝功能异常的病毒性肝炎患者，也可与抗病毒药物联合应用于肝功能异常的乙型肝炎患者。但在乙型肝炎肝硬化患者作用有限。
>
> ■ 抗病毒治疗对延缓疾病进展有确切效果，无论 HBeAg 和 GPT 状况如何，只要血清 HBV-DNA 阳性，均应给予抗 HBV 治疗，首选强效低耐药核苷（酸）类似物如恩替卡韦或者替诺福韦。治疗为长期甚至终身性。中止治疗会导致病情反弹，引发失代偿并发症。
>
> ■ 干扰素不良反应较大，肝硬化患者通常耐受不佳，应在和患者充分交流利弊情况下，由有经验医师密切监测下进行。
>
> ■ 肝硬化患者可使用中医中药抗纤维化治疗，临床研究显示，抗纤维化中成药扶正化瘀片（胶囊）、肝爽颗粒等与抗病毒药物联用可有效改善肝纤维化程度，改善肝功能。

（八）出院标准

病情稳定，治疗方案确定。

> **释义**
>
> ■ 患者出院前应完成所有必须检查的项目，经过治疗病情稳定。

（九）变异及原因分析

1. 经治疗后，乙型肝炎肝硬化患者肝功能严重障碍或进行性恶化，伴失代偿期并发症，如不能控制的自发性腹膜炎、肝肾综合征、食管-胃底静脉曲张合并出血、肝性脑病等，则退出该路径，进入相应的临床路径。

2. 经检查发现原发性肝癌，则退出该路径，进入相应的临床路径。

> **释义**
>
> ■ 患者出现出血倾向、肝性脑病等肝衰竭或肝硬化失代偿征象，应中止本路径，转入相关治疗流程。
>
> ■ 住院期间发现患者存在进入路径前未知的严重疾病，影响肝硬化治疗的，需根据具体情况或中止本路径，或延长治疗时间。
>
> ■ 无论何种原因出现变异，应在医师表单中予以说明。

五、乙型肝炎肝硬化代偿期临床路径给药方案

（一）用药选择

1. 辅助用药：多种水溶性维生素，如维生素 C、B 族维生素、葡醛内酯等；肠道益生菌制剂，如双歧杆菌、乳酸杆菌或多种菌复合制剂。

2. 保肝降酶药物：甘草酸制剂（如甘草酸二铵和复方甘草酸苷、甘草酸单铵半胱氨酸）有较好的抗炎、稳定细胞膜作用；有口服和静脉剂型，适合序贯治疗。双环醇等有很好的降低转氨酶作用。多烯磷脂酰胆碱可提供肝细胞代谢所需的能量，改善脂质代谢；磷脂也是肝细胞膜的构成组分。

3. 退黄疸药物：腺苷蛋氨酸和熊去氧胆酸可用于较重黄疸的退黄治疗。

4. 抗病毒药物：核苷（酸）类似物首选强效低耐药的恩替卡韦 0.5mg/d 或者替诺福韦 300mg/d，需长期甚至终身治疗。

（二）药学提示

1. 核苷（酸）类似物：不良反应较少见。替诺福韦有导致肾小管损伤的报道，对已有肾脏疾病者通常不做首选。长期应用替诺福韦的患者发生骨质疏松的风险增加，应注意监测。

2. 保肝药物不良反应相对少见，但仍需注意。甘草酸制剂有类似于糖皮质激素的不良反应，包括水钠潴留、低钾血症、血压升高等。原有高血压、肾功能不全、心力衰竭、心律失常患者应小心使用，注意不良反应的发生，当和利尿药合用时，更易出现低钾血症。

（三）注意事项

1. 静脉甘草酸制剂宜以葡萄糖溶液溶解，对减轻水钠潴留有一定益处。

2. 多烯磷脂酰胆碱应于餐后整粒服用，以改善吸收效果；静脉用药时，只能用不含电解质的溶液如 5% 或 10% 葡萄糖溶解。

3. 恩替卡韦吸收受食物影响，服药应严格空腹，即服药前后 2 小时内不宜进食。肾功能受损者应根据肾小球滤过率调整剂量。

4. 治疗前应检测肝肾功能、血常规、血糖及尿常规。治疗中每 3 个月查肝肾功能、电解质、HBV-DNA，每 6 个月查血常规、乙型肝炎三系、PT、肝胆胰脾超声。

六、推荐表单

（一）医师表单

乙型肝炎肝硬化代偿期临床路径医师表单

适用对象：第一诊断为肝炎后肝硬化（ICD-10：K74.608）

患者姓名：		性别：　年龄：		住院号：
住院日期：　　年　月　日		出院日期：　　年　月　日		标准住院日：10 天

时间	住院第 1 天	住院第 2~9 天	住院第 10 天（出院日）
主要诊疗工作	□ 完成询问病史和体格检查 □ 完成病历书写 □ 安排完善常规检查 □ 初步向患者及家属交代病情	□ 上级医师查房，确定抗 HCV 治疗方案 □ 完成上级医师查房记录等病历书写 □ 根据上级医师查房意见再次与患者及家属沟通病情，充分交代抗 HBV 治疗不同方案的利弊，协助患者接受合理的抗病毒方案	□ 通知患者及其家属今天出院 □ 完成出院记录、病案首页、出院证明书 □ 向患者及其家属交代出院后注意事项 □ 安排患者门诊继续治疗计划 □ 将出院小结及出院证明书交患者或其家属
重点医嘱	**长期医嘱：** □ 内科护理常规 □ 膳食医嘱 □ 既往用药 □ 视病情予口服或静脉保肝药物 □ 视病情予静脉输液补充电解质及能量 **临时医嘱：** **必需的实验室检查：** □ 血常规、尿常规、便常规 □ 肝肾功能、血糖、血脂、电解质 □ 凝血功能 □ 甲状腺功能 □ HBV-DNA □ 甲、丙、戊肝抗体 □ 抗 HIV，梅毒血清学 □ 腹部超声 **根据病情的实验室检查：** □ 自身抗体（按需） □ 腹部 CT/MRI（按需） □ 其他临时对症处理	**长期医嘱：** □ 内科护理常规依据 □ 病情需要制订护理计划 □ 膳食医嘱 □ 口服保肝药物 □ 静脉输液（方案视患者情况而定） □ NAs 抗病毒治疗 **临时医嘱：** □ 临时对症治疗（如退热药物） □ 每周 1 次血常规、肝肾功能 □ 依据上级医师查房意见完善检查如肝脏瞬时弹性成像等	**出院医嘱：** □ 出院带药 □ 出院健康教育，复诊安排
病情变异记录	□ 无　□ 有，原因： 1. 2.	□ 无　□ 有，原因： 1. 2.	
医师签名			

（二）护士表单

乙型肝炎肝硬化代偿期临床路径护士表单

适用对象：第一诊断为肝炎后肝硬化（ICD-10：K74.608）

患者姓名：	性别：　　年龄：	住院号：
住院日期：　　年　月　日	出院日期：　　年　月　日	标准住院日：10天

时间	住院第 1 天	住院第 2~9 天	住院第 10 天（出院日）
健康宣教	□ 入院宣教 　　介绍主管医师、护士 　　介绍环境、设施 　　介绍住院注意事项 　　介绍探视和陪伴制度 　　介绍贵重物品制度 　　介绍消毒隔离制度	□ 药物宣教 □ 饮食宣教	□ 出院宣教 □ 饮食宣教 □ 药物宣教 □ 指导患者办理出院手续
护理处置	□ 核对患者，佩戴腕带 □ 建立入院护理病历 □ 协助患者留取各种标本 □ 测量体重	□ 根据医嘱的相关采血 □ 根据医嘱发放相关药物 □ 药物不良反应观察处理 □ 肝硬化并发症观察	□ 办理出院手续 □ 协助取出院带药 □ 书写出院小结
基础护理	□ 级别护理 　　晨晚间护理 　　患者安全管理	□ 级别护理 　　晨晚间护理 　　患者安全管理	□ 级别护理 　　晨晚间护理 　　患者安全管理
专科护理	□ 护理查体 □ 病情观察 □ 需要时，填写跌倒及压疮防范表 □ 需要时，请家属陪伴 □ 确定饮食种类 □ 心理护理	□ 病情观察 □ 遵医嘱完成相关检查 □ 心理护理	□ 出院指导
重点医嘱	□ 详见医嘱执行单	□ 详见医嘱执行单	□ 详见医嘱执行单
病情变异记录	□ 无　□ 有，原因： 1. 2.	□ 无　□ 有，原因： 1. 2.	□ 无　□ 有，原因： 1. 2.
护士签名			

（三）患者表单

乙型肝炎肝硬化代偿期临床路径患者表单

适用对象：第一诊断为肝炎后肝硬化（ICD-10：K74.608）

患者姓名：	性别： 年龄：	住院号：
住院日期： 年 月 日	出院日期： 年 月 日	标准住院日：10 天

时间	入院第 1 天	住院第 2~9 天	住院第 10 天 （出院日）
医患配合	□ 配合询问病史、收集资料，请务必详细告知既往史、用药史、过敏史 □ 配合进行体格检查 □ 有任何不适告知医师	□ 配合完善相关检查，如采血、留尿、心电图、X 线胸片 □ 医师向患者及家属介绍病情 □ 和医师反馈药物的不良反应	□ 接受出院前指导 □ 知道复查程序 □ 获取出院诊断书
护患配合	□ 配合测量体温、脉搏、呼吸 3 次，血压、体重 1 次 □ 配合完成入院护理评估（简单询问病史、过敏史、用药史） □ 接受入院宣教（环境介绍、病室规定、订餐制度、贵重物品保管等） □ 配合执行探视和陪伴制度 □ 有任何不适告知护士	□ 配合测量体温、脉搏、呼吸 3 次，询问大便 1 次 □ 接受饮食宣教 □ 接受药物宣教 □ 接受抗病毒治疗	□ 接受出院宣教 □ 办理出院手续 □ 获取出院带药 □ 知道服药方法、作用、注意事项 □ 知道复印病历程序
饮食	□ 遵医嘱饮食	□ 遵医嘱饮食	□ 遵医嘱饮食
排泄	□ 正常排尿便	□ 正常排尿便	□ 正常排尿便
活动	□ 卧床休息	□ 逐渐恢复正常活动	□ 正常活动

附：原表单（2016年版）

乙型肝炎肝硬化代偿期临床路径表单

适用对象：第一诊断为肝硬化（ICD-10：K74）伴慢性乙型活动性肝炎

患者姓名：	性别：　　年龄：　　门诊号：	住院号：
住院日期：　　年　月　日	出院日期：　　年　月　日	标准住院日：9~10日

日期	住院第 1 天
主要诊疗工作	□ 询问病史及体格检查 □ 完成病历书写 □ 开实验室检查单 □ 上级医师查房，初步确定诊断 □ 根据急查的辅助检查结果进一步确定诊断 □ 签署自费药品使用同意书
重点医嘱	**长期医嘱：** □ 内科护理常规 □ 一级/二级/三级护理 □ 少渣软食 □ 记 24 小时出入量（必要时） □ 记大便次数及量 □ 对症及支持治疗，纠正水、电解质、酸碱平衡紊乱等 □ 保肝药物 **临时医嘱：** □ 血常规、尿常规、便常规+隐血 □ 肝肾功能、胆碱酯酶、电解质、血糖、凝血功能、血氨、血气分析（必要时） □ AFP、CEA、CA19-9、肝纤维化指标（PⅢP、Ⅳ型胶原、层连蛋白、透明质酸） □ HBsAg、HBsAb、HBeAg、HBeAb、HBcAb；HBV-DNA、抗 HCV □ X 线胸片、心电图、腹部超声 □ 必要时查铜蓝蛋白、甲状腺功能、自身免疫性肝病检查、抗 HIV、RPR 等
主要护理工作	□ 介绍病房环境、设施和设备 □ 入院护理评估 □ 宣教 □ 做好饮食指导
病情变异记录	□ 无　□ 有，原因： 1. 2.
护士签名	
医师签名	

日期	住院第 2~3 天	住院第 4~6 天
主要诊疗工作	□ 上级医师查房 □ 完成入院检查 □ 继续治疗 □ 评价是否需要抗病毒治疗 □ 评价是否需要腹部增强 CT 或 MRI、血气分析、食管吞钡或胃镜检查 □ 肝脏瞬时弹性成像 □ 必要时向患者家属告知病情通知，并签署病情通知书 □ 完成上级医师查房记录等病历书写	□ 上级医师查房 □ 继续治疗 □ 根据检查结果进行鉴别诊断，判断是否合并其他肝硬化并发症 □ 调整治疗方案 □ 视病情变化进行相关科室会诊 □ 完成病程记录
重点医嘱	**长期医嘱：** □ 内科护理常规 □ 一级或二级护理 □ 少渣软食或伴低钠饮食 □ 记 24 小时出入量 □ 记大便次数及量 □ 视病情通知病重或病危 □ 对症及支持治疗，纠正水、电解质、酸碱平衡紊乱等 □ 抗病毒治疗 □ 护肝药物 **临时医嘱：** □ 血氨（必要时） □ 血气分析（必要时） □ 电解质（必要时） □ 肝肾功、凝血功能、血常规（必要） □ 心电监护（必要时） □ 其他医嘱	**长期医嘱：** □ 内科护理常规 □ 根据病情确定饮食类型 □ 记 24 小时出入量 □ 记大便次数及量 □ 继续抗病毒治疗和护肝治疗 □ 对症及支持治疗 □ 酌情通知病危或病重 □ 酌情更改护理级别 □ 其他医嘱 **临时医嘱：** □ 复查血常规、便常规+隐血 □ 复查肝肾功能、胆碱酯酶、电解质、血糖、凝血功能、血氨、血气分析 □ 吸氧（必要时） □ 心电监护（必要时） □ 其他医嘱
主要护理工作	□ 观察患者病情变化 □ 监测患者生命体征变化 □ 心理护理	□ 观察患者病情变化 □ 做好用药的指导 □ 心理护理
病情变异记录	□ 无　□ 有，原因： 1. 2.	□ 无　□ 有，原因： 1. 2.
护士签名		
医师签名		

日期	住院第 7~8 天	住院第 9~10 天 （出院日）
主要 诊疗 工作	□ 上级医师查房 □ 观察并发症情况 □ 调整治疗方案 □ 完成病程记录	□ 上级医师查房，进行评估，明确是否可出院 □ 完成出院记录、病案首页、出院证明书等 □ 向患者交代出院后的注意事项，如返院复诊 　的时间、地点，发生紧急情况时的处理等
重 点 医 嘱	**长期医嘱：** □ 饮食：根据病情逐步调整饮食 □ 继续抗病毒或护肝治疗 □ 其他医嘱 **临时医嘱：** □ 复查血常规、便常规+隐血 □ 复查肝肾功能、胆碱酯酶、电解质、血糖、 　血氨 □ 其他医嘱	**出院医嘱：** □ 出院带药 □ 其他医嘱 □ 定期门诊随访
主要 护理 工作	□ 观察患者病情变化 □ 满足患者的各种生活需要 □ 做好用药的指导	□ 指导患者办理出院手续 □ 做好患者出院后的饮食指导 □ 指导肝炎的家庭防护
病情 变异 记录	□ 无　□ 有，原因： 1. 2.	□ 无　□ 有，原因： 1. 2.
护士 签名		
医师 签名		

第二十五章

化脓性脑膜炎临床路径释义

【医疗质量控制指标】（专家建议）

指标一、成人患者表现为突发高热和脑膜刺激征，应怀疑急性细菌性脑膜炎。

指标二、突发严重疾病的患者如存在其他与中枢神经系统相关的主诉症状，应考虑细菌性脑膜炎诊断。

指标三、通过培养或其他诊断技术从脑脊液中分离出细菌性病原体，可证实脑膜炎诊断。血培养阳性合并脑脊液细胞数增多的患者，也可建立诊断。

指标四、在腰穿前已接受抗生素治疗会降低脑脊液培养和革兰染色的检出率。

指标五、细菌性脑膜炎特征：CSF 葡萄糖浓度小于 40mg/dl，蛋白大于 200mg/dl，白细胞计数大于 $1000/\mu l$，且以中性粒细胞为主。

指标五、化脓性脑膜炎是急症，必须立即采取措施确定具体病因并开始有效治疗。

指标六、社区获得性化脓性脑膜炎，经验性抗生素可选择应覆盖肺炎链球菌及脑膜炎双球菌，根据病原学结果调整治疗。

指标七、应尽可能选择杀菌、CSF 分布高的抗菌药物。

一、化脓性脑膜炎编码

1. 原编码：

疾病名称及编码：细菌性脑膜炎（ICD-10：G00. 901）

2. 修改编码：

疾病名称及编码：细菌性脑膜炎（ICD-10：G00）

二、临床路径检索方法

G00

三、国家医疗保障疾病诊断相关分组（GHS-DRG）

MDC 编码：MDCB（神经系统疾病及功能障碍）

ADRC 编码：BT2（神经系统的其他感染）

四、化脓性脑膜炎临床路径标准住院流程

（一）适用对象

第一诊断为化脓性脑膜炎（ICD-10：G00. 901）。

（二）诊断依据

根据原卫生部"十二五"规划教材、全国高等学校教材《传染病学》（李兰娟、任红主编，人民卫生出版社，2013 年，第 8 版），《儿科学》第 8 版（原卫生部"十二五"规划教材，王卫平主编，人民卫生出版社）。

1. 临床表现：发热、头痛、精神萎靡、疲乏无力等。脑膜刺激征，颅内压增高，可有惊厥、意识障碍、肢体瘫痪或感觉异常等。

2. 辅助检查：外周血白细胞总数计数增高，分类以中性粒细胞为主。脑脊液外观浑浊，压

力增高，白细胞总数增多，多在（500~1000）×10⁶/L以上，中性粒细胞为主，糖和氯化物明显降低，蛋白质明显增高；涂片、培养可发现致病菌。

> **释义**
>
> ■ 指导内容现更新为"十二五"国家规划教材《感染病学》（2015年，第3版，李兰娟、王宇明主编），《实用内科学》（2013年，第14版，陈灏珠，林果为，王吉耀主编）。
>
> ■ 本路径的制订主要参考国内权威参考书和诊疗指南。
>
> ■ 症状和体征是诊断化脓性脑膜炎的基本线索，发热、头痛、脑膜刺激征阳性，无论是否伴有意识障碍或定位体征，均高度提示脑膜炎，外周血白细胞计数升高，分类以中性粒细胞为主，提示化脓性脑膜炎可能，确诊依赖于脑脊液检查结果。

（三）治疗方案的选择

根据原卫生部"十二五"规划教材、全国高等学校教材《传染病学》（李兰娟、任红主编，人民卫生出版社，2013年，第8版），《儿科学》第8版（原卫生部"十二五"规划教材，王卫平主编，人民卫生出版社），《抗菌药物临床应用指导原则》（2015年版）（《抗菌药物临床应用指导原则》修订工作组，国卫办医发〔2015〕43号）。

1. 病原治疗：选用敏感的抗菌药物，遵循早期、足量、足疗程、敏感、易透过血脑屏障的原则。

2. 一般及对症治疗：做好护理，预防并发症。保证足够液体量、热量及电解质。高热时可用物理降温和药物降温；颅内高压时给予20%甘露醇，应用过程中注意对肾脏的损伤。

3. 重症患者，可给予糖皮质激素，减轻炎症反应，降低颅内压，减少炎症粘连，减少神经系统后遗症。

4. 并发症的治疗。

> **释义**
>
> ■ 指导内容现更新为"十二五"国家规划教材《感染病学》（2015年，第3版，李兰娟、王宇明主编），《实用内科学》（2013年，第14版，陈灏珠，林果为，王吉耀主编），《抗菌药物临床应用指导原则》（2015年版）（《抗菌药物临床应用指导原则》修订工作组，国卫办医发〔2015〕43号）。
>
> ■ 本病通常进展迅速，短时间即可危及生命，临床拟诊应立即开始经验性抗菌治疗。
>
> ■ 化脓性脑膜炎的常见病原菌在不同年龄段，不同身体免疫状态不同。总体而言以肺炎链球菌、脑膜炎奈瑟菌、流感嗜血杆菌等为常见，幼儿、老年及免疫功能低下者还要考虑李斯特菌等。经验性抗菌治疗应覆盖上述病原菌，有明确病原学结果后结合临床疗效再行调整。应选择能透过血脑屏障杀菌性抗菌药物，并给予充足的剂量。
>
> ■ 在充分抗感染的情况下，早期给予糖皮质激素可以减轻炎症反应，降低颅内压，减少炎症渗出而导致粘连，减少神经系统后遗症。
>
> ■ 对症退热，降低颅内压也非常重要。

（四）标准住院日

21～28 天。

> **释义**
>
> ■ 所有化脓性脑膜炎患者均需住院治疗，住院时间长短取决于病原菌的不同和治疗反应。

（五）进入路径标准

1. 第一诊断必须符合 ICD-10：G00.901 化脓性脑膜炎疾病编码。

2. 当患者同时具有其他疾病诊断，如在住院期间不需特殊处理也不影响第一诊断的临床路径流程实施时，可以进入路径。

> **释义**
>
> ■ 进入本路径患者第一诊断为化脓性脑膜炎，如患者同时诊断其他疾病如糖尿病、支气管哮喘、风湿免疫病等，需全面评估，如果对化脓性脑膜炎治疗无明显影响，可以进入本路径，但住院期间变异可能增多，也可能延长住院时间，增加费用。

（六）住院期间检查项目

1. 必需的检查项目：

（1）血常规、尿常规、便常规。

（2）腰椎穿刺脑脊液常规+生化、细菌培养、抗酸染色、墨汁染色+涂片等。

（3）肝肾功能、电解质、心肌酶谱、血凝试验、血糖。

（4）血培养、CRP、PCT。

2. 根据患者病情可选择的检查项目：血气分析、遗传代谢病筛查、自身免疫检查。头颅影像学检查。

> **释义**
>
> ■ 脑脊液检查是确诊化脓性脑膜炎的关键，无禁忌应尽快行腰椎穿刺，脑脊液即刻送检行革兰染色，以尽早指导治疗，其他病原学检查如墨汁染色、抗酸染色等有助于排除其他病因导致的脑膜炎，脑脊液培养到病原体有助于将经验性抗菌治疗转化为目标治疗。
>
> ■ 血常规对判断是否细菌感染有提示意义，其他常规检查如尿常规、便常规、心电图、胸部 X 线时住院患者最基本的一些检查；肝肾功能、血气分析等有助于患者基础状态的判断和病情轻重的评估。
>
> ■ 头颅影像检查如 CT/MRI 用以排除脑脓肿及其他颅内占位病变。

（七）治疗方案与药物选择

1. 抗菌药治疗：初始选用易透过血脑屏障的针对可能病原菌有效的抗菌药物，必要时联合用药；待病原菌明确后参照药物敏感试验结果选药；疗程一般为 2~3 周，要求严格掌握停药指征，即症状消失，热退 1 周以上，脑脊液完全恢复正常方可停药。

2. 激素：地塞米松 0.2~0.6mg/（kg·d），分次静脉注射，连用 3~5 天。

3. 脱水降颅压治疗。

4. 护脑营养神经、保护脏器功能治疗。

5. 对症和支持治疗。

6. 并发症的治疗。

> **释义**
>
> ■ 抗菌药物的选择：三代头孢菌素可以覆盖化脓性脑膜炎的大多数病原菌如肺炎链球菌、脑膜炎奈瑟菌、流感嗜血杆菌等，是经验治疗的首选。可考虑联合万古霉素。但对于免疫功能受损的患者以及新生儿、老年等特殊人群，应考虑到李斯特菌可能，大剂量青霉素 G 或氨苄青霉素可能是更适宜的方案。
>
> ■ 糖皮质激素应用的前提是应用充分的抗感染治疗，适用于重症患者，需早期使用。
>
> ■ 脱水降颅内压治疗包括甘露醇、甘油果糖、利尿剂等药物及腰椎穿刺或侧脑室穿刺引流脑脊液。
>
> ■ 对于重症伴意识障碍的患者吸入性肺炎及应激性溃疡的预防也十分重要。

（八）出院标准

1. 临床症状消失。

2. 热退 1 周以上。

3. 脑脊液完全恢复正常。

4. 没有需要住院处理的并发症和/或合并症。

> **释义**
>
> ■ 出院患者必须达到感染的完全控制，包括症状消失和脑脊液指标恢复正常。

（九）变异及原因分析

难治性化脓性脑膜炎，即常规抗菌药治疗不能控制疾病，可以转出本路径，包括以下几个方面：

（1）体温不退或退而复升，脑脊液指标难以回复正常，需要改用其他抗菌药物。

（2）病情进行性加重，出现并发症，需要加用其他治疗方案。

> **释义**
>
> ■ 患者经抗感染及对症支持治疗反应不佳，出现脑膜炎加重、重症肺炎、呼吸衰竭、心力衰竭等表现，需转入 ICU 治疗，应中止本路径，转入相应流程。

五、化脓性脑膜炎临床路径给药方案

（一）用药选择

1. 抗菌药物选择：一般人群经验治疗首选头孢曲松，成人每次 2g，q12h。儿童用量根据体重核算，50mg/kg，q12h。如果当地耐青霉素肺炎球菌流行率较高，可考虑联合万古霉素 15mg/kg，q8h。考虑李斯特菌感染首选氨苄青霉素 2g，q4~6h。其他确定病原的抗菌药选择参见下表：

表　针对不同病原的抗菌药物选择

细菌	抗菌药物
肺炎链球菌	三代头孢菌素±万古霉素
大肠埃希菌	三代头孢菌素
李斯特菌	氨苄青霉素或青霉素+庆大霉素
B 群链球菌	青霉素+庆大霉素或三代头孢菌素
铜绿假单胞菌	头孢他定/美罗培南
流感嗜血杆菌	三代头孢菌素
葡萄球菌 MSS MRS	 耐酶青霉素 万古霉素/利奈唑胺

不同病原体抗感染疗程不尽相同，通常脑膜炎奈瑟菌、流感嗜血杆菌 7 天，肺炎链球菌 10~14 天，李斯特菌、铜绿假单胞菌等至少 21 天。

2. 糖皮质激素：出现明显颅内高压、脑水肿等重症患者应用，通常地塞米松 0.2~0.6mg/（kg·d），分次静脉注射，疗程 3~5 天。

3. 降低颅内压：20%甘露醇 125~250ml，2~4 次/日，根据颅内压控制情况决定给药次数。效果不佳考虑腰椎穿刺或侧脑室引流。

（二）药学提示

糖皮质激素的不良反应，包括水钠潴留、低钾血症、血压升高等。应用万古霉素需监测血药浓度，使谷浓度达到 15~20μg/ml。

（三）注意事项

1. 幼儿退热药禁用阿司匹林。
2. 肾功能减退者应用甘露醇应慎重，密切监测尿量、肾功能。
3. 中医中药的注意事项。

六、化脓性脑膜炎护理规范

1. 发热期间卧床休息，定时监测体温，必要时给予物理或药物降温。
2. 颅内压升高者床旁备负压吸引装置，患者头高足低卧床休息，尽量保持侧卧位。
3. 对头痛明显的患者，密切监测颅内压变化，定时查看瞳孔变化并详细记录，必要时追加甘露醇等降颅压药物。
4. 密切监测患者生命体征，生命体征不稳定、神志不清或怀疑脑疝者给予持续心电监护，每班做好床头交接班。
5. 使用甘露醇降颅压治疗或连续 2 周以上输液者宜选用中心静脉通路。
6. 流脑患者传染期宜单间隔离，注意开窗通风及病室消毒，保持病室环境整洁温湿度正常。
7. 腰椎穿刺术后患者去枕平卧 4~6 小时。

8. 高热降温后出汗较多患者，及时更换被服，保持床单位整洁，提高患者合适度；记录 24 小时出入量，保持水电解质平衡。

七、化脓性脑膜炎营养治疗规范

1. 应给予患者足够的热量。

2. 维持水及电解质平衡。

3. 合理膳食，适当补充维生素。无法进食者予以静脉液体补充。

八、化脓性脑膜炎患者健康宣教

1. 早期发现患者，早期诊断，早期治疗。

2. 流行性脑膜炎流行期间应注意个人卫生，如勤洗手、打喷嚏、咳嗽时使用手帕，不直接面对他人等，避免大型集会及人员聚集活动。

3. 流脑密切接触者应尽早予以预防性治疗。

九、推荐表单

（一）医师表单

化脓性脑膜炎临床路径医师表单

适用对象：第一诊断为化脓性脑膜炎（ICD-10：G00）

患者姓名：	性别：	年龄：	门诊号：	住院号：
住院日期：　年　月　日	出院日期：　年　月　日			标准住院日：21~28 天

时间	住院第 1 天	住院第 2~3 天	住院第 4~7 天
主要诊疗工作	□ 询问病史与体格检查 □ 完善脑脊液检查 □ 尽早经验性抗菌药治疗，降颅压，控制惊厥 □ 及时处理脑疝，感染性休克等危重疾病 □ 完成病历书写 □ 上级医师查房与病情评估 □ 开实验室检查单、完成实验室初步检查 □ 向患者家属初步交代病情	□ 上级医师查房，确定进一步的检查和治疗方案 □ 完成上级医师查房记录 □ 严密观察生命体征变化，必要时复查脑脊液 □ 完成其他辅助检查	□ 上级医师查房 □ 完成上级医师查房记录 □ 根据血培养、脑脊液培养结果选择敏感抗菌药
重点医嘱	**长期医嘱：** □ 内科护理常规（必要时心电监护） □ 饮食 □ 抗菌药物 □ 脱水降颅压 □ 激素 □ 护脑营养神经、促醒、保护脏器功能 □ 其他对症治疗 **临时医嘱：** □ 血常规、尿常规、便常规 □ 脑脊液常规+生化、细菌培养、抗酸染色、墨汁染色+涂片等 □ 肝肾功能、电解质、心肌酶、血糖、血培养、CRP、PCT 等 □ 血气分析 □ 心电图 □ 其他	**长期医嘱：** □ 内科护理常规（必要时心电监护） □ 饮食 □ 抗菌药物 □ 脱水降颅压 □ 激素 □ 护脑营养神经、促醒、保护脏器功能 □ 其他对症治疗	**长期医嘱：** □ 内科护理常规（必要时心电监护） □ 饮食 □ 抗菌药物 □ 脱水降颅压 □ 护脑营养神经、促醒、保护脏器功能 □ 其他对症治疗 **临时医嘱：** □ 复查血常规、CRP、PCT 等 □ 必要时复查脑脊液（酌情） □ 头颅 CT 或 MRI（酌情） □ 复查异常结果（酌情）
病情变异记录	□ 无　□ 有，原因： 1. 2.	□ 无　□ 有，原因： 1. 2.	□ 无　□ 有，原因： 1. 2.
医师签名			

时间	住院第 7~14 天	住院第 14~20 天	住院第 21~28 天（出院日）
主要诊疗工作	□ 根据培养结果调整抗菌药物应用 □ 其他治疗 □ 复查脑脊液（必要时） □ 严密观察有无并发症，必要时进行处理	□ 根据培养结果调整抗菌药物应用 □ 其他治疗 □ 复查脑脊液（必要时） □ 严密观察有无并发症，必要时进行处理	□ 上级医师查房，进行评估，明确是否出院 □ 完成出院记录、病案首页、出院证明书等 □ 向患者交代出院后的注意事项，如返院复诊的时间、地点，发生紧急情况时的处理等
重点医嘱	长期医嘱： □ 内科护理常规（必要时心电监护） □ 一级/二级/三级护理（视病情） □ 普通饮食 □ 抗菌药物 □ 护脑营养神经、促醒、保护脏器功能 □ 其他对症治疗 临时医嘱： □ 脑脊液常规+生化 □ 血常规、CRP、PCT □ 肝肾功能、电解质	长期医嘱： □ 内科护理常规 □ 一级/二级/三级护理（视病情，必要时心电监护） □ 普通饮食 □ 抗菌药物 □ 护脑营养神经、促醒、保护脏器功能 □ 其他对症治疗 临时医嘱： □ 必要时复查脑脊液常规+生化 □ 必要时复查血常规、CRP、PCT □ 肝肾功能、电解质 □ 头颅影像学检查（酌情）	出院医嘱： □ 出院带药 □ 健康宣教：普及卫生知识，加强运动和营养 □ 出院宣教：预防注射和药物预防，向患者家属交代出院注意事项，如门诊随访项目，间隔时间，观察项目等
病情变异记录	□ 无　□ 有，原因： 1. 2.	□ 无　□ 有，原因： 1. 2.	□ 无　□ 有，原因： 1. 2.
医师签名			

（二）护士表单

化脓性脑膜炎临床路径护士表单

适用对象：第一诊断为化脓性脑膜炎（ICD-10：G00）

患者姓名：	性别： 年龄： 门诊号：	住院号：
住院日期： 年 月 日	出院日期： 年 月 日	标准住院日：21~28 天

时间	住院第 1 天	住院第 2~20 天	住院第 21~28 天（出院日）
健康宣教	□ 入院宣教 　介绍主管医师、护士 　介绍环境、设施 　介绍住院注意事项 　介绍探视和陪伴制度 　介绍贵重物品制度 　介绍消毒隔离制度	□ 药物宣教 □ 饮食宣教	□ 出院宣教 □ 饮食宣教 □ 药物宣教 □ 指导患者办理出院手续
护理处置	□ 核对患者，佩戴腕带 □ 建立入院护理病历 □ 协助患者留取各种标本 □ 测量体重	□ 根据医嘱的相关采血 □ 根据医嘱发放相关药物	□ 办理出院手续 □ 协助取出院带药 □ 书写出院小结
基础护理	□ 级别护理 □ 晨晚间护理 □ 患者安全管理	□ 级别护理 □ 晨晚间护理 □ 患者安全管理	□ 级别护理 □ 晨晚间护理 □ 患者安全管理
专科护理	□ 护理查体 □ 病情观察 □ 需要时，填写跌倒及压疮防范表 □ 需要时，请家属陪伴 □ 确定饮食种类 □ 心理护理	□ 病情观察 □ 遵医嘱完成相关检查 □ 特殊用药护理，如甘露醇等	□ 出院指导
重点医嘱	□ 详见医嘱执行单	□ 详见医嘱执行单	□ 详见医嘱执行单
病情变异记录	□ 无　□ 有，原因： 1. 2.	□ 无　□ 有，原因： 1. 2.	□ 无　□ 有，原因： 1. 2.
护士签名			

（三）患者表单

化脓性脑膜炎临床路径患者表单

适用对象：第一诊断为化脓性脑膜炎（ICD-10：G00）

患者姓名：	性别： 年龄： 门诊号：	住院号：
住院日期： 年 月 日	出院日期： 年 月 日	标准住院日：21~28 天

时间	入院第 1 天	住院第 2~20 天	住院第 21~28 天（出院日）
医患配合	□ 配合询问病史、收集资料，务必详细告知既往史、用药史、过敏史 □ 配合进行体格检查 □ 有任何不适告知医师	□ 配合完善相关检查、化验，如采血、留尿、心电图、X 线胸片 □ 医师向患者及家属介绍病情	□ 接受出院前指导 □ 知道复查程序 □ 获取出院诊断书
护患配合	□ 配合测量体温、脉搏、呼吸3 次，血压、体重 1 次 □ 配合完成入院护理评估（简单询问病史、过敏史、用药史） □ 接受入院宣教（环境介绍、病室规定、订餐制度、贵重物品保管等） □ 配合执行探视和陪伴制度 □ 有任何不适请告知护士	□ 配合测量体温、脉搏、呼吸3 次，询问大便 1 次 □ 接受饮食宣教 □ 接受药物宣教	□ 接受出院宣教 □ 办理出院手续 □ 获取出院带药 □ 知道服药方法、作用、注意事项 □ 知道复印病历程序
饮食	□ 遵医嘱饮食	□ 遵医嘱饮食	□ 遵医嘱饮食
排泄	□ 正常排尿便	□ 正常排尿便	□ 正常排尿便
活动	□ 卧床休息	□ 逐渐恢复正常活动	□ 正常活动

附：原表单（2016 年版）

化脓性脑膜炎临床路径表单

适用对象：第一诊断为化脓性脑膜炎（ICD-10：G00.901）

患者姓名：	性别： 年龄： 门诊号：	住院号：
住院日期： 年 月 日	出院日期： 年 月 日	标准住院日：21~28 天

时间	住院第 1 天	住院第 2~3 天	住院第 4~7 天
主要诊疗工作	□ 询问病史与体格检查 □ 完善脑脊液检查 □ 尽早经验性抗菌药物治疗，降颅压，控制惊厥 □ 及时处理脑疝、感染性休克等危重疾病 □ 完成病历书写 □ 上级医师查房与病情评估 □ 开实验室检查单、完成实验室初步检查 □ 向患者家属初步交代病情	□ 上级医师查房，确定进一步的检查和治疗方案 □ 完成上级医师查房记录 □ 严密观察生命体征变化，必要时复查脑脊液 □ 完成其他辅助检查	□ 上级医师查房 □ 完成上级医师查房记录 □ 根据血培养、脑脊液培养结果选择敏感抗菌药
重点医嘱	**长期医嘱：** □ 内科护理常规（必要时心电监护） □ 饮食 □ 抗菌药物 □ 脱水降颅压 □ 激素 □ 护脑营养神经、促醒、保护脏器功能 □ 其他对症治疗 **临时医嘱：** □ 血常规、尿常规、便常规 □ 脑脊液常规+生化、细菌培养、抗酸染色、墨汁染色+涂片等 □ 肝肾功能、电解质、心肌酶、血糖、血培养、CRP、PCT 等 □ 血气分析 □ 心电图 □ 其他	**长期医嘱：** □ 内科护理常规（必要时心电监护） □ 饮食 □ 抗菌药 □ 脱水降颅压 □ 激素 □ 护脑营养神经、促醒、保护脏器功能 □ 其他对症治疗	**长期医嘱：** □ 内科护理常规（必要时心电监护） □ 饮食 □ 抗菌药 □ 脱水降颅压 □ 护脑营养神经、促醒、保护脏器功能 □ 其他对症治疗 **临时医嘱：** □ 复查血常规、CRP、PCT 等 □ 必要时复查脑脊液（酌情） □ 头颅 CT 或 MRI（酌情） □ 复查异常结果（酌情）
主要护理工作	□ 观察病情变化同前 □ 按时评估病情，相应护理措施到位 □ 特殊用药护理同前	□ 观察病情变化同前 □ 按时评估病情，相应护理措施到位 □ 特殊用药护理同前	□ 观察病情变化同前 □ 按时评估病情，相应护理措施到位 □ 特殊用药护理同前

时间	住院第 1 天	住院第 2~3 天	住院第 4~7 天
病情 变异 记录	□无 □有，原因： 1. 2.	□无 □有，原因： 1. 2.	□无 □有，原因： 1. 2.
护士 签名			
医师 签名			

时间	住院第7~14天	住院第14~20天
主要 诊疗 工作	□ 根据培养结果调整抗菌药应用 □ 其他治疗 □ 复查脑脊液（必要时） □ 严密观察有无并发症，必要时进行处理	□ 根据培养结果调整抗菌药应用 □ 其他治疗 □ 复查脑脊液（必要时） □ 严密观察有无并发症，必要时进行处理
重 点 医 嘱	**长期医嘱：** □ 内科护理常规（必要时心电监护） □ 一级/二级/三级护理（视病情） □ 普通饮食 □ 抗菌药物 □ 护脑营养神经、促醒、保护脏器功能 □ 其他对症治疗 **临时医嘱：** □ 脑脊液常规+生化 □ 血常规、CRP、PCT □ 肝肾功能、电解质	**长期医嘱：** □ 内科护理常规 □ 一级/二级/三级护理（视病情。必要时心电监护） □ 普通饮食 □ 抗菌药物 □ 护脑营养神经、促醒、保护脏器功能 □ 其他对症治疗 **临时医嘱：** □ 必要时复查脑脊液常规+生化 □ 必要时复查血常规、CRP、PCT □ 肝肾功能、电解质 □ 头颅影像学检查（酌情）
主要 护理 工作	□ 观察病情变化同前 □ 按时评估病情，相应护理措施到位 □ 特殊用药护理同前	□ 观察病情变化同前 □ 按时评估病情，相应护理措施到位 □ 特殊用药护理同前
病情 变异 记录	□ 无　□ 有，原因： 1. 2.	□ 无　□ 有，原因： 1. 2.
护士 签名		
医师 签名		

时间	住院第 21~28 天（出院日）
主要 诊疗 工作	□ 上级医师查房，进行评估，明确是否出院 □ 完成出院记录、病案首页、出院证明书等 □ 向患者交代出院后的注意事项，如返院复诊的时间、地点，发生紧急情况时的处理等
重 点 医 嘱	出院医嘱： □ 出院带药 □ 健康宣教：普及卫生知识，加强运动和营养 □ 出院宣教：预防注射和药物预防，向患者家属交代出院注意事项，如门诊随访项目、间隔时间、观 　察项目等
主要 护理 工作	□ 观察病情变化同前 □ 按时评估病情，相应护理措施到位 □ 帮助患者办理出院手续、交费等事项
病情 变异 记录	□ 无　□ 有，原因： 1. 2.
护士 签名	
医师 签名	

第二十六章

手足口病临床路径释义

【医疗质量控制指标】（专家建议）

指标一、诊断基于典型部位口腔粘膜疹和皮疹而做出的临床诊断。

指标二、自限性病程，症状和体征通常在 7 日内消退。

指标三、无法正常摄入或合并心脑血管并发症的患儿需要住院治疗。

指标四、无有效抗病毒治疗，治疗主要为支持、对症治疗。

一、手足口病编码

疾病名称及编码：手足口病（ICD-10：B08.401）

二、临床路径检索方法

B08.401

三、国家医疗保障疾病诊断相关分组（GHS-DRG）

MDC 编码：MDCS［感染及寄生虫病（全身性或不明确部位的）］

ADRC 编码：SU1（病毒性疾患）

四、手足口病临床路径标准住院流程

（一）适用对象

第一诊断为手足口病患儿（ICD-10：B08-401）。

（二）诊断依据

根据"十二五"国家规划教材《传染病学》（2013 年，第 8 版，李兰娟、任红主编）和《手足口病诊疗指南（2010 版）》（卫发明电〔2010〕）。

1. 在流行季节发病，常见于学龄前儿童，婴幼儿多见。

2. 急性起病，发热伴手、足、口、臀部皮疹，部分病例可无发热。

临床诊断病例具有下列之一者即可确诊：

1. 肠道病毒（CoxA16 、EV71 等）特异性核酸检测阳性。

2. 分离出肠道病毒，并鉴定为 CoxA16、EV71 或其他可引起手足口病的肠道病毒。

3. 急性期与恢复期血清 CoxA16、EV716 或其他可引起手足口病的肠道病毒中和抗体有 4 倍以上的升高。

> **释义**
>
> ■ 本路径的制订主要参考国内权威参考书和诊疗指南。
>
> ■ 病史和症状是诊断手足口病的基本依据，手、足、口、臀部小疱疹伴发热及咽痛是典型的表现。皮疹多分布于手指、足趾背面及指、趾间褶皱处。
>
> ■ 肠道病毒（CoxA16 、EV71 等）核酸检测阳性或急性期与恢复期血清抗体有 4 倍以上升高可确诊。

（三）治疗方案的选择

根据"十二五"国家规划教材《传染病学》（2013 年，第 8 版，李兰娟、任红主编）及《手足口病诊疗指南（2010 版）》（卫发明电〔2010〕）。

1. 隔离：呼吸道消化道传染病隔离。

2. 一般治疗：适当休息，清淡饮食，做好口腔和皮肤护理。

3. 对症治疗：发热等症状采用中西医结合治疗。

本病一般为自限性疾病，多数预后良好，不留后遗症，少数患者可出现脑膜炎、脑炎、心肌炎、弛缓性麻痹、肺水肿等严重并发症。

4. 重症病例的治疗：

（1）神经系统受累治疗，控制颅内高压，酌情应用糖皮质激素治疗，酌情应用静脉注射免疫球蛋白。

（2）其他对症治疗：降温、镇静、止惊。

（3）严密观察病情变化，密切监护。

（4）呼吸、循环衰竭前期转 ICU 治疗。

> **释义**
>
> ■ 指导内容现更新为"十二五"国家规划教材《感染病学》（2015 年，第 3 版，李兰娟、王宇明主编）及《手足口病诊疗指南（2018 版)》。
>
> ■ 本病确诊后应立即给予呼吸道及消化道隔离。
>
> ■ 本病通常为自限性，无有效抗病毒药物，治疗以对症支持为主，注意口腔护理，饮食宜清淡、软、易消化，刺激性饮食会加重症状。
>
> ■ 发热较高时可以予解热镇痛药物，并发脑膜脑炎、心肌炎重症病例可以酌情予糖皮质激素。

（四）标准住院日

5~7 天。

> **释义**
>
> ■ 普通病例通常无须住院，居家隔离护理即可。
>
> ■ 病情较重，如高热、进食困难或者出现脑膜脑炎、心肌炎等并发症患者需住院治疗，至症状明显缓解即可出院。

（五）进入路径标准

1. 第一诊断必须符合 ICD-10：B08.401 手足口病编码。

2. 当患者同时具有其他疾病诊断，但在住院期间不需要特殊处理也不影响第一诊断的临床路径流程实施时，可以进入路径。

> **释义**
>
> ■ 进入本路径患者第一诊断为手足口病，如患者同时诊断其他疾病如糖尿病、支气管哮喘、风湿免疫病等，需全面评估，如果对手足口病治疗无明显影响，可以进入本路径，但住院期间变异可能增多，也可能延长住院时间，增加费用。

（六）住院期间的检查项目

1. 必需的检查项目：

（1）血、尿、便常规。

（2）血生化、心肌酶学、活化淋巴细胞亚群检测、凝血功能、D-二聚体。

（3）手足口病 RNA 检测。

（4）肝胆超声、X 线胸片、心电图。

2. 根据患者病情进行的检查项目：心脏超声、脑电图、血气分析、血培养。

> **释义**
>
> ■ 肝肾功能、心肌酶谱等项目对于病情评估是必需的。
>
> ■ 血常规、尿常规、便常规、心电图、胸部 X 线是住院患者最基本的一些检查，心电图有助于了解有无心脏损害。
>
> ■ 怀疑中枢神经系统受累可以行腰椎穿刺脑脊液检查。
>
> ■ 肠道病毒核酸检测是确诊依据。

（七）治疗方案与药物选择

1. 一般治疗：消化道、呼吸道传染病隔离，避免交叉感染。适当休息，清淡饮食，做好口腔和皮肤护理。

2. 对症治疗：发热等症状采用中西医结合治疗。

3. 重症病例的治疗：

（1）神经系统受累治疗。①控制颅内高压：限制入量，积极给予甘露醇降颅压治疗，每次 0.5~1.0g/kg，每 4~8 小时 1 次，20~30 分钟快速静脉注射。根据病情调整给药间隔时间及剂量。必要时加用呋塞米；②酌情应用糖皮质激素治疗，参考剂量：甲泼尼龙 1~2mg/（kg·d）；氢化可的松 3~5mg/（kg·d）；地塞米松 0.2~0.5mg/（kg·d），病情稳定后，尽早减量或停用。个别病例进展快、病情凶险可考虑加大剂量，如在 2~3 天内给予甲泼尼龙 10~20mg/（kg·d）（单次最大剂量不超过 1g）或地塞米松 0.5~1.0mg/（kg·d）；③酌情应用静脉注射免疫球蛋白，总量 2g/kg，分 2~5 天给予；④其他对症治疗：降温、镇静、止惊；⑤严密观察病情变化，密切监护。

（2）呼吸、循环衰竭前期转 ICU 治疗。

> **释义**
>
> ■ 手足口病通常是一种急性自限性疾病，不出现并发症可完全自行康复，无须特殊治疗。

> ■ 因口腔病变无法进食者可以短期静脉营养支持。
> ■ 静脉免疫球蛋白及糖皮质激素用于并发脑膜脑炎、心肌炎的重症患者。

（八）出院标准

皮疹消退、体温正常，神经系统受累症状和心肺功能恢复。

> 释义
>
> ■ 患者出院前应症状好转，皮疹消退，并确定并发的脑膜脑炎、心肌炎等均明显好转。

（九）变异及原因分析

1. 若患儿病情加重，出现呼吸、循环衰竭，需要转入 ICU 病房，则退出此路径。
2. 患儿住院期间合并严重的并发症，如肺部感染、败血症等。

> 释义
>
> ■ 患者出现呼吸、循环衰竭等重症表现，应中止本路径，转入重症监护治疗。
> ■ 住院期间发现患者存在进入路径前未知的严重疾病，影响流行手足口病治疗的，需根据具体情况或中止本路径，或者延长治疗时间。
> ■ 无论何种原因出现变异，应在医师表单中予以说明。

五、手足口病临床路径给药方案

（一）用药选择

1. 抗病毒药物：尚无明确有效药物。利巴韦林体外试验证实有部分灭活病毒及预防作用；病程早期应用利巴韦林气雾剂有一定益处，使用剂量小，不良反应少见。
2. 解热镇痛药物：退热，缓解疼痛等症状。
3. 糖皮质激素：脑膜脑炎、心肌炎等重症患者应有，通常地塞米松 $0.2\sim0.5mg/$（kg·d），疗程 $3\sim5$ 天。病情危重者可予大剂量糖皮质激素冲击治疗如甲泼尼龙 $10\sim20mg/$（kg·d）。
4. 静脉注射免疫球蛋白，总量 2g/kg，分 $2\sim5$ 天给予。

（二）药学提示

大剂量糖皮质激素可导致水钠潴留、高血压、高血糖、胃黏膜损害等不良反应。

（三）注意事项

幼儿禁用阿司匹林。

六、手足口病护理规范

1. 高热患者或不适症状明显患者卧床休息，取舒适卧位，必要时给予解热镇痛药对症处理。
2. 采取呼吸道及消化道隔离措施。

3. 做好病室消毒，定时开窗通风；保持病室环境整洁，温湿度正常。

4. 普通病房患儿需 24 小时陪伴。

4. 患者及密切接触者戴口罩，饭前便后洗手。

5. 做好患者口腔护理及皮肤护理，密切观察患者皮肤黏膜疱疹及皮疹变化。

6. 重症患者密切监测生命体征，给予 24 小时心电监护，每班做好床头交接班。

七、手足口病营养治疗规范

1. 应确保患者足够的水分及能量摄入。

2. 口腔溃疡会导致吞咽疼痛，冷的食物（如棒冰和并欺凌）有助于缓解疼痛，软的食物（如布丁和果冻）可能更容易吞咽。

八、手足口病患者健康宣教

1. 保持良好的个人卫生习惯，常用肥皂和清水洗手，尤其是如厕后。

2. 保持家中清洁，并对桌面、玩具和儿童可能接触的物品进行消毒。

3. 有症状的患儿应避免上学或去幼儿园，大量流口水或有开放性溃疡的患儿也应留在家中。

九、推荐表单

（一）医师表单

手足口病临床路径医师表单

适用对象：第一诊断符合手足口病（ICD-10：B08-401）

患者姓名：	性别：　　年龄：　　门诊号：	住院号：
住院日期：　　年　月　日	出院日期：　　年　月　日	标准住院日：5~7天

时间	住院第1天	住院第2天	住院第3天
诊疗工作	□ 完成询问病史和体格检查 □ 完成入院病历及首次病程记录 □ 拟定检查项目 □ 制订初步治疗方案 □ 对家属进行有关的宣教，及时填报疫情卡并上报院感科	□ 上级医师查房 □ 明确下一步诊疗计划 □ 完成上级医师查房记录 □ 向家属交代病情	□ 上级医师查房 □ 完成病历记录 □ 评价治疗疗效，调整治疗药物
重点医嘱	**长期医嘱：** □ 手足口病护理常规 □ 呼吸道消化道隔离 □ 一级护理（病重者提高级别） □ 清淡饮食 □ 血压、血氧监测（病重者） □ 支持治疗 □ 必要时加用抗菌药物 **临时医嘱：** □ 血常规、尿常规、便常规、CRP □ 重症者急查血气分析 □ 血生化 □ 血凝系列、D-二聚体 □ ECG、X线胸片 □ 心超、脑电图（重症患者） □ 手足口病RNA检测 □ 高热时物理降温，超高热时退热剂治疗 □ 心肺衰竭前期，转ICU治疗	**长期医嘱：** □ 手足口病护理常规 □ 呼吸道消化道隔离 □ 一级护理（病重者提高级别） □ 清淡饮食 □ 血压、血氧监测（病重者） □ 支持治疗 □ 必要时加用抗菌药物 **临时医嘱：** □ 进食少者及高热者静脉适量补液 □ 高热时物理降温，超高热时退热剂治疗 □ 心肺衰竭前期，转ICU治疗	**长期医嘱：** □ 手足口病护理常规 □ 呼吸道消化道隔离 □ 一级护理（病重者提高级别） □ 清淡饮食 □ 血压、血氧监测（病重者） □ 支持治疗 □ 必要时加用抗菌药物 **临时医嘱：** □ 必要时补充电解质液 □ 高热时物理降温，超高热时退热剂治疗 □ 心肺衰竭前期，转ICU治疗
病情变异记录	□ 无　□ 有，原因： 1. 2.	□ 无　□ 有，原因： 1. 2.	□ 无　□ 有，原因： 1. 2.
医师签名			

时间	住院第 4~5 天	住院第 6~7 天
诊疗工作	□ 上级医师查房 □ 完成病历记录 □ 评价治疗疗效调整治疗药物	□ 上级医师查房，确定患者可以出院 □ 完成上级医师查房记录、出院记录、出院证明书和病历首页的填写 □ 通知出院 □ 向患者交代出院注意事项及随诊时间 □ 若患者不能出院，在病程记录中说明原因和继续治疗的方案
重点医嘱	**长期医嘱：** □ 手足口病护理常规 □ 呼吸道消化道隔离 □ 一级护理（病重者提高级别） □ 清淡饮食 □ 血压、血氧监测（病重者） □ 抗病毒治疗：利巴韦林注射液 □ 必要时加用抗菌药物 **临时医嘱：** □ 必要时补充电解质液 □ 必要时复查血常规 □ 必要时复查心肌酶、转氨酶	**出院医嘱：** □ 今日出院 □ 门诊随诊
病情变异记录	□ 无　□ 有，原因： 1. 2.	□ 无　□ 有，原因： 1. 2.
医师签名		

（二）护士表单

手足口病临床路径护士表单

适用对象：第一诊断符合手足口病（ICD-10：B08-401）

患者姓名：	性别： 年龄： 门诊号：	住院号：
住院日期： 年 月 日	出院日期： 年 月 日	标准住院日：5~7 天

时间	住院第 1 天	住院第 2~4 天	住院第 5~7 天 （出院日）
健康宣教	□ 入院宣教 介绍主管医师、护士 介绍环境、设施 介绍住院注意事项 介绍探视和陪伴制度 介绍贵重物品制度 介绍消毒隔离制度	□ 药物宣教 □ 饮食宣教	□ 出院宣教 □ 饮食宣教 □ 药物宣教 □ 指导患者办理出院手续
护理处置	□ 核对患者，佩戴腕带 □ 建立入院护理病历 □ 协助患者留取各种标本 □ 测量体重	□ 根据医嘱的相关采血 □ 根据医嘱发放相关药物	□ 办理出院手续 □ 协助取出院带药 □ 书写出院小结
基础护理	□ 级别护理 □ 晨晚间护理 □ 患者安全管理	□ 级别护理 □ 晨晚间护理 □ 患者安全管理	□ 级别护理 □ 晨晚间护理 □ 患者安全管理
专科护理	□ 护理查体 □ 病情观察 □ 需要时，填写跌倒及压疮防范表 □ 需要时，请家属陪伴 □ 确定饮食种类 □ 心理护理	□ 病情观察 □ 遵医嘱完成相关检查 □ 心理护理 □ 皮肤护理	□ 出院指导
重点医嘱	□ 详见医嘱执行单	□ 详见医嘱执行单	□ 详见医嘱执行单
病情变异记录	□ 无 □ 有，原因： 1. 2.	□ 无 □ 有，原因： 1. 2.	□ 无 □ 有，原因： 1. 2.
护士签名			

（三）患者表单

手足口病临床路径患者表单

适用对象：第一诊断符合手足口病（ICD-10：B08-401）

患者姓名：		性别： 年龄： 门诊号：		住院号：
住院日期： 年 月 日		出院日期： 年 月 日		标准住院日：5~7 天

时间	入院第 1 天	住院第 2~6 天	住院第 3~7 天 （出院日）
医患配合	□ 配合询问病史、收集资料，请务必详细告知既往史、用药史、过敏史 □ 配合进行体格检查 □ 有任何不适请告知医师	□ 配合完善相关检查，如采血、留尿、心电图、X 线胸片 □ 医师与患者及家属介绍病情	□ 接受出院前指导 □ 知道复查程序 □ 获取出院诊断书
护患配合	□ 配合测量体温、脉搏、呼吸3 次，血压、体重 1 次 □ 配合完成入院护理评估（简单询问病史、过敏史、用药史） □ 接受入院宣教（环境介绍、病室规定、订餐制度、贵重物品保管等） □ 配合执行探视和陪伴制度 □ 有任何不适请告知护士	□ 配合测量体温、脉搏、呼吸3 次，询问大便 1 次 □ 接受饮食宣教 □ 接受药物宣教	□ 接受出院宣教 □ 办理出院手续 □ 获取出院带药 □ 知道服药方法、作用、注意事项 □ 知道复印病历程序
饮食	□ 遵医嘱饮食	□ 遵医嘱饮食	□ 遵医嘱饮食
排泄	□ 正常排尿便	□ 正常排尿便	□ 正常排尿便
活动	□ 卧床休息	□ 逐渐恢复正常活动	□ 正常活动

附：原表单（2016 年版）

手足口病临床路径表单

适用对象：第一诊断符合手足口病（ICD-10：B08-401）

患者姓名：	性别：　　年龄：　　门诊号：	住院号：
住院日期：　　年　月　日	出院日期：　　年　月　日	标准住院日：5~7 天

时间	住院第 1 天	住院第 2 天	住院第 3 天
诊疗工作	□ 完成询问病史和体格检查 □ 完成入院病历及首次病程记录 □ 拟定检查项目 □ 制订初步治疗方案 □ 对家属进行有关的宣教，及时填报疫情卡并上报院感科	□ 上级医师查房 □ 明确下一步诊疗计划 □ 完成上级医师查房记录 □ 向家属交代病情	□ 上级医师查房 □ 完成病历记录 □ 评价治疗疗效，调整治疗药物
重点医嘱	**长期医嘱：** □ 手足口病护理常规 □ 呼吸道消化道隔离 □ 一级护理（病重者提高级别） □ 清淡饮食 □ 血压、血氧监测（病重者） □ 支持治疗 □ 必要时加用抗菌药物 **临时医嘱：** □ 血常规、尿常规、便常规、CRP □ 重症者急查血气分析 □ 血生化 □ 血凝系列、D-二聚体 □ ECG、X 线胸片 □ 心超、脑电图（重症患者） □ 手足口病 RNA 检测 □ 高热时物理降温，超高热时退热剂治疗 □ 心肺衰竭前期，转 ICU 治疗	**长期医嘱：** □ 手足口病护理常规 □ 呼吸道消化道隔离 □ 一级护理（病重者提高级别） □ 清淡饮食 □ 血压、血氧监测（病重者） □ 支持治疗 □ 必要时加用抗菌药物 **临时医嘱：** □ 进食少者及高热者静脉适量补液 □ 高热时物理降温，超高热时退热剂治疗 □ 心肺衰竭前期，转 ICU 治疗	**长期医嘱：** □ 手足口病护理常规 □ 呼吸道消化道隔离 □ 一级护理（病重者提高级别） □ 清淡饮食 □ 血压、血氧监测（病重者） □ 支持治疗 □ 必要时加用抗菌药物 **临时医嘱：** □ 必要时补充电解质液 □ 高热时物理降温，超高热时退热剂治疗 □ 心肺衰竭前期，转 ICU 治疗
护理工作	□ 介绍病房环境、设施和设备 □ 入院护理评估 □ 饮食指导	□ 病情观察 □ 皮肤护理 □ 健康宣教 □ 饮食指导	□ 病情观察 □ 饮食指导 □ 皮肤护理
病情变异原因	□ 无　□ 有，原因： 1. 2.	□ 无　□ 有，原因： 1. 2.	□ 无　□ 有，原因： 1. 2.
护士签名			
医师签名			

时间	住院第4~5天	住院第6~7天
诊疗工作	□ 上级医师查房 □ 完成病历记录 □ 评价治疗疗效调整治疗药物	□ 上级医师查房，确定患者可以出院 □ 完成上级医师查房记录、出院记录、出院证明书和病历首页的填写 □ 通知出院 □ 向患者交代出院注意事项及随诊时间 □ 若患者不能出院，在病程记录中说明原因和继续治疗的方案
重点医嘱	长期医嘱： □ 手足口病护理常规 □ 呼吸道消化道隔离 □ 一级护理（病重者提高级别） □ 清淡饮食 □ 血压、血氧监测（病重者） □ 抗病毒治疗：利巴韦林注射液 □ 必要时加用抗菌药物 临时医嘱： □ 必要时补充电解质液 □ 必要时复查血常规 □ 必要时复查心肌酶、转氨酶	出院医嘱： □ 今日出院 □ 门诊随诊
护理工作	□ 病情观察 □ 饮食指导 □ 皮肤护理	□ 帮助患者办理出院手续、交费等事项
病情变异原因	□ 无　□ 有，原因： 1. 2.	□ 无　□ 有，原因： 1. 2.
护士签名		
医师签名		

第二十七章

儿童肺结核临床路径释义

【医疗质量控制指标】（专家建议）

指标一、诊断需结合流行病学史、临床表现和实验室相关检查。

指标二、对临床诊断病例尽早隔离。

指标三、尽早给予规范化抗结核治疗。

指标四、化学治疗应遵循"早期、规律、全程、联合、适量"的原则。

一、儿童肺结核编码

1. 原编码：

疾病名称及编码：儿童肺结核（ICD-10：A15.0/A15.1/A15.2/A15.3/A16.0）

2. 修改编码：

疾病名称及编码：儿童肺结核（ICD-11：1B10.0/1B10.Z）

二、临床路径检索方法

1B10.0/1B10.Z

三、国家医疗保障疾病诊断相关分组（GHS-DRG）

MDC 编码：MDCE（呼吸系统疾病及功能障碍）

ADRG 编码：ES1（呼吸系统结核）

四、儿童肺结核临床路径标准住院流程

（一）适用对象

第一诊断为儿童肺结核。

> **释义**
>
> ■ 儿童肺结核：本路径纳入儿童肺结核包括确诊病例和临床诊断病例。确诊病例：≤18 岁儿童直接痰或胃液涂片抗酸杆菌阳性 2 次，或 1 次阳性且 X 线胸片显示活动性肺结核病变，或涂片 1 次阳性加培养阳性 1 次，或肺部有结核病变，涂片阴性，痰培养阳性。临床诊断病例：①3 次痰或胃液涂片阴性，胸部影像学检查显示与活动性肺结核相符的病变，且伴有咳嗽、咳痰、咯血等肺结核可疑症状；②3 次痰或胃液涂片阴性，胸部影像学检查显示与活动性肺结核相符的病变，且结核菌素试验强阳性；③3 次痰涂片阴性，胸部影像学检查显示与活动性肺结核相符的病变；④3 次痰或胃液涂片阴性，胸部影像学检查显示与活动性肺结核相符的病变，且肺外组织病理检查证实为结核病变者；⑤3 次痰或胃液涂片阴性的疑似肺结核病例，经诊断性治疗或随访观察可排除其他肺部疾病者。

（二）诊断依据

根据《中华人民共和国卫生行业标准肺结核诊断标准（WS288-2008）》《中国结核病防治规划实施工作指南（2008年版）》《临床诊疗指南·结核病分册》、2014年WHO《国家结核病规划关于儿童结核病处理指南（第二版）》及2011年版《中国儿童结核病防治手册》。

1. 临床症状：其他原因不能解释的持续咳嗽超过3周，发热（体温>38℃，持续14天以上，排除疟疾/肺炎等其他常见疾病引起）、盗汗、咳痰、咯血或血痰、胸痛、体重下降或生长迟滞等。部分患者可无临床症状。

2. 体征：可出现呼吸频率增快、呼吸音减低或粗糙、肺部啰音等。轻者可无体征。

3. 胸部影像学检查：显示原发综合征，粟粒性肺结核或其他活动性肺结核病变特征。

4. 痰液/胃液检查：痰抗酸杆菌涂片镜检或分枝杆菌培养阳性。

5. 与菌阳肺结核患者密切接触史。

> **释义**
>
> ■ 痰抗酸染色阳性或分枝杆菌培养阳性不能区分是结核分枝杆菌还是非结核分枝杆菌。若具备条件，应进一步行菌种鉴定。结核/非结核分枝杆菌核酸检测、Xper MTB/PIF等分子生物学检测方法对于诊断结核，以及区分结核与非结核分枝杆菌具有一定价值。
>
> ■ ①涂阴肺结核患者的诊断必须由放射医师和结核科医师联合病案讨论确认，必要时请涂阴诊断小组会诊后确诊；②对暂时不能确诊而疑似炎症的患者，可进行诊断性抗炎治疗（一般观察2周）或使用其他检查方法进一步确诊。诊断性抗炎治疗不应选择喹诺酮类、氨基苷类等具有明显抗结核活性的药品；③对经抗炎治疗仍怀疑患有活动性肺结核的患者，可进行诊断性抗结核治疗，推荐使用初治活动性肺结核治疗方案，一般治疗1~2个月。

（三）治疗方案的选择

根据《中国结核病防治规划实施工作指南（2008年版）》《临床诊疗指南·结核病分册》及2014年WHO《国家结核病规划关于儿童结核病处理指南（第二版）》。

1. 药物治疗：

（1）推荐治疗方案：2HRZ/4HR（低HIV流行区、低INH耐药区：涂阴肺结核、纵隔淋巴结核、外周淋巴结核）；或2HRZE/4HR（低HIV流行区、低INH耐药区：肺部病灶广泛、涂阳肺结核、合并严重肺外结核；或高HIV流行区、高INH耐药区）；3HRZE/9HR（血行播散型肺结核、结核性脑膜炎、骨结核，强化期需延长至3个月，总疗程延长至12个月）。链霉素不推荐作为儿童结核病的一线用药（H：异烟肼，R：利福平，Z：吡嗪酰胺，E：乙胺丁醇）。

（2）治疗模式：强调儿童结核病每日用药，不推荐强化期的间歇治疗。对于病情严重或存在影响预后的合并症的患者，可适当延长疗程。

（3）推荐剂量：INH（H）10mg/kg（7~15mg/kg），最大剂量300mg/d；RFP（R）15mg/kg（10~20mg/kg），最大剂量600mg/d；PZA（Z）35mg/kg（30~40mg/kg），EMB（E）20mg/kg（15~25mg/kg）。当儿童体重达到25kg时，可使用成人剂量。

2. 根据患者存在的并发症或合并症进行对症治疗。

> **释义**
>
> ■ 对肺结核患者进行及时合理的抗结核治疗是有效治愈患者、消除传染性和阻断传播的关键措施。
>
> ■ 治疗原则：要对所有能够进行药物敏感性检测，有条件的地区，要开展分子生物学耐药检测，根据药物敏感结果对患者有针对性的开展治疗。抗结核病治疗应遵循"早期、规律、全程、联合、适量"的原则。
>
> ■ 利福平敏感或利福平耐药未知肺结核患者采用推荐治疗方案。
>
> ■ 利福平敏感、异烟肼耐药肺结核患者采用 6-9RZELfx 方案治疗 6~9 个月（Lfx：左氧氟沙星）。
>
> ■ 治疗期间需严密观察并及时处理药物不良反应。

（四）标准住院日

21~28 天。

> **释义**
>
> ■ 如果患者条件允许，住院时间可以低于或高于上述住院天数。

（五）进入路径标准

1. 年龄≤18 岁。

2. 第一诊断必须符合儿童肺结核病。

3. 当患者合并其他疾病，但住院期间不需要特殊处理也不影响第一诊断的临床路径流程实施时，可以进入路径。

> **释义**
>
> ■ 需要经过痰液镜检或痰培养确诊或由放射医师和结核科医师联合病案讨论确认，必要时请涂阴诊断小组会诊后确诊肺结核后方始进入路径。
>
> ■ 患者肺结核已经引起严重并发症（如气胸、呼吸衰竭等），或合并重要脏器的肺外结核，或同时具有其他疾病（如其他病原菌引起的肺炎等），如果影响第一诊断的临床路径流程实施时均不适合进入本路径。

（六）住院期间检查项目

1. 必需的检查项目：

（1）血常规、尿常规、便常规。

（2）感染性疾病筛查（乙型肝炎、丙型肝炎、艾滋病等）。

（3）肝肾功能、电解质、血糖、红细胞沉降率、C反应蛋白、血尿酸。

（4）痰/胃液/诱导痰/粪便，抗酸杆菌涂片及分枝杆菌培养；血行播散型肺结核需查血分枝杆菌培养；结核杆菌分子生物学检测。

（5）心电图。

（6）胸部 CT。

（7）腹部超声检查，浅表及深部淋巴结超声检查。

（8）听力、视力、视野检测。

（9）血行播散型肺结核患者需完善全身检查以排除有无全身其他重要组织脏器的结核播散，如腰椎穿刺脑脊液检查，必要时完善头颅 CT、脊柱 CT 等。

> **释义**
>
> ■ 血常规、尿常规为基本检查项目。血常规的外周血白细胞计数总数一般正常或略高。
>
> ■ 感染性疾病筛查：抗结核药物主要是出现药物性肝损伤，因而在治疗前进行病毒性肝炎筛查。
>
> ■ 艾滋病常并发结核病，按照《中国结核病防治规划实施工作指南（2020 年版）》要求对艾滋病和结核病进行双向筛查。排除 HIV/TB 双重感染。
>
> ■ 治疗过程中需定期复查血常规、肝肾功能、血尿酸等，以监测药物不良反应。
>
> ■ X 线胸片、痰抗酸杆菌涂片及镜检、痰分枝杆菌培养：X 线胸片可以由胸部 CT 替代。在治疗后相应的时间需要复查，以评价治疗效果。
>
> ■ 心电图为基本检查项目。

2. 根据患者病情可选择检查项目：

（1）抗结核药物敏感试验及菌种鉴定（分枝杆菌培养阳性者）。

（2）胸部超声（怀疑胸腔积液、心包积液患者）。

（3）体液免疫、细胞免疫功能检查（怀疑免疫异常患者）。

（4）浅表部位肿大淋巴结或脓肿怀疑结核感染所致时可穿刺活检行病理学、细菌学、分子生物学诊断技术等检查。

> **释义**
>
> ■ 经过检查确诊合并存在其他疾病，如果影响第一诊断的路径流程实施，则应退出本路径；如果不影响第一诊断的临床路径流程实施，则可继续进行本路径。

（七）出院标准

1. 临床症状好转。

2. 患者可耐受制订的抗结核治疗方案。

> **释义**
>
> ■ 如果出现并发症，是否需要继续住院处理，由主管医师具体决定。

（八）变异及原因分析

1. 出现严重的抗结核药物不良反应。

2. 治疗过程中出现严重并发症或合并症，如肺外结核、咯血、气胸、呼吸衰竭等，需要进一步诊疗，或需要转入其他路径。

3. 进一步诊断为耐多药结核病，需要转入其他路径。

4. 原有病情明显加重，导致住院时间延长。

> **释义**
>
> ■ 变异分为微小变异和重大变异两大类，前者是不出路径、偏离预定轨迹的病例，后者是需要退出本路径或进入其他路径的病例。
>
> ■ 微小变异包括：
>
> 并发症：因为使用抗结核药物所引起的轻度药物副反应，如白细胞、血小板的轻度降低，肝功能轻度异常，轻度胃肠道反应，经过对症治疗后可缓解。出现肺结核并发症但症状较轻，如痰中带血。
>
> 医院原因：因为医院检验项目的及时性，不能按照要求完成检查；因为节假日不能按照要求完成检查。
>
> 个人原因：不愿配合完成相应检查，短期不愿按照要求出院随诊。
>
> ■ 重大变异包括：
>
> 疾病本身原因：因基础疾病需要进一步诊断和治疗；因为合并其他疾病需要进一步诊断和治疗，如合并其他病原菌引起的感染、因出现耐药结核需更换用药、因各种原因需要其他治疗措施等。
>
> 并发症：因使用抗结核药物所引起的严重副反应，如导致粒细胞缺乏、肝功能严重异常、患者不能耐受的严重恶心呕吐等，需暂时停用或更换抗结核药物治疗。因出现肺结核严重的并发症，如大咯血、气胸、呼吸衰竭等，需进一步诊治。
>
> 医院原因：与患者或家属发生医疗纠纷。
>
> 个人原因：要求离院或转院；不愿按照要求出院随诊而导致入院时间明显延长。

五、儿童肺结核临床路径给药方案

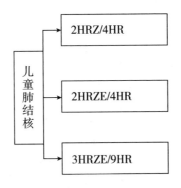

1. 低 HIV 流行区、低 INH 耐药区：涂阴肺结核、纵隔淋巴结核、外周淋巴结核：2HRZ/4HR。

2. 低 HIV 流行区、低 INH 耐药区：肺部病灶广泛、涂阳肺结核、合并严重肺外结核；或高 HIV 流行区、高 INH 耐药区：2HRZE/4HR。

3. 血行播散型肺结核、结核性脑膜炎、骨结核：3HRZE/9HR。

（一）用药选择

1. 药物名称前数字表示用药月数，药物名称后面数字表示每周用药次数。H：异烟肼；R：利福平；Z：吡嗪酰胺；E：乙胺丁醇。

2. 抗结核药物品种类及用药剂量。

常见抗结核药物剂量

药名	每日疗法		
	成人（g）		儿童
	＜50Kg	≥50Kg	mg/Kg
INH	0.3	0.3	10~15
RFP	0.45	0.6	10~20
EMG	0.75	1.0	15~25
PZA	1.5	1.5	30~40

3. 任何方案包括2个不同的治疗阶段：①强化治疗阶段：以3~4种药物联用8周，以期达到尽快杀灭各菌群保证治疗成功的目的；②巩固治疗阶段：以2~3种药物联用，其目的巩固强化阶段取得的疗效，继续杀残余菌群。

4. 中医中药：辨证论治。根据疾病和证候诊断给予相应中医治疗在动态观察患者的基础上动态选用方药。肺阴亏虚可选用滋阴润肺，如月华丸加减；阴虚火旺可选用滋阴降火，如百合固金汤加减；气阴耗伤可选用益气养阴，如保真汤加减；阴阳两虚可选用滋阴补阳，补天大造丸加减。

（二）药学提示

1. 异烟肼：其主要不良反应是末梢神经炎、中枢神经系统障碍和肝损害。常规用量勿须并用维生素B_6，以免降低异烟肼的抗菌能力。营养不良患者易发生末梢神经炎，需加用维生素B_1。

2. 利福平：主要不良反应是肝损害、过敏反应、流感样综合征和胃肠道反应。

3. 乙胺丁醇：主要不良反应是视神经损害和末梢神经炎。

4. 吡嗪酰胺：主要不良反应是肝损害、胃肠道反应和痛风样关节炎。

5. 所用中医中药的药学提示：重视辨证施治。

（三）注意事项

1. 儿童用药剂量应以千克体重计算，最大剂量不超过成人剂量。

2. 多种有肝损伤药物联合使用时，每种药物最好使用推荐剂量的最低限；小儿联合使用异烟肼、利福平时，二者剂量最好各不超过10mg/（kg·d），以免损害肝脏功能。

3. 使用链霉素或其他氨基苷类药物时，需履行告知义务并进行听力监测，家族中有药物性耳聋的患儿应禁用。剂量以不超过20mg/（kg·d）为宜，最大剂量为1000mg/d。

4. 乙胺丁醇使用需谨慎。由于该药物有视神经毒性作用，6岁以下视神经发育尚不完善，而且小儿不会述视力变化，药物毒性反应不易早期发现，最好不使用乙胺丁醇。

5. 儿童对较长期的抗结核治疗顺应性差，应坚持直接面视下的督导化疗。

6. 儿童处于生长发育期，组织器官功能尚不成熟，治疗期间应注意对肝肾功能、血常规等药物不良反应的监测。

7. 中医中药的注意事项：注意监测肝肾功能及过敏反应。

六、儿童肺结核护理规范

1. 发热期应卧床休息，多饮白开水，定期监测体温。必要时给予服用解热镇痛剂类药物。

2. 伴有肺部炎症或心肺功能不全者应严密监测生命体征，呼吸困难或发绀者应取半卧位给予吸氧，及时清除呼吸道分泌物；加强支持治疗，注意维护心血管功能中毒症状明显可采用有效的抗菌药物或激素治疗。

3. 室内要加强通风，对患者呼吸道分泌物要及时消毒；对食具、用具及衣服可采用煮沸或日光暴晒等方法消毒。

七、儿童肺结核营养治疗规范

1. 确诊结核病的住院患者应进行营养风险筛查。对有营养风险患者开展营养治疗。

2. 对结核病患者实施营养治疗前进行营养评定，包括膳食调查（既往和近期进食情况、食物安全等）、人体测量（身高、体重和皮褶厚度等）、实验室检测（临床和营养相关检测）、临床症状和体征4个方面。

3. 服药期间，饮食宜清淡、忌食生冷、肥甘、厚腻食物；进食少者及高热者，适量补液。

八、初治菌阴肺结核患者健康宣教

1. 疾病传播途径：结核病是一种主要经呼吸道传播的传染病；传染期患者尽量减少外出，必须外出或与健康人密切接触时应当佩戴外科口罩。

严格处理排泄物，尤其是痰涎，要消毒或深埋。不直接面向他人大声说话、咳嗽或打喷嚏。改善生活环境的通风、采光条件，有条件的可定期或不定期消毒。适时晒太阳，经常晾晒衣被。

2. 疾病预后：经过正确治疗，60%患者可以治愈，不规则治疗可演变为广泛耐多药结核病，有终身不能治愈的风险。

3. 规范治疗的重要性：按时服药、确保治疗不中断是治愈的重要保证。出现药物不良反应时，应当及时报告医师。

九、推荐表单

（一）医师表单

儿童肺结核临床路径医师表单

适用对象：第一诊断为儿童肺结核（ICD-10：A15.0/A15.1/A15.2/A15.3/A16.0）

患者姓名：		性别： 年龄： 门诊号：	住院号：
住院日期： 年 月 日		出院日期： 年 月 日	标准住院日：21~28 天

时间	住院第 1~3 天	住院期间
主要诊疗工作	□ 询问病史及进行体格检查 □ 初步评估病情 □ 完成病历书写 □ 完善必要检查 □ 根据病情对症、支持治疗 □ 上级医师查房，制订诊疗计划 □ 确定抗结核治疗方案，签署药物治疗知情同意书，开始抗结核治疗	□ 全科病案讨论，上级医师定期查房，完善诊疗计划 □ 处理基础性疾病及对症治疗 □ 根据患者病情调整、制订合理治疗方案 □ 观察药品不良反应 □ 住院医师书写病程记录
重点医嘱	**长期医嘱：** □ 肺结核护理常规 □ 二级或三级护理 □ 普通饮食 □ 抗结核药物治疗 **临时医嘱：** □ 血常规、尿常规 □ 肝肾功能检查（含胆红素）、电解质、血糖、血尿酸、相关感染性疾病筛查、红细胞沉降率（或 C 反应蛋白） □ 痰抗酸杆菌涂片镜检、痰分枝杆菌培养 □ 心电图、X 线胸片 □ 既往基础用药 □ 对症治疗 □ 进行其他相关检查	**长期医嘱：** □ 肺结核护理常规 □ 二级或三级护理 □ 普通饮食 □ 抗结核药物治疗 **临时医嘱：** □ 既往基础用药 □ 对症治疗 □ 抗结核治疗 14 天后复查血常规、肝肾功能（含胆红素） □ X 线胸片检查（必要时） □ 异常指标复查
病情变异记录	□ 无 □ 有，原因： 1. 2.	□ 无 □ 有，原因： 1. 2.
医师签名		

时间	出院前 1~3 天	出院日
主要诊疗工作	□ 上级医师查房 □ 评估患者病情及治疗效果 □ 确定出院日期及治疗方案 □ 出院前 1 天开具出院医嘱 □ 完成上级医师查房记录	□ 完成常规病程记录、上级医师查房记录、病历首页及出院小结 □ 和患者或家属协商出院后治疗管理机构（本院门诊或患者所在地结核病防治机构或医疗机构） □ 向患者或家属交代出院后服药方法及注意事项 □ 预约复诊日期
重点医嘱	长期医嘱： □ 肺结核护理常规 □ 二级或三级护理 □ 普通饮食 □ 抗结核药物治疗 临时医嘱： □ 复查肝肾功能、血尿常规（必要时） □ 痰抗酸杆菌涂片检查 □ X 线胸片（必要时） □ 根据需要，复查相关检查项目	出院医嘱： □ 开具出院带药 □ 定期复查肝肾功能、血常规、尿常规、痰菌检查、X 线胸片等 □ 注意药品不良反应 □ 病情变化随时就诊
病情变异记录	□ 无　□ 有，原因： 1. 2.	□ 无　□ 有，原因： 1. 2.
医师签名		

（二）护士表单

儿童肺结核临床路径护士表单

适用对象：第一诊断为儿童肺结核（ICD-10：A15.0/A15.1/A15.2/A15.3/A16.0）

患者姓名：		性别： 年龄： 门诊号：	住院号：
住院日期： 年 月 日		出院日期： 年 月 日	标准住院日：21~28 天

时间	住院第 1 天	住院期间	出院前 1~3 天（出院日）
健康宣教	□ 入院宣教 □ 介绍主管医师、护士 □ 介绍环境、设施 □ 介绍住院注意事项 □ 向患者宣教戒烟、戒酒的重要性及减少剧烈活动 □ 介绍疾病知识	□ 主管护士与患者沟通，了解并指导心理应对 □ 宣教疾病知识 □ 使用药物宣教 □ 正确留取标本及各种检查注意事项宣教 □ 给予患者及家属心理支持 □ 指导患者活动 □ 恢复期生活护理	□ 出院宣教 □ 复查时间 □ 服药方法 □ 活动休息 □ 指导饮食 □ 指导办理出院手续
护理处置	□ 核对患者、佩戴腕带 □ 建立入院护理病历 □ 卫生处置：剪指甲、沐浴、更换病号服	□ 随时观察患者病情变化 □ 遵医嘱氧疗 □ 遵医嘱完成用药 □ 协助医师完成各项检查	□ 办理出院手续 □ 书写出院小结
基础护理	□ 二级护理 □ 流质饮食或普通饮食 □ 晨晚间护理 □ 患者安全管理 □ 心理护理	□ 二级护理 □ 半流质饮食或普通饮食 □ 晨晚间护理 □ 患者安全管理 □ 心理护理	□ 三级护理 □ 普通饮食 □ 晨晚间护理 □ 患者安全管理
专科护理	□ 护理查体 □ 体温、呼吸频率 □ 需要时填写跌倒及压疮防范表 □ 需要时请家属陪伴 □ 心理护理	□ 体温、呼吸频率 □ 遵医嘱完成相关检查 □ 随时观察患者病情变化及药物疗效 □ 必要时吸氧 □ 遵医嘱正确给药 □ 观察患者药物不良反应 □ 提供并发症征象的依据 □ 心理护理	□ 病情观察：评估患者生命体征，特别是体温和呼吸频率 □ 心理护理
重点医嘱	□ 详见医嘱执行单	□ 详见医嘱执行单	□ 详见医嘱执行单
病情变异记录	□ 无 □ 有，原因： 1. 2.	□ 无 □ 有，原因： 1. 2.	□ 无 □ 有，原因： 1. 2.
护士签名			

（三）患者表单

儿童肺结核临床路径患者表单

适用对象：第一诊断为儿童肺结核（ICD-10：A15. 0/A15. 1/A15. 2/A15. 3/A16. 0）

患者姓名：	性别：	年龄：	门诊号：	住院号：

住院日期： 年 月 日	出院日期： 年 月 日	标准住院日：21~28 天

时间	住院第1天	住院期间	出院前1~3 天 （出院日）
医患配合	□ 配合询问病史、收集资料，请务必详细告知既往史、用药史、过敏史 □ 配合进行体格检查 □ 有任何不适告知医师	□ 配合完善相关检查，如采血、留尿、心电图、X 线胸片等 □ 医师与患者及家属介绍病情，如有异常检查结果需进一步检查 □ 配合医师调整用药 □ 有任何不适告知医师	□ 接受出院前指导 □ 知道复查程序 □ 获取出院诊断书
护患配合	□ 配合测量体温、脉搏、呼吸、血压、血氧饱和度、体重 □ 配合完成入院护理评估单（简单询问病史、过敏史、用药史） □ 接受入院宣教（环境介绍、病室规定、订餐制度、贵重物品保管等）及疾病知识相关教育 □ 有任何不适告知护士	□ 正确留取标本，配合检查 □ 配合用药及治疗 □ 配合定时测量生命体征，每日询问大便 □ 接受输液、服药治疗，并告知用药后效果 □ 注意活动安全，避免坠床或跌倒 □ 配合执行探视及陪伴	□ 接受出院宣教 □ 办理出院手续 □ 获取出院带药 □ 知道服药方法、作用、注意事项 □ 知道复印病历方法及复诊时间
饮食	□ 正常饮食 □ 遵医嘱饮食	□ 正常饮食 □ 遵医嘱饮食	□ 正常饮食 □ 遵医嘱
排泄	□ 正常排尿便 □ 避免便秘	□ 正常排尿便 □ 避免便秘	□ 正常排尿便 □ 避免便秘
活动	□ 正常适度活动，避免疲劳	□ 正常适度活动，避免疲劳	□ 正常适度活动，避免疲劳

附：原表单（2016年版）

儿童肺结核临床路径表单

适用对象：第一诊断为儿童肺结核

患者姓名：	性别：	年龄：	门诊号：	住院号：
住院日期： 年 月 日	出院日期： 年 月 日			标准住院日：21~28天

时间	住院第1~3天	住院期间
主要诊疗工作	□ 询问病史及进行体格检查 □ 初步评估病情 □ 完成病历书写 □ 完善必要检查 □ 根据病情对症、支持治疗 □ 上级医师查房，制订诊疗计划 □ 确定抗结核治疗方案，签署化疗知情同意书，开始抗结核治疗	□ 全科病案讨论，上级医师定期查房，完善诊疗计划 □ 处理基础性疾病及对症治疗 □ 根据患者病情调整、制订合理化疗方案 □ 观察药品不良反应 □ 住院医师书写病程记录
重点医嘱	**长期医嘱：** □ 肺结核护理常规 □ 二级或三级护理 □ 普通饮食 □ 抗结核药物治疗 **临时医嘱：** □ 血常规、尿常规、便常规 □ 肝肾功能检查（含胆红素）、电解质、血糖、血尿酸、相关感染性疾病筛查、红细胞沉降率、C反应蛋白 □ 痰抗酸杆菌涂片镜检，痰分枝杆菌培养 □ X线胸片及胸部CT检查 □ 支气管镜检查 □ 结核菌素皮肤试验 □ 血清抗结核抗体检测 □ 痰结核分枝杆菌分子生物学检测 □ 心电图、腹部超声检查 □ 视力、视野检测 □ 既往基础用药 □ 对症治疗 □ 进行其他相关检查	**长期医嘱：** □ 肺结核护理常规 □ 二级或三级护理 □ 普通饮食 □ 抗结核药物治疗 **临时医嘱：** □ 既往基础用药 □ 对症治疗 □ 抗结核治疗7~14天后复查血常规、肝肾功能（含胆红素） □ 异常指标复查
护理工作	□ 病房环境、医院制度及医护人员介绍 □ 入院护理评估 □ 告知各项检查注意事项并协助患者完成 □ 指导留痰 □ 静脉取血 □ 入院健康宣教 □ 心理护理 □ 通知营养科新患者饮食 □ 完成护理记录书写 □ 执行医嘱，用药指导	□ 观察患者一般情况及病情变化 □ 检验、检查前的宣教 □ 做好住院期间的健康宣教 □ 正确落实各项治疗性护理措施 □ 观察治疗效果及药品反应 □ 护理安全措施到位 □ 给予正确的饮食指导 □ 了解患者心理需求和变化，做好心理护理

续　表

时间	住院第 1~3 天	住院期间
病情 变异 记录	□无　□有，原因： 1. 2.	□无　□有，原因： 1. 2.
护士 签名		
医师 签名		

时间	出院前 1~3 天	出院日
主要诊疗工作	□ 上级医师查房 □ 评估患者病情及治疗的不良反应 □ 确定出院日期及治疗方案 □ 出院前一天开具出院医嘱 □ 完成上级医师查房记录	□ 完成常规病程记录、上级医师查房记录、病历首页及出院小结 □ 和患者或家属协商出院后治疗管理机构（本院门诊或患者所在地结核病防治机构或医疗机构） □ 向患者或家属交代出院后服药方法及注意事项 □ 预约复诊日期
重点医嘱	**长期医嘱：** □ 肺结核护理常规 □ 二级或三级护理 □ 普通饮食 □ 抗结核药物治疗 **临时医嘱：** □ 复查肝肾功能、血尿常规（必要时） □ 痰抗酸杆菌涂片检查 □ 根据需要，复查相关检查项目	**出院医嘱：** □ 开具出院带药 □ 定期复查肝肾功能、血常规、尿常规、痰菌检查、X 线胸片或 CT 等 □ 注意药品不良反应 □ 病情变化随时就诊
主要护理工作	□ 观察患者一般情况 □ 观察疗效及药品不良反应 □ 恢复期生活和心理护理 □ 出院准备指导	□ 协助患者办理出院手续 □ 出院指导
病情变异记录	□ 无　□ 有，原因： 1. 2.	□ 无　□ 有，原因： 1. 2.
护士签名		
医师签名		

第二十八章

流行性感冒临床路径释义

【医疗质量控制指标】（专家建议）

指标一、诊断需结合流行病学史、临床表现和病原学检查。

指标二、对临床诊断病例和确诊病例应尽早隔离。

指标三、重症患者尽早给予经验性抗流感病毒治疗。

指标四、抗菌药物需要有指征用药。

一、流行性感冒编码

疾病名称及编码：流行性感冒（ICD-10：J09-J11）

二、临床路径检索方法

J09-J11

三、国家医疗保障疾病诊断相关分组（GHS-DRG）

MDC 编码：MDCD（头颈、耳、鼻、口、咽疾病及功能障碍）

ADRC 编码：DT1（中耳炎及上呼吸道感染）

四、流行性感冒临床路径标准住院流程

（一）适用对象

第一诊断为流行性感冒患者（ICD-10：J11-101）。

（二）诊断依据

根据《流行性感冒诊疗方案》（原卫生部，2000 年 10 月 13 日）及根据原卫生部"十二五"规划教材、全国高等学校教材《感染病学》（李兰娟、任红主编，人民卫生出版社，2013 年，第 8 版）。

1. 发病前 7 天内与传染期流感确诊病例有密切接触，并出现流感样临床表现。或发病前 7 天内曾到过流感流行的地区，出现流感样临床表现。

2. 出现高热、头痛、周身酸痛等临床表现，同时有以下一种或几种实验室检测结果：

（1）流感病毒核酸检测阳性（可采用 real-time RT-PCR 和 RT-PCR 方法）。

（2）分离到流感病毒。

（3）双份血清流感病毒的特异性抗体水平呈 4 倍或 4 倍以上升高。

> **释义**
>
> ■ 指导内容现更新为根据《流行性感冒诊疗方案 2020 版》（国家卫生健康委，2020 年 10 月 15 日）及根据原卫生部"十二五"规划教材、全国高等学校教材《感染病学》（李兰娟、王宇明主编，人民卫生出版社，2015 年，第 3 版）。
>
> ■ 本路径的制订主要参考国内权威参考书和诊疗指南。

> ■病史和症状是诊断流行性感冒的基本依据，流行病学史非常关键，接触流行性感冒患者后1周内出现高热、周身酸痛等全身表现，高度提示流感可能。
> ■病原学检查以鼻洗液或鼻咽拭子流感病毒抗原快速检测最为常用，核酸检测可作为确诊依据。病毒分离和抗体动态演变耗时较长，并不常用。

（三）治疗方案的选择

根据《流行性感冒诊疗方案》（原卫生部，2000年10月13日）及根据原卫生部"十二五"规划教材、全国高等学校教材《传染病学》（李兰娟、任红主编，人民卫生出版社，2013年，第8版）。

1. 呼吸道传染病隔离。
2. 一般治疗：适当休息，清淡饮食，多饮水。
3. 对高热、头痛者给予解热镇痛等对症治疗。
4. 抗病毒治疗：奥司他韦。

释义

> ■本病确诊后应立即给予呼吸道隔离。
> ■发热较高时（一般指超过38℃以上）可以予解热镇痛药物，警惕肺炎等并发症。
> ■发病后早期（36小时内为好，至多72小时）应用奥司他韦、阿比多尔等抗病毒药物有助于缩短病程，减轻症状。

（四）标准住院日

7~10天。

释义

> ■普通病例通常无须住院，居家隔离治疗即可。
> ■高热等全身症状重，或者幼儿、老年、孕妇、有慢性病基础等易发生肺炎等严重并发症的患者需住院治疗。

（五）进入路径标准

1. 第一诊断必须符合流行性感冒 ICD-10：J11-101 诊断编码。
2. 当患者同时具有其他疾病诊断时，但在住院期间不需要特殊处理也不影响第一诊断的临床路径流程实施时，可以进入路径。

> **释义**
>
>   ■ 进入本路径患者第一诊断为流行性感冒，如患者同时诊断其他疾病如糖尿病、支气管哮喘、风湿免疫病等，需全面评估，如果对流感治疗无明显影响，可以进入本路径，但住院期间变异可能增多，也可能延长住院时间，增加费用。

（六）住院期间的检查项目

1. 必需的检查项目：
（1）血常规、尿常规、便常规。
（2）血生化：包括电解质、肝肾功能、心肌酶谱。
（3）流感病毒抗原检查、流感病毒核酸检测。
（4）X线胸片、心电图。
2. 根据患者病情进行的检查项目：心肌酶同工酶、血乳酸、BNP、血培养、动脉血气分析、超声心动图、胸部CT。

> **释义**
>
>   ■ 肝肾功能、心肌酶谱等项目对于脏器功能评估是必需的。
>   ■ 血常规、尿常规、便常规是住院患者最基本的一些检查；血常规对于合并细菌性感染的诊断有一定意义。
>   ■ 心电图、胸部X线片对判断有无心肌炎、肺炎等并发症是必需的。
>   ■ 病原学检查是确诊依据。

（七）治疗方案与药物选择

1. 呼吸道传染病隔离。
2. 一般治疗：适当休息，清淡饮食，多饮水，做好口腔护理。对高热、头痛者给予解热镇痛等对症治疗。
3. 抗病毒治疗：①奥司他韦。成人和13岁以上青少年的推荐口服剂量为75mg，每日2次，共5天。在流感症状开始的第一天或第二天（理想状态为36小时内）应开始治疗。儿童用量根据体重核算。推荐疗程为5天；②阿比多尔：酌情选用，成人一次0.2g，一日3次，推荐疗程为5天。
4. 肾上腺糖皮质激素治疗：主要用于重症患者。
5. 并发细菌感染者需使用抗菌药物治疗。

> **释义**
>
>   ■ 流感传染性强，一旦疑似诊断，应立即予呼吸道隔离。
>   ■ 奥司他韦是目前应用最普遍的抗病毒药物，也可选用阿比多尔等其他抗病毒药物。
>   ■ 临床初步判断合并细菌感染者，应立即进行痰细菌培养等病原学检查，同时开始经验性抗菌治疗，之后再根据病原学发现和治疗反应调整。

（八）出院标准

患者自觉症状消失，体温恢复正常。

> **释义**
> ■ 患者出院前发热等症状消失，临床症状改善即可出院。

（九）变异及原因分析

患者其他疾病需治疗或出现相关并发症。

> **释义**
> ■ 患者出现重症肺炎、呼吸衰竭、心力衰竭等表现，应中止本路径，转入相应流程。

五、流行性感冒临床路径给药方案

（一）用药选择

1. 抗病毒药：在流感症状开始的第一天或第二天（理想状态为 36 小时内）应开始治疗。

（1）奥司他韦：成人和 13 岁以上青少年的推荐口服剂量为 75mg，每日 2 次，共 5 天。重症患者奥司他韦可加倍剂量使用。在流感症状开始的第一天或第二天（理想状态为 36 小时内）应开始治疗。儿童用量根据体重核算。推荐疗程为 5 天。

（2）阿比多尔：酌情选用，成人一次 0.2g，一日 3 次，推荐疗程为 5 天。

2. 解热镇痛药物：退热、缓解疼痛等症状。

3. 糖皮质激素：出现心肌炎、重症肺炎等重症患者应用，通常地塞米松 5~10mg/d，疗程3~5 天。

4. 抗菌药物：继发细菌感染者，成人可选择氟喹诺酮类，儿童选择阿莫西林、头孢菌素类联合阿奇霉素。

（二）药学提示

糖皮质激素的不良反应，包括水钠潴留、低钾血症、血压升高等。

（三）注意事项

幼儿退热药禁用阿司匹林。

六、流行性感冒护理规范

1. 发热期应卧床休息，多饮白开水，定期监测体温，给予中成药类或抗病毒药类。

2. 对全身酸痛或头痛明显的患者，采取舒适的体位，必要时给予服用解热镇痛类药物。

3. 伴有肺部炎症或心肺功能不全者应严密监测生命体征，呼吸困难或发绀者应取半卧位，给予吸氧，及时清除呼吸道分泌物，加强支持治疗，注意维护心血管功能，中毒症状明显可采用有效的抗菌药物或激素治疗。

4. 对流行性感冒患者可按呼吸道隔离至热退后 48 小时，室内要加强通风，对患者呼吸道分泌物要及时消毒，对食具、用具及衣服可采用煮沸或暴晒等方法消毒。

七、流行性感冒营养治疗规范

1. 服药期间，饮食宜清淡，忌食生冷、肥甘、厚腻食物。

2. 进食少者，适量补液。

八、流行性感冒患者健康宣教

1. 保持良好的个人卫生习惯。

2. 勤洗手，保持环境清洁和通风。

3. 少去人群密集的公共场所，避免感染流感病毒。

4. 加强户外体育锻炼，提高身体抗病能力。

5. 秋冬气候多变，注意加减衣物。

6. 多饮开水，多吃清淡食物。

7. 保持良好呼吸道卫生习惯，咳嗽或打喷嚏时，用上臂或纸巾、毛巾等遮住口鼻，咳嗽或打喷嚏后洗手，尽量避免触摸眼睛、鼻或口。

8. 出现流感样症状应注意休息及自我隔离，前往公共场所或就医过程中需戴口罩。

九、推荐表单

(一) 医师表单

流行性感冒临床路径医师表单

适用对象：第一诊断为流行性感冒 (ICD：J11-101)

患者姓名：	性别： 年龄： 门诊号：	住院号：
住院日期： 年 月 日	出院日期： 年 月 日	标准住院日：7~10 天

时间	住院第 1 天	住院第 2~6 天	住院第 7~10 天 （出院日）
诊疗工作	□ 询问病史和体格检查 □ 完成入院病历及首次病程记录 □ 拟定检查项目 □ 制订初步治疗方案 □ 对家属进行有关的宣教，及时填报疫情卡并上报院感科	□ 上级医师查房 □ 明确下一步诊疗计划 □ 完成上级医师查房记录及日常病历记录 □ 向家属交代病情 □ 评价疗效，必要时调整药物 □ 评估病毒清除情况	□ 上级医师查房，确定患者可以出院 □ 完成上级医师查房记录、出院记录、出院证明书和病历首页的填写 □ 通知出院 □ 向患者交代出院注意事项及随诊时间 □ 若患者不能出院，在病程记录中说明原因和继续治疗的方案
重点医嘱	长期医嘱： □ 感染内科/儿科护理常规 □ 呼吸道隔离 □ 一级护理（病重者提高级别） □ 清淡饮食 □ 血压、血氧监测（病重者） □ 抗病毒治疗：奥司他韦 □ 支持治疗 □ 吸氧（必要时） □ 必要时加用抗菌药 临时医嘱： □ 血常规、尿常规、便常规、CRP □ 重症者急查血气分析 □ 血生化 □ ECG、X 线胸片 □ 心脏超声、胸部 CT（重症患者） □ 流感抗原及流感核酸检测 □ 高热时物理降温，超高热时退热剂治疗	长期医嘱： □ 感染内科/儿科护理常规 □ 呼吸道隔离 □ 一级护理（病重者提高级别） □ 清淡饮食 □ 血压、血氧监测（病重者） □ 抗病毒治疗：奥司他韦 □ 支持治疗 □ 吸氧（必要时） □ 必要时加用抗菌药 临时医嘱： □ 进食少者及高热者静脉适量补液 □ 高热时物理降温，超高热时退热剂治疗 □ 出院前 1 日鼻咽拭子流感病毒抗原/核酸检测	出院医嘱： □ 今日出院 □ 门诊随诊
病情变异记录	□ 无 □ 有，原因： 1. 2.	□ 无 □ 有，原因： 1. 2.	□ 无 □ 有，原因： 1. 2.
医师签名			

（二）护士表单

流行性感冒临床路径护士表单

适用对象：第一诊断为流行性感冒（ICD：J11-101）

患者姓名：	性别： 年龄： 门诊号：	住院号：
住院日期： 年 月 日	出院日期： 年 月 日	标准住院日：7~10 天

时间	住院第 1 天	住院第 2~6 天	住院第 7~10 天（出院日）
健康宣教	□ 入院宣教 介绍主管医师、护士 介绍环境、设施 介绍住院注意事项 介绍探视和陪伴制度 介绍贵重物品制度 介绍消毒隔离制度	□ 药物宣教 □ 饮食宣教	□ 出院宣教 □ 饮食宣教 □ 药物宣教 □ 指导患者办理出院手续
护理处置	□ 核对患者，佩戴腕带 □ 建立入院护理病历 □ 协助患者留取各种标本 □ 测量体重	□ 根据医嘱的相关采血 □ 根据医嘱发放相关药物	□ 办理出院手续 □ 协助取出院带药 □ 书写出院小结
基础护理	□ 级别护理 晨晚间护理 患者安全管理	□ 级别护理 晨晚间护理 患者安全管理	□ 级别护理 晨晚间护理 患者安全管理
专科护理	□ 护理查体 □ 病情观察 □ 需要时，填写跌倒及压疮防范表 □ 需要时，请家属陪伴 □ 确定饮食种类 □ 心理护理	□ 病情观察 □ 遵医嘱完成相关检查 □ 心理护理	□ 出院指导
重点医嘱	□ 详见医嘱执行单	□ 详见医嘱执行单	□ 详见医嘱执行单
病情变异记录	□ 无 □ 有，原因： 1. 2.	□ 无 □ 有，原因： 1. 2.	□ 无 □ 有，原因： 1. 2.
护士签名			

（三）患者表单

流行性感冒临床路径患者表单

适用对象：第一诊断为流行性感冒（ICD：J11-101）

患者姓名：	性别：	年龄：	门诊号：	住院号：
住院日期： 年 月 日	出院日期： 年 月 日			标准住院日：7~10 天

时间	入院第 1 天	住院第 2~6 天	住院第 7~10 天（出院日）
医患配合	□ 配合询问病史、收集资料，务必详细告知既往史、用药史、过敏史 □ 配合进行体格检查 □ 有任何不适告知医师	□ 配合完善相关检查，如采血、留尿、心电图、X 线胸片 □ 医师向患者及家属介绍病情	□ 接受出院前指导 □ 知道复查程序 □ 获取出院诊断书
护患配合	□ 配合测量体温、脉搏、呼吸 3 次，血压、体重 1 次 配合完成入院护理评估（简单询问病史、过敏史、用药史） □ 接受入院宣教（环境介绍、病室规定、订餐制度、贵重物品保管等） □ 配合执行探视和陪伴制度 □ 有任何不适告知护士	□ 配合测量体温、脉搏、呼吸 3 次、询问大便 1 次 □ 接受饮食宣教 □ 接受药物宣教 □ 配合留取鼻咽拭子	□ 接受出院宣教 □ 办理出院手续 □ 获取出院带药 □ 知道服药方法、作用、注意事项 □ 知道复印病历程序
饮食	□ 遵医嘱饮食	□ 遵医嘱饮食	□ 遵医嘱饮食
排泄	□ 正常排尿便	□ 正常排尿便	□ 正常排尿便
活动	□ 卧床休息	□ 逐渐恢复正常活动	□ 正常活动

附：原表单（2016年版）

流行性感冒临床路径表单

适用对象：第一诊断为流行性感冒（ICD：J11-101）

患者姓名：	性别：　　年龄：　　门诊号：	住院号：
住院日期：　　年　月　日	出院日期：　　年　月　日	标准住院日：7~10天

时间	住院第1天	住院第2天	住院第3天
诊疗工作	□ 询问病史和体格检查 □ 完成入院病历及首次病程记录 □ 拟定检查项目 □ 制订初步治疗方案 □ 对家属进行有关的宣教，及时填报疫情卡并上报院感科	□ 上级医师查房 □ 明确下一步诊疗计划 □ 完成上级医师查房记录 □ 向家属交代病情	□ 上级医师查房 □ 完成病历记录 □ 评价治疗疗效，调整治疗药物
重点医嘱	**长期医嘱：** □ 感染内科/儿科护理常规 □ 呼吸道隔离 □ 一级护理（病重者提高级别） □ 清淡饮食 □ 血压、血氧监测（病重者） □ 抗病毒治疗：奥司他韦 □ 支持治疗 □ 吸氧（必要时） □ 必要时加用抗菌药物 **临时医嘱：** □ 血常规、尿常规、便常规、CRP □ 重症者急查血气分析 □ 血生化 □ ECG、X线胸片 □ 心脏超声、胸部CT（重症患者） □ 流感抗原及流感核酸检测 □ 高热时物理降温，超高热时退热剂治疗	**长期医嘱：** □ 感染内科/儿科护理常规 □ 呼吸道隔离 □ 一级护理（病重者提高级别） □ 清淡饮食 □ 血压、血氧监测（病重者） □ 抗病毒治疗：奥司他韦 □ 支持治疗 □ 吸氧（必要时） □ 必要时加用抗菌药 **临时医嘱：** □ 进食少者及高热者静脉适量补液 □ 高热时物理降温，超高热时退热剂治疗	**长期医嘱：** □ 感染内科/儿科护理常规 □ 呼吸道隔离 □ 一级护理（病重者提高级别） □ 清淡饮食 □ 血压、血氧监测（病重者） □ 抗病毒治疗：奥司他韦 □ 支持治疗 □ 吸氧（必要时） □ 必要时加用抗菌药物 **临时医嘱：** □ 必要时补充电解质液 □ 高热时物理降温，超高热时退热剂治疗
护理工作	□ 介绍病房环境、设施和设备 □ 入院护理评估 □ 饮食指导 □ 生活护理	□ 观察病情变化 □ 心理护理	□ 观察病情变化 □ 心理护理
病情变异记录	□ 无　□ 有，原因： 1. 2.	□ 无　□ 有，原因： 1. 2.	□ 无　□ 有，原因： 1. 2.
护士签名			
医师签名			

时间	住院第 4~7 天	住院第 8~10 天
诊疗工作	□ 上级医师查房 □ 完成病历记录 □ 评价治疗疗效调整治疗药物	□ 上级医师查房，确定患者可以出院 □ 完成上级医师查房记录、出院记录、出院证明书和病历首页的填写 □ 通知出院 □ 向患者交代出院注意事项及随诊时间 □ 若患者不能出院，在病程记录中说明原因和继续治疗的方案
重点医嘱	长期医嘱： □ 感染内科护理常规 □ 呼吸道隔离 □ 三级护理（病重者提高级别） □ 普通饮食 □ 血压、血氧监测（病重者） □ 抗病毒治疗：奥司他韦 □ 必要时加用抗菌药 临时医嘱： □ 必要时补充电解质液 □ 必要时复查血常规 □ 必要时复查心肌酶、转氨酶、X 线胸片	出院医嘱： □ 今日出院 □ 门诊随诊
护理工作	□ 观察病情变化 □ 心理护理	□ 帮助患者办理出院手续事项 □ 家庭护理指导
病情变异记录	□ 无　□ 有，原因： 1. 2.	□ 无　□ 有，原因： 1. 2.
护士签名		
医师签名		

参考文献

[1] 中华医学会. 临床诊疗指南·结核病分册 ［M］. 北京：人民卫生出版社，2004.

[2] 中国防痨协会. 耐药结核病化学治疗指南（2009）［J］. 中华结核和呼吸杂志，2010，33（7）：485-497.

[3] 李兰娟，任红. 传染病学 ［M］. 8 版. 北京：人民卫生出版社，2013.

[4] 希恩·C·斯威曼. 马丁代尔药物大典：35 版 ［M］. 北京：化学工业出版社，2009：1805.

[5] 中华医学会肝病学分会，中华医学会感染病学分会. 慢性乙型肝炎防治指南（2015 更新版）［J］. 中华肝脏病杂志，2015，23（12）：888-905.

[6] 谷强业，陈合民. 拉米夫定加肝络欣丸治疗慢性乙型肝炎疗效及对 YMDD 变异的影响 ［J］. 临床肝胆病杂志，2005，21（2）：79-80.

[7] 慢性乙型肝炎联合治疗专家委员会. 慢性乙型肝炎联合治疗专家共识 ［J/CD］. 中国肝脏病杂志：电子版，2012，4（1）：39-46.

[8] 刘平. 中医临床诊疗指南释义·肝胆病分册 ［M］. 北京：中国中医药出版社，2015.

[9] 中华医学会肝病学分会，中华医学会感染病学分会. 丙型肝炎防治指南（2015 年版）［J/CD］. 中国肝脏病杂志（电子版），2015，7（3）：19-35.

[10] 邓维成，杨镇，谢慧群，等. 日本血吸虫病的诊治——湘鄂赣专家共识 ［J］. 中国血吸虫病防治杂志，2015，27（5）：451-456.

[11] Qu Y, Zong L, Xu M, et al. Effects of 18α-glycyrrhizin on TGF-β1/Smad signaling pathway in rats with carbon tetrachloride-induced liver fibrosis ［J］. Int J Clin Exp Pathol, 2015, 8 (2): 1292-1301.

[12] Tu CT, Li J, Wang FP, et al. Glycyrrhizin regulates CD4+T cell response during liver fibrogenesis via JNK, ERK and PI3K/AKT pathway ［J］. Int Immunopharmacol, 2012, 14 (4): 410-421.

[13] Qu Y, Chen WH, Zong L, et al. 18α-Glycyrrhizin induces apoptosis and suppresses activation of rat hepatic stellate cells ［J］. Med Sci Monit, 2012, 18 (1): BR24-32.

[14] 皇甫竞坤，闫杰，赵红，等. 异甘草酸镁对乙型肝炎肝硬化合并腹水患者水钠潴留及相关安全性的影响 ［J/CD］. 中华临床医师杂志（电子版），2013，7（10）：4200-4204.

[15] 卫生部手足口病临床专家组. 肠道病毒 71 型（EV71）感染重症病例临床救治专家共识 ［J］. 中华儿科杂志，2011，49（9）：675-678.

[16] 王卫平. 儿科学 ［M］. 8 版. 北京：人民卫生出版社，2016.

[17] 抗菌药物临床应用指导原则. 卫医发 〔2015〕43 号.

[18] 江载芳，申昆玲，沈颖，等. 诸福棠实用儿科学 ［M］. 8 版. 北京：人民卫生出版社，2015.

[19] 中华医学会儿科学分会. 儿科呼吸系统疾病诊疗规范 ［M］. 北京：人民卫生出版社，2015.

[20] 王艺，万朝敏. 中国 0 至 5 岁儿童病因不明的急性发热诊断处理指南（简化版）［J］. Chin J Evid Based Pediatr, 2009, 4 (3): 310.

[21] 中华医学儿科学分会呼吸学组，《中华实用儿科临床杂志》编辑委员会. 儿童流感诊断与治疗专家共识（2015 年版）［J］. 中华实用儿科临床杂志，2015，30（17）：1296-1303.

［22］《中华儿科杂志》编辑委员会，中华医学会儿科学分会呼吸学组．毛细支气管炎诊断、治疗与预防专家共识（2014 年版）［J］．中华儿科杂志，2015，53（3）：168-171.

［23］申昆玲，张国成，尚云晓，等．重组人干扰素-α1b 在儿科的临床应用专家共识［J］．中华实用儿科临床杂志，2015，30（16）：1214-1219.

［24］中华医学会儿科学分会呼吸学组．儿童社区获得性肺炎管理指南（2013 修订）（上）［J］．中华儿科杂志，2013，51（10）：745-752.

［25］邵肖梅，叶鸿瑁，丘小汕．实用新生儿学［M］．4 版．北京：人民卫生出版社，2011.

［26］中华医学会．临床诊疗指南·小儿内科分册［M］．北京：人民卫生出版社，2005.

［27］胡亚美，江载芳．诸福棠实用儿科学［M］．7 版．北京：人民卫生出版社，2005.

［28］Kneen R，Michael BD，Menson E，et al. Management of suspected viral encephalitis in children - Association of British Neurologists and British Paediatric Allergy，Immunology and Infection Group national guidelines［J］. J Infect，2012，64（5）：449-477.

［29］中华医学会．临床诊疗指南·神经病学分册［M］．北京：人民卫生出版社，2006.

［30］中华医学会儿科学分会感染学组．儿童巨细胞病毒性疾病诊断和防治的建议［M］．中华儿科杂志，2012，50（4）：290-292.

［31］杨思源．小儿心脏病学［M］．4 版．北京：人民卫生出版社，2012.

［32］Kales CP，Murren JR，Torres RA，et al. Early predictors of in-hospital mortality for Pneumocystis carinii pneumonia in the acquired immunodeficiency syndrome［J］. Arch Intern Med，1987，147（8）：1413-1417.

［33］Butt AA，Michaels S，Kissinger P. The association of serum lactatedehydrogenase level with selected opportunistic infections and HIV progression［J］. Int J Infect Dis，2002，6（3）：178-181.

［34］Sax PE，Komarow L，Finkelman MA，et al. Blood（1->3）-beta-D-glucan as a diagnostic test for HIV-related Pneumocystis jirovecii pneumonia［J］. Clin Infect Dis，2011，53（2）：197-202.

［35］Miller RF，Huang L，Walzer PD. Pneumocystis pneumonia associated with human immunodeficiency virus［J］. Clin Chest Med，2013，34（2）：229-241.

［36］DeLorenzo LJ，Huang CT，Maguire GP，et al. Roentgenographic patterns of Pneumocystis carinii pneumonia in 104 patients with AIDS［J］. Chest，1987，91（3）：323-327.

［37］CDC. Guidelines for the investigation of contacts of persons with infectious tuberculosis：recommendations from the National Tuberculosis Controllers Association and CDC［S］. MMWR，2005，54（RR15）：1-37.

［38］Luetkemeyer AF，Charlebois ED，Flores LL，et al. Comparison of an interferon-gamma release assay with tuberculin skin testing in HIV-infected individuals［J］. Am J Respir Crit Care Med，2007，175（7）：737-742.

［39］Zhang M，Gong J，Iyer DV，et al. T cell cytokine responses in persons with tuberculosis and human immunodeficiency virus infection［J］. J Clin Invest，1994，94（6）：2435-2442.

［40］Antonucci G，Girardi E，Raviglione MC，et al. Risk factors for tuberculosis in HIV-infected persons. A prospective cohort study. The Gruppo Italiano di Studio Tubercolosi e AIDS（GISTA）［J］. JAMA，1995，274（2）：143-148.

［41］Cattamanchi A，Smith R，Steingart KR，et al. Interferon-gamma release assays for the diagnosis of latent tuberculosis infection in HIV-infected individuals：a systematic review and meta-analysis. J Acquir Immune Defic Syndr，2011，56（3）：230-238.

［42］Sonnenberg P，Glynn JR，Fielding K，et al. How soon after infection with HIV does the risk of tuberculosis start to increase? A retrospective cohort study in South African gold miners［J］. J Infect Dis，2005，191（2）：150-158.

［43］Centers for Disease Control and Prevention. Managing drug interactions in the treatment of HIV-related tuberculosis. 2013〔Z/OL〕. http：//www. cdc. gov/tb/publications/guidelines/TB＿HIV＿Drugs/ default. htm, 2015-04-20.

〔44〕 Steele MA, Burk RF, DesPrez RM. Toxic hepatitis with isoniazid and rifampin. A meta-analysis 〔J〕. Chest, 1991, 99（2）：465-471.

〔45〕 Targeted tuberculin testing and treatment of latent tuberculosis infection. This official statement of the American Thoracic Society was adopted by the ATS Board of Directors, July 1999. This is a Joint Statement of the American Thoracic Society（ATS）and the Centers for Disease Control and Prevention（CDC）. This statement was endorsed by the Council of the Infectious Diseases Society of America.（IDSA）, September 1999, and the sections of this statement. Am JRespir Crit Care Med, 2000, 161（4 Pt 2）：S221-247.

〔46〕 Panel on Opportunistic Infections in HIV-Infected Adults and Adolescents. Guidelines for the prevention and treatment of opportunistic infections in HIV-infected adults and adolescents：Recommendations from the Centers for Disease Control and Prevention, the National Institutes of Health, and the HIV Medicine Association of the Infectious Diseases Society of America〔S/OL〕. http：//aidsinfo. nih. gov/contentfiles/lvguidelines/adult＿oi. pdf, 2016-09-21.

〔47〕 Supparatpinyo K, Khamwan C, Baosoung V, et al. Disseminated Penicillium marneffei infection in southeast Asia〔J〕. Lancet, 1994, 344（8915）：110-113.

〔48〕 Pfaller MA, Messer SA, Hollis RJ, et al. Antifungal activities of posaconazole, ravuconazole, and voriconazole compared to those of itraconazole and amphotericin B against 239 clinical isolates of Aspergillus spp. and other filamentous fungi：report from SENTRY Antimicrobial Surveillance Program, 2000〔J〕. Antimicrob Agents Chemother, 2002, 46（4）：1032-1037.

〔49〕 Sirisanthana T, Supparatpinyo K, Perriens J, et al. Amphotericin B and itraconazole for treatment of disseminated Penicillium marneffei infection in human immunodeficiency virus-infected patients 〔J〕. Clin Infect Dis, 1998, 26（5）：1107-1110.

〔50〕 Supparatpinyo K, Perriens J, Nelson KE, et al. A controlled trial of itraconazole to prevent relapse of Penicillium marneffei infection in patients infected with the human immunodeficiency virus〔J〕. N Engl J Med, 1998, 339（24）：1739-1743.

〔51〕 Horan TC, Andrus M, Dudeck MA. CDC/NHSN Surveillance Definition of Healthcare-Associated Infection and Criteria for Specific Types of Infections in the Acute Care Setting〔J〕. Am J Infect Control, 2008, 36（5）：309-332.

〔52〕 Mandell LA1, Wunderink RG, Anzueto A, et al. Infectious Diseases Society of America/American Thoracic Society Consensus Guidelines on the Management of Community-Acquired Pneumonia in Adults〔J〕. Clinical Infectious Diseases, 2007, 44 Suppl 2：S27-72.

〔53〕 Kalil AC, Metersky ML, Klompas M, et al. Management of Adults With Hospital-acquired and Ventilator-associated Pneumonia：2016 Clinical Practice Guidelines by the Infectious Diseases Society of America and the American Thoracic Society〔J〕. Clin Infect Dis, 2016, 63（5）：e61-e111.

〔54〕 Perfect JR, Dismukes WE, Dromer F, et al. Clinical Practice Guidelines for the Management of Cryptococcal Disease：2010 Update by the Infectious Diseases Society of America〔J〕. Clin Infect Dis, 2010, 50（3）：291-322.

〔55〕 Tunkel AR, Glaser CA, Bloch KC, et al. The management of encephalitis：clinical practice guidelines by the Infectious Diseases Society of America〔J〕. Clin Infect Dis, 2008, 47（3）：303-327.

〔56〕 Steiner I, Budkac H, Chaudhuri A, et al. Viral meningoencephalitis：a review of diagnostic methods and guidelines for management〔J〕. Eur J Neurol, 2010, 17（8）：999-e57.

〔57〕 Solomon T, Michael BD, Smith PE, et al. Management of suspected viral encephalitis in adults. Association of British Neurologists and British Infection Association NationalGuidelines〔J〕. J Infect. 2012, 64 (4): 347-373.

[58] Martinez-Torres F, Menon S, Pritsch M, et al. Protocol for German trial of Acyclovir and cortico-steroids in Herpes-simplex-virus-encephalitis (GACHE): a multicenter, multinational, random-ized, double-blind, placebo-controlled German, Austrian and Dutch trial [ISRCTN45122933] [J]. BMC Neurol, 2008, 8: 40.

[59] 吴启秋. 脊柱结核的化学治疗 [J]. 中国脊柱脊髓杂志, 2004, (12): 58-60.

[60] 肖冰冰, 廖秦平. 利用 DNA 指纹图谱技术对健康女性阴道菌群多样性的分析 [J]. 北京大学学报 (医学版), 2012, 44 (2): 281-287.

[61] Maharaj D. Puerperal pyrexia: a review. Part I [J]. Obstet Gynecol Surv, 2007, 62 (6): 393-399.

[62] Maharaj D. Puerperal Pyrexia: a review. Part II [J]. Obstet Gynecol Surv, 2007, 62 (6): 400-406.

[63] Meaney-Delman D, Bartlett LA, Gravett MG, et al. Oral and intramuscular treatment options for early postpartum endometritis in low-resource settings: a systematic review [J]. Obstet Gynecol, 2015, 125 (4): 789-800.

[64] Mackeen AD, Packard RE, Ota E, et al. Antibiotic regimens for postpartum endometritis [J]. Cochrane Database Syst Rev, 2015 (2): CD001067.

[65] 抗菌药物临床应用指导原则. 卫医发〔2004〕285 号.

[66] 黄选兆, 汪吉宝, 孔维佳. 实用耳鼻咽喉头颈外科学 [M]. 2 版. 北京: 人民卫生出版社, 2015.

[67] 中华医学会耳鼻咽喉头颈外科学分会耳科学组. 中耳炎临床分类和手术分型指南 (2012) [J]. 中华耳鼻咽喉头颈外科杂志, 2013, 48 (1): 5.

[68] 宋昱, 马芙蓉. 完壁式乳突根治鼓室成形术的发展及应用 [J]. 中国微创外科杂志, 2015, 15 (8): 755-758.

[69] Kuo CL, Liao WH, Shiao AS. A review of current progress in acquired cholesteatoma management [J]. Eur Arch Otorhinolaryngol, 2015, 272 (12): 3601-3609.

[70] Wasson JD, Yung MW. Evidence-based management of otitis media: a 5S model approach [J]. J Laryngol Otol, 2015, 129 (2): 112-119.

附录 1

流行性感冒临床路径病案质量监控表单

1. 进入临床路径标准

疾病诊断：流行性感冒患者（ICD-10：J11-101）

2. 病案质量监控表

监控项目 监控重点 住院时间		评估要点	监控内容	分数	减分理由	备注
病案首页		主要诊断名称及编码	流行性感冒患者（ICD-10：J11-101）	5□ 4□ 3□ 1□ 0□		
		其他诊断名称及编码	无遗漏，编码准确			
		其他项目	内容完整、准确、无遗漏	5□ 4□ 3□ 1□ 0□		
住院第1天	入院记录	主诉及现病史 主要症状	是否记录本病主要的症状： 1. 高热、畏寒，体温高达39~40℃ 2. 伴头痛，全身肌肉关节酸痛 3. 乏力，食欲减退 4. 咽喉痛、干咳、鼻塞、流鼻涕等	5□ 4□ 3□ 1□ 0□		入院24小时内完成
		病情演变过程	是否描述主要症状的演变过程，如： 1. 高热持续不退，剧烈咳嗽，血痰或脓痰 2. 呼吸急促，发憋 3. 呼吸衰竭等	5□ 4□ 3□ 1□ 0□		
		其他伴随症状	是否记录伴随症状，如： 1. 恶心、呕吐、腹痛、腹泻 2. 心悸、气促、心前区不适、胸部隐痛等	5□ 4□ 3□ 1□ 0□		

续　表

监控项目 监控重点 住院时间		评估要点		监控内容	分数	减分 理由	备注
住院第1天	入院记录	主诉及 现病史	院外 诊疗 过程	是否记录诊断、治疗情况，如： 1. 院外检查 2. 院外诊断及治疗 3. 治疗效果	5□ 4□ 3□ 1□ 0□		入院24 小时内 完成
		既往史 个人史 家族史		是否按照病历书写规范记录，并重点记录： 1. 是否有流行性感冒患者接触史（流行病学史） 2. 个人生活习惯，如吸烟、饮酒等 3. 既往史，免疫缺陷，慢性基础疾病史 4. 职业史（医务人员、病毒实验室等） 5. 家族疾病史	5□ 4□ 3□ 1□ 0□		
		体格检查		是否按照病历书写规范记录，并重点记录重要体征，无遗漏，如： 1. 体温、脉搏、呼吸、血压 2. 咽部 3. 眼结膜充血 4. 鼻塞（黏膜） 5. 双肺呼吸音 6. 心律等	5□ 4□ 3□ 1□ 0□		
		辅助检查		是否记录辅助检查结果，如： 1. 血常规、尿常规、便常规 2. 血生化，包括电解质、肝肾功能、心肌酶谱 3. 流感病毒抗原检查、流感病毒核酸检测 4. X线胸片、心电图	5□ 4□ 3□ 1□ 0□		
	首次病程 记录	病例特点		是否简明扼要，重点突出，无遗漏： 1. 发病前7天有流感患者密切接触史 2. 发热、畏寒、头痛、咳嗽、咽痛、周身酸痛等症状 3. 流感病毒核酸检测阳性	5□ 4□ 3□ 1□ 0□		入院8 小时内 完成
		初步诊断		第一诊断为：流行性感冒患者（ICD-10：J11-101）	5□ 4□ 3□ 1□ 0□		

续　表

监控项目 / 监控重点 / 住院时间		评估要点	监控内容	分数	减分理由	备注
住院第1天	首次病程记录	诊断依据	是否充分、分析合理： 1. 发病前7天内与传染期流感确诊病例有密切接触，并出现流感样临床表现。或发病前7天内曾到过流感流行的地区，出现流感样临床表现 2. 出现高热、头痛、周身酸痛等临床表现，同时有以下1种或几种实验室检测结果： （1）流感病毒核酸检测阳性（可采用real-time RT-PCR和RT-PCR方法） （2）分离到流感病毒 （3）急性期和恢复期双份血清流感病毒的特异性抗体水平呈4倍或4倍以上升高	5□ 4□ 3□ 1□ 0□		入院8小时内完成
		鉴别诊断	是否根据病例特点鉴别： 1. 肺炎 2. 病毒性心肌炎等 3. 普通感冒 4. 急性气管炎-支气管炎	5□ 4□ 3□ 1□ 0□		
		诊疗计划	是否全面并具有个性化： 1. 呼吸道传染病隔离 2. 一般治疗：适当休息，清淡饮食，多饮水 3. 对高热、头痛者给予解热镇痛等对症治疗 4. 抗病毒治疗：奥司他韦	5□ 4□ 3□ 1□ 0□		
	病程记录	上级医师查房记录	是否有重点内容并结合本病例： 1. 补充病史及症状、体征 2. 体温、脉搏、呼吸、血压 3. 诊断及鉴别诊断分析 4. 下一步诊疗及检查 5. 观察体温、呼吸、肺部体征、神经系统症状，注意病毒性心肌炎、病毒性脑炎等	5□ 4□ 3□ 1□ 0□		入院48小时内完成
		住院医师查房记录	是否记录、分析全面： 1. 患者入院后症状：发热、咳嗽、头痛等 2. 查体：肺部体征、心脏、神经系统等 3. 执行上级医师查房意见 4. 异常检验结果分析 5. 观察病情变化	5□ 4□ 3□ 1□ 0□		

续　表

监控项目 监控重点 住院时间		评估要点	监控内容	分数	减分理由	备注
住院第2天	病程记录	住院医师查房记录	是否记录、分析如下内容： 1. 患者入院后症状：发热、咳嗽、头痛等 2. 查体：肺部体征、心脏、神经系统等 3. 执行上级医师查房意见 4. 异常检验结果分析 5. 观察病情变化	5□ 4□ 3□ 1□ 0□		
		上级医师查房记录	是否记录： 1. 入院后病情变化 2. 异常结果分析，阳性结果的复查意见 3. 下一步诊疗及检查意见 4. 病情观察	5□ 4□ 3□ 1□ 0□		
住院第3天	病程记录		是否记录： 1. 症状体征消失或好转 2. 诊疗效果评估 3. 阳性检查复查的结果 4. 继续治疗	5□ 4□ 3□ 1□ 0□		
住院第4~7天	病程记录	住院医师查房记录	是否记录、分析： 1. 症状体征消失情况 2. 检查结果分析（X线胸片、血常规等） 3. 拟出院意见	5□ 4□ 3□ 1□ 0□		
		上级医师查房记录	是否记录： 1. 体温正常及其他阳性症状恢复情况 2. 病情分析及评估 3. 同意出院及院外注意事项	5□ 4□ 3□ 1□ 0□		
住院第8~10天	病程记录	住院医师查房记录	是否记录： 1. 病情评估 2. 通知患者出院 3. 告知患者出院注意事项及院外诊疗、复查项目	5□ 4□ 3□ 1□ 0□		
	出院记录		是否记录齐全，重要内容无遗漏，如： 1. 入院情况 2. 诊疗经过 3. 出院情况：症状体征等 4. 出院医嘱：出院带药需写明药物名称、用量、服用方法，需要调整的药物要注明调整的方法；出院后患者需要注意的事项；门诊复查时间及项目等	5□ 4□ 3□ 1□ 0□		

续 表

监控项目　监控重点　住院时间		评估要点	监控内容	分数	减分理由	备注
	特殊检查、特殊治疗同意书等医学文书		内容包括自然项目（另页书写时）、特殊检查、特殊治疗项目名称、目的、可能出现的并发症及风险、患者或家属签署是否同意检查或治疗、患者签名、医师签名等	5□ 4□ 3□ 1□ 0□		
医嘱	长期医嘱	住院第1天	1. 感染内科/儿科护理常规 2. 呼吸道隔离 3. 一级护理（病重者提高级别） 4. 清淡饮食 5. 血压、血氧监测（病重者） 6. 抗病毒治疗：奥司他韦 7. 支持治疗 8. 吸氧（必要时） 9. 必要时加用抗菌药物	5□ 4□ 3□ 1□ 0□		
		住院第2天	1. 感染内科/儿科护理常规 2. 呼吸道隔离 3. 一级护理（病重者提高级别） 4. 清淡饮食 5. 血压、血氧监测（病重者） 6. 抗病毒治疗：奥司他韦 7. 支持治疗 8. 吸氧（必要时） 9. 必要时加用抗菌药物			
		住院第3天	1. 感染内科/儿科护理常规 2. 呼吸道隔离 3. 一级护理（病重者提高级别） 4. 清淡饮食 5. 血压、血氧监测（病重者） 6. 抗病毒治疗：奥司他韦 7. 支持治疗 8. 吸氧（必要时） 9. 必要时加用抗菌药物			
		住院第4~7天	1. 感染内科护理常规 2. 呼吸道隔离 3. 三级护理（病重者提高级别） 4. 普通饮食 5. 血压、血氧监测（病重者） 6. 抗病毒治疗：奥司他韦 7. 必要时加用抗菌药物			

续　表

监控项目 / 监控重点 / 住院时间		评估要点	监控内容	分数	减分理由	备注
医嘱	长期医嘱	住院 8~10 天	1. 今日出院 2. 门诊随诊			
	临时医嘱	住院第 1 天	1. 血常规、尿常规、便常规、CRP 2. 重症者急查血气分析 3. 血生化 4. ECG、X 线胸片 5. 心超、胸部 CT（重症患者） 6. 流感抗原及流感核酸检测 7. 高热时物理降温，超高热时退热剂治疗	5□ 4□ 3□ 1□ 0□		
		住院第 2 天	1. 进食少者及高热者静脉适量补液 2. 高热时物理降温，超高热时退热剂治疗			
		住院第 3 天	1. 必要时补充电解质液 2. 高热时物理降温，超高热时退热剂治疗			
		住院第 4~7 天	1. 必要时补充电解质液 2. 必要时复查血常规 3. 必要时复查心肌酶、转氨酶、X 线胸片			
		住院 8~10 天	1. 今日出院 2. 门诊随诊			
一般书写规范		各项内容	完整、准确、清晰、签字	5□ 4□ 3□ 1□ 0□		
变异情况		变异条件及原因	患者其他疾病需治疗或出现相关并发症	5□ 4□ 3□ 1□ 0□		

附录 2

制定/修订《临床路径释义》的基本方法与程序

曾宪涛　蔡广研　陈香美　陈新石　葛立宏　高润霖　顾　晋　韩德民
贺大林　胡盛寿　黄晓军　霍　勇　李单青　林丽开　母义明　钱家鸣
任学群　申昆玲　石远凯　孙　琳　田　伟　王　杉　王行环　王宁利
王拥军　邢小平　徐英春　鱼　锋　张力伟　郑　捷　郎景和

中华人民共和国国家卫生和计划生育委员会采纳的临床路径（Clinical pathway）定义为针对某一疾病建立的一套标准化治疗模式与诊疗程序，以循证医学证据和指南为指导来促进治疗和疾病管理的方法，最终起到规范医疗行为，减少变异，降低成本，提高质量的作用。世界卫生组织（WHO）指出临床路径也应当是在循证医学方法指导下研发制定，其基本思路是结合诊疗实践的需求，提出关键问题，寻找每个关键问题的证据并给予评价，结合卫生经济学因素等，进行证据的整合，诊疗方案中的关键证据，通过专家委员会集体讨论，形成共识。可以看出，遵循循证医学是制定/修订临床路径的关键途径。

临床路径在我国已推行多年，但收效不甚理想。当前，在我国推广临床路径仍有一定难度，主要是因为缺少系统的方法论指导和医护人员循证医学理念薄弱[1]。此外，我国实施临床路径的医院数量少，地域分布不平衡，进入临床路径的病种数量相对较少，病种较单一；临床路径实施的持续时间较短[2]，各学科的临床路径实施情况也参差不齐。英国国家与卫生保健研究所（NICE）制定临床路径的循证方法学中明确指出要定期检索证据以确定是否有必要进行更新，要根据惯用流程和方法对临床路径进行更新。我国三级综合医院评审标准实施细则（2013 年版）中亦指出"根据卫生部《临床技术操作规范》《临床诊疗指南》《临床

路径管理指导原则（试行）》和卫生部各病种临床路径，遵循循证医学原则，结合本院实际筛选病种，制定本院临床路径实施方案"。我国医疗资源、医疗领域人才分布不均衡[3]，并且临床路径存在修订不及时和篇幅限制的问题，因此依照国家卫生和计划生育委员会颁发的临床路径为蓝本，采用循证医学的思路与方法，进行临床路径的释义能够为有效推广普及临床路径、适时优化临床路径起到至关重要的作用。

基于上述实际情况，为规范《临床路径释义》制定/修订的基本方法与程序，本团队使用循证医学[4]的思路与方法，参考循证临床实践的制定/修订的方法[5]制定本共识。

一、总则

1. 使用对象：本《制定/修订<临床路径释义>的基本方法与程序》适用于临床路径释义制定/修订的领导者、临床路径的管理参加者、评审者、所有关注临床路径制定/修订者，以及实际制定临床路径实施方案的人员。

2. 临床路径释义的定义：临床路径释义应是以国家卫生和计划生育委员会颁发的临床路径为蓝本，克服其篇幅有限和不能及时更新的不足，结合最新的循证医学证据和更新的临床实践指南，对临床路径进行解读；同时在此基础上，制定出独立的医师表单、护士表单、患者表单、临床药师表单，从而达到推广和不

断优化临床路径的目的。

3. 制定/修订必须采用的方法：制定/修订临床路径释义必须使用循证医学的原理及方法，更要结合我国的国情，注重应用我国本土的医学资料，整个过程避免偏倚，符合便于临床使用的需求。所有进入临床路径释义的内容均应基于对现有证据通过循证评价形成的证据以及对各种可选的干预方式进行利弊评价之后提出的最优指导意见。

4. 最终形成释义的要求：通过提供明晰的制定/修订程序，保证制定/修订临床路径释义的流程化、标准化，保证所有发布释义的规范性、时效性、可信性、可用性和可及性。

5. 临床路径释义的管理：所有临床路径的释义工作均由卫生和计划生育委员会相关部门统一管理，并委托相关学会、出版社进行制定/修订，涉及申报、备案、撰写、表决、发布、试用反馈、实施后评价等环节。

二、制定/修订的程序及方法

1. 启动与规划：临床路径释义制定/修订前应得到国家相关管理部门的授权。被授权单位应对已有资源进行评估，并明确制定/修订的目的、资金来源、使用者、受益者及时间安排等问题。应组建统一的指导委员会，并按照学科领域组建制定/修订指导专家委员会，确定首席专家及所属学科领域各病种的组长、编写秘书等。

2. 组建编写工作组：指导委员会应由国家相关管理部门的领导、临床路径所涉及的各个学科领域的专家、医学相关行业学会的领导、卫生经济学领域专家、循证医学领域专家、期刊编辑与传播领域专家、出版社领导、病案管理专家、信息部门专家、医院管理者等构成。按照学科组建编写工作小组，编写小组由首席专家、组长、编写秘书等人员组成，首席专家应由该学科领域具有权威性与号召力的专家担任，负责总体的设计和指导，并具体领导工作的开展。应为首席专家配备 1～2 名编写秘书，负责整个制定/修订过程的联络工作。按照领域疾病具体病种来遴选组长，再由组长遴选参与制定/修订的专家及秘书。例如，以消化系统疾病的临床路径释义为例，选定首席专家及编写秘书后，再分别确定肝硬化腹水临床路径释义、胆总管结石临床路径释义、胃十二指肠临床路径释义等的组长及组员。建议组员尽量是由具有丰富临床经验的年富力强的且具有较高编写水平及写作经验的一线临床专家组成。

3. 召开专题培训：制定/修订工作小组成立后，在开展释义制定/修订工作前，就流程及管理原则、意见征询反馈的流程、发布的注意事项、推广和实施后结局（效果）评价等方面，对工作小组全体成员进行专题培训。

4. 确定需要进行释义的位点：针对国家正式发布的临床路径，由各个专家组根据各级医疗机构的理解情况、需要进一步解释的知识点、当前相关临床研究及临床实践指南的进展进行讨论，确定需要进行释义的位点。

5. 证据的检索与重组：对于固定的知识点，如补充解释诊断的内容可以直接按照教科书、指南进行释义。诊断依据、治疗方案等内容，则需要检索行业指南、循证医学证据进行释义。与循证临床实践指南[5]类似，其证据检索是一个"从高到低"的逐级检索的过程。即从方法学质量高的证据向方法学质量低的证据的逐级检索。首先检索临床实践指南、系统评价/Meta 分析、卫生技术评估、卫生经济学研究。如果有指南、系统评价/Meta 分析则直接作为释义的证据。如果没有，则进一步检索是否有相关的随机对照试验（RCT），再通过 RCT 系统评价/Meta 分析的方法形成证据体作为证据。除临床大数据研究或因客观原因不能设计为 RCT 和诊断准确性试验外，不建议选择非随机对照试验作为释义的证据。

6. 证据的评价：若有质量较高、权威性较好的临床实践指南，则直接使用指南的内容；指南未涵盖的使用系统评价/Meta 分析、卫生技术评估及药物经济学研究证据作为补充。若无指南或指南未更新，则主要使用系统评价/Meta 分析、卫生技术评估及药物经济学研究作为证据。此处需注意系统评价/Meta 分析、卫生技术评估是否需要更新或重新制作，以及有无临床大数据研究的结果。需要采用 AGREE Ⅱ工具[5]对临床实践指南的方法学质量进行评估，使用 AMSTAR 工具或 ROBIS 工具评价系统评价/Meta 分析的方法学质量[6-7]，使用 Cochrane 风险偏倚评估工具评价 RCT 的方法学质量[7]，采用 QUADAS-2 工具评价诊断准确性试验的方法学质量[8]，采用 NICE 清单、SIGN 清单或 CASP 清单评价药物经济学研究的方法学质量[9]。

证据质量等级及推荐级别建议采用 GRADE 方法学体系或牛津大学循证医学中心（Oxford Centre for Evidence-Based Medicine, OCEBM）制定推出的证据评价和推荐强度体系[5]进行评价，亦可由临床路径释义编写工作组依据 OCEBM 标准结合实际情况进行修订并采用修订的标准。为确保整体工作的一致性和完整性，对于质量较高、权威性较好的临床实践指南，若其采用的证据质量等级及推荐级别与释义工作组相同，则直接使用；若不同，则重新进行评价。应优先选用基于我国人群的研究作为证据；若非基于我国人群的研究，在进行证据评价和推荐分级时，应由编写专家组制定适用性评价的标准，并依此进行证据的适用性评价。

7. 利益冲突说明：WHO 对利益冲突的定义为："任何可能或被认为会影响到专家提供给 WHO 建议的客观性和独立性的利益，会潜在地破坏或对 WHO 工作起负面作用的情况。"因此，其就是可能被认为会影响专家履行职责的任何利益。

因此，参考国际经验并结合国内情况，所有参与制定/修订的专家都必须声明与《临床路径释义》有关的利益关系。对利益冲突的声明，需要做到编写工作组全体成员被要求公开主要经济利益冲突（如收受资金以与相关产业协商）和主要学术利益冲突（如与推荐意见密切相关的原始资料的发表）。主要经济利益冲突的操作定义包括咨询服务、顾问委员会成员以及类似产业。主要学术利益冲突的操作定义包括与推荐意见直接相关的原始研究和同行评议基金的来源（政府、非营利组织）。工作小组的负责人应无重大的利益冲突。《临床路径释义》制定/修订过程中认为应对一些重大的冲突进行管理，相关措施包括对相关人员要求更为频繁的对公开信息进行更新，并且取消与冲突有关的各项活动。有重大利益冲突的相关人员，将不参与就推荐意见方向或强度进行制定的终审会议，亦不对存在利益冲突的推荐意见进行投票，但可参与讨论并就证据的解释提供他们的意见。

8. 研发相关表单：因临床路径表单主要针对医师，而整个临床路径的活动是由医师、护师、患者、药师和检验医师共同完成的。因此，需要由医师、护师和方法学家共同制定/修订医师表单、护士表单和患者表单，由医师、药师和方法学家共同制定/修订临床药师表单。

9. 形成初稿：在上述基础上，按照具体疾病的情况形成初稿，再汇总全部初稿形成总稿。初稿汇总后，进行相互审阅，并按照审阅意见进行修改。

10. 发布/出版：修改完成，形成最终的文稿，通过网站进行分享，或集结成专著出版发行。

11. 更新：修订《临床路径释义》可借鉴医院管理的 PDSA 循环原理［计划（plan），实施（do），学习（study）和处置（action）］对证据进行不断的评估和修订。因此，发布/出版后，各个编写小组应关注研究进展、读者反馈信息，适时的进行《临床路径释义》的更新。更新/修订包括对知识点的增删、框架的调改等。

三、编制说明

在制/修订临床路径释义的同时，应起草《编制说明》，其内容应包括工作简况和制定/修订原则两大部分。

1. 工作简况：包括任务来源、经费来源、协作单位、主要工作过程、主要起草人及其所做工作等。

2. 制定/修订原则：包括以下内容：（1）文献检索策略、信息资源、检索内容及检索结果；（2）文献纳入、排除标准，论文质量评价表；（3）专家共识会议法的实施过程；（4）初稿征求意见的处理过程和依据：通过信函形式、发布平台、专家会议进行意见征询；（5）制/修订小组应认真研究反馈意见，完成意见汇总，并对征询意见稿进行修改、完善，形成终稿；（6）上一版临床路径释义发布后试行的结果：对改变临床实践及临床路径执行的情况，患者层次、实施者层次和组织者层次的评价，以及药物经济学评价等。

参考文献

[1] 于秋红, 白水平, 栾玉杰, 等. 我国临床路径相关研究的文献回顾 [J]. 护理学杂志, 2010, 25 (12): 85–87. DOI: 10.3870/hlxzz.2010.12.085.

[2] 陶红兵, 刘鹏珍, 梁婧, 等. 实施临床路径的医院概况及其成因分析 [J]. 中国医院管理, 2010, 30 (2): 28–30. DOI: 10.3969/j.issn.1001-5329.2010.02.013.

[3] 彭明强. 临床路径的国内外研究进展 [J]. 中国循证医学杂志, 2012, 12 (6): 626–630. DOI: 10.3969/j.issn.1672-2531.2010.06.003.

[4] 曾宪涛. 再谈循证医学 [J]. 武警医学, 2016, 27 (7): 649–654. DOI: 10.3969/j.issn.1004-3594.2016.07.001.

[5] 王行环. 循证临床实践指南的研发与评价 [M]. 北京: 中国协和医科大学出版社, 2016: 1–188.

[6] Whiting P, Savović J, Higgins JP, et al. ROBIS: A new tool to assess risk of bias in systematic reviews was developed [J]. J Clin Epidemiol, 2016, 69: 225–234. DOI: 10.1016/j.jclinepi.2015.06.005.

[7] 曾宪涛, 任学群. 应用 STATA 做 Meta 分析 [M]. 北京: 中国协和医科大学出版社, 2017: 17–24.

[8] 邹兰, 张永, 曾宪涛. QUADAS-2 在诊断准确性研究的质量评价工具中的应用 [J]. 湖北医药学院学报, 2013, 32 (3): 201–208. DOI: 10.10.7543/J.ISSN.1006-9674.2013.03.004.

[9] 桂裕亮, 韩晟, 曾宪涛, 等. 卫生经济学评价研究方法学治疗评价工具简介 [J]. 河南大学学报 (医学版), 2017, 36 (2): 129–132. DOI: 10.15991/j.cnki.41-1361/r.2017.02.010.

DOI: 10.3760/cma.j.issn.0376-2491.2017.40.004

基金项目: 国家重点研发计划专项基金 (2016YFC0106300)

作者单位: 430071武汉大学中南医院泌尿外科循证与转化医学中心 (曾宪涛、王行环); 解放军总医院肾内科 (蔡广研、陈香美), 内分泌科 (母义明); 《中华医学杂志》编辑部 (陈新石); 北京大学口腔医学院 (葛立宏); 中国医学科学院阜外医院 (高润霖、胡盛寿); 北京大学首钢医院 (顾晋); 首都医科大学附属北京同仁医院耳鼻咽喉头颈外科 (韩德民), 眼科中心 (王宁利); 西安交通大学第一附属医院泌尿外科 (贺大林); 北京大学人民医院血液科 (黄晓军), 胃肠外科 (王杉); 北京大学第一医院心血管内科 (霍勇); 中国医学科学院北京协和医院胸外科 (李单青), 消化内科 (钱家鸣), 内分泌科 (邢小平), 检验科 (徐英春), 妇产科 (郎景和); 武汉大学医院管理研究所 (林丽开); 河南大学淮河医院普通外科 (任学群); 首都医科大学附属北京儿童医院 (申昆玲、孙琳); 中国医学科学院肿瘤医院 (石远凯); 北京积水潭医院脊柱外科 (田伟、鱼锋); 首都医科大学附属北京天坛医院 (王拥军、张力伟); 上海交通大学医学院附属瑞金医院皮肤科 (郑捷)

通信作者: 郎景和, Email: langjh@hotmil.com